朱祥麟◎著　　朱寒阳　龚建中◎整理

医垒余言

全国百佳图书出版单位
中国中医药出版社
·北　京·

图书在版编目（CIP）数据

医垒余言/朱祥麟著．—北京：中国中医药出版社，2022.12

ISBN 978－7－5132－4850－1

Ⅰ.①医… Ⅱ.①朱… Ⅲ.①中医临床－经验－中国－现代 Ⅳ.①R249.7

中国版本图书馆CIP数据核字（2022）第187463号

中国中医药出版社出版

北京经济技术开发区科创十三街31号院二区8号楼
邮政编码 100176
传真 010－64405721
三河市同力彩印有限公司印刷
各地新华书店经销

开本 880×1230 1/32 印张 11.75 字数 250千字
2022年12月第1版 2022年12月第1次印刷
书号 ISBN 978－7－5132－4850－1

定价 59.00元
网址 www.cptcm.com

服务热线 010－64405510
购书热线 010－89535836
维权打假 010－64405753

微信服务号 zgzyycbs
微商城网址 https://kdt.im/LIdUGr
官方微博 http://e.weibo.com/cptcm
天猫旗舰店网址 https://zgzyycbs.tmall.com

如有印装质量问题请与本社出版部联系（010－64405510）

作者简介

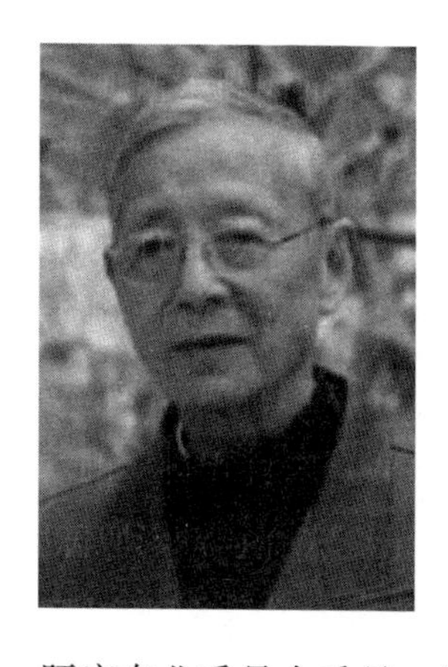

朱祥麟（1944—），出身五代中医世家，现任鄂州市中医医院主任医师。鄂州市十大名医，湖北省知名中医，湖北中医名师，湖北省老中医药专家学术经验继承工作指导老师，国家中医药管理局审定的内伤伏气致病学术流派代表性传承人。曾任湖北省中医药学会疑难病专业委员会委员、肝病专业委员会委员，湖北中医药大学内科兼职教授、《中国临床医药研究》特约编委、《中华现代中医学杂志》专家编辑委员会常务编委等职。从医50余年，擅长治疗时病、内伤疑难杂病及妇科疾病。倡言六气皆能化风、五脏病变皆能生风的学术观点。倡言内伤伏气致病说，强调消除伏气于萌芽，注重先期防治的学术观点。明确提出奇经八脉辨证论治，认为八脉辨证可以羽翼脏腑辨证。著《中国宫廷医疗轶事及秘方选评》《论内经风病学》《奇经证治条辨》《医学发微》《朱氏中医世家学验秘传》《李时珍学术论丛》《本草纲目良方验案类编衍义》《医垒心言》《医垒余言》《叶天士学术讨源》等。所著《奇经证治条辨》获中华中医药学会“康莱特杯”全国中医药优秀学术著作评选三等奖，《李时珍学术论丛》获第二十七届中国西部地区优秀科技图书奖三等奖。3项科研成果获湖北省科学技术奖。其旁通《周易》、气功，兼晓音律，另有诗词专著。

内容提要

本书分上、中、下三卷，是作者中医生涯读书临证的心得。卷上医论，包括对《内经》《伤寒论》《金匮要略》《备急千金要方》以及宋金元明清等多家学术的探讨。卷中医话，分别从医经、方药、临证三方面讲述了作者的独特体会，很有实用价值。卷下医案，是作者对某些疑难危重病之临证体会的总结。冀以对中医临床工作者、中医理论研究与教学提供参考。

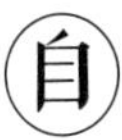
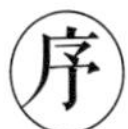

自序

先高祖庆甲公著《中医入门》，自序曰："第医之为道，非精心者不可学，非恒心者不可学，非虚心者更不可学。"余自弱冠，蹑足医林，恪守家训，每志不忘。中医起自岐黄论辩，继以仓扁传术，至张仲景则方证俱备，更经孙思邈祖述发扬之。宋元以下，医家辈出，众彩纷呈，其源亦远，其流亦长。余熟读医经典籍，潜心体认；兼及各家学说，掇其精华。启迪心智，于临证多所裨益，救人厄难，快何如之。临床之余，稍有心得，援笔录存，数十年不辍。前有《医垒心言》付梓，复搜检书箧，尚有旧稿多篇，虽多于早年发表于医药报刊，今披览之，于相关学术研究及某些疑难病证，或仍可为之鉴。乃不揣谫陋，裒为一集，题曰《医垒余言》。医案中所涉伏气说者，可与《医垒心言》中有关内容合参。余尝和友人诗云："民瘼未除心戚戚，发皇古义念孜孜。"然道路修远，求索无穷；人生有涯，驹隙何速。虽寒气渐深，萧斋案冷；壁影萤光，憔神悴力，仍竭力研精阐微，俾有补于医林，以辟妙用，而服务于民众健康耳。管窥之见，舛误难免，今公诸同好，以就正于海内贤达云。

朱祥麟题于通虚子书斋

2022 年 10 月 5 日

目录

卷上　医论

卷下 医案

卷上

医　论

第一章

《内经》学理研究

一、《河图》象数为中医学理之重要参证

刘完素《素问玄机原病式》自序说："易教体乎五行八卦，儒教存乎三纲五常，医教要乎五运六气，其门三，其道一，故相须以用而无相失，盖本教一而已矣。""其道一""本教一"的"一"指什么？是指"易"。就我国现存最早的书籍而言，易教之书为《周易》，儒教之书为《论》《孟》，医教之书为《内经》。此三教的理论基础是同一的，也就是易道。故明代张介宾有"医易同源"（《类经图翼·医易义》）之论。然则易道上古之时本无书。如唐宗海说："上古之易，并无文辞。"（《医易通说·考辨》）在《周易》之前，就有游牧时代伏羲的连山易、原始农耕社会时期黄帝的归藏易，其无文字，"只有爻、象、卦、图"（《医易通说·考辨》）。孔子在《周易·系辞》中也说："河出图，洛出书，圣人则之。"说明古代圣贤凡处事、议论、创说，皆以《河图》《洛书》之象数理为准则。西汉扬雄云："大易之始，河出龙马，洛贡龟书。"（《覈灵赋》）亦认为易理原于《河》《洛》。清代黄圣谦明确指出："圣人则《河图》《洛书》而作《易》……是所为《图》

《书》者，当必有以统卦画之全，极天文地理人事之变，而后圣人得而则之。”（《河洛精蕴》）强调《周易》由易道发展而来。《河》《洛》为易道文化之源，亦为《内经》学理之源，即中医文化之源。

《河图》《洛书》是伏羲以前阴阳五行的一种图式遗存。其象数体现的是意象思维，蕴涵阴阳五行大义，其所标示的阴阳五行变化之道，成为启迪后贤睿智的不竭源泉。朱熹答袁枢说：“如鸿荒之世，天地之间，阴阳之气，虽各有象，然初未尝有数也。至于《河图》之出，然后五十有五之数，奇偶生成，粲然可见。此其所以深发圣人之独智，又非泛然气象之所可得而拟也。是以仰观俯察，远求近取，至此而后，两仪、四象、八卦之阴阳奇偶可得而言。虽《系辞》所论圣人作《易》之由非一，而不害其得此而后决也。”（《朱文公文集·答袁仲机》）明确指出易学之道必深得《河图》象数之大义而后确立。若如此，余认为，黄帝医学之道的构建虽有多种因素，而深受《河图》象数理之启迪亦其必然。及观《素问·金匮真言论》建构藏象理论采用了《河图》之数。《素问·六元正纪大论》在论述五运轮流主岁、五气太过不及致病特点与用药食品之宜时，都涉及《河图》五行生成数。该篇对于五运不及所致脏腑病位还联系九宫图方位加以说明，《素问·五常政大论》中，亦有相同论述。《灵枢·九宫八风》则直接采用《洛书》九宫方位图，说明《河图》《洛书》之蕴义对《内经》学术有直接的影响。《河图》象数是中医学理构建之重要参证。

《四库全书简明目录·黄帝素问》说：“其书云出上古固

未必然，然亦周秦间人，传述旧闻，著之竹帛。”说明在周、秦间便有《素问》原创之作。周、秦以前书写不便，或以口传，或刻书于竹帛，以“传述旧闻”，在《素问》中就有体现。如《素问·三部九候论》曰：“余闻《九针》于夫子，众多博大，不可胜数。余愿闻要道，以属子孙，传之后世。”又如《素问·气交变大论》说：“是明道也，此上帝所贵，先师传之。臣虽不敏，往闻其旨。”《素问·玉机真脏论》说：“吾得脉之大要……著之玉版，藏之于府，每旦读之。”说明“传述旧闻，著之竹帛”，是确有其事的。只是《内经》（今人所称之《灵枢》《素问》）在秦汉以后又不断地得到补充完善，故曰非一时一人之作。《内经》基本理论的建立深受《河图》象数的启发，今就《河图》象数与《内经》学理密切相关者比较讨论如下。

（一）易学取象类比的思维方法为《内经》作者所用

取象类比为易学重要的逻辑思维方法，此方法亦称作象思维。《周易》所谓“以通神明之德，以类万物之情”，这一方法为《内经》作者广泛采用。如《素问·征四失论》就强调：“不知比类，足以自乱，不足以自明。”《易传》说：“是故，易者，象也；象也者，像也。”即依据宇宙万物的外在形象推知事物内部的变化。《内经》采用象思维的方法以研究人体脏腑的生理功能和病理变化，而有藏象之说。“藏象”一词，首见于《素问·六节藏象论》。王冰注：“象，谓所见于外，可阅者也。”（《重广补注黄帝内经素问》）张介宾则说：“象，形象也，藏居于内，而形见于外，故曰藏象。”（《类经》）藏指脏腑，象指脏腑气血功能反映于外的活动征象。藏象学说就是基于内在形质，联系其外在征迹，从而据象而推断脏腑气血变化及其相互关系的理论。故《素问·脉要精微论》有“五脏之象，可以类推。五脏相音，可以意识。五色微诊，可以目察。能合脉色，可以万全”之论。

《易传》说：“河出图，洛出书，圣人则之。”《河图》象数对中华古代文化多领域产生深远影响，其出现远远早于《内经》。因此，中医药学术的构建有机会参证《河图》。

（二）《河图》象数所蕴含的阴阳之道

古人观察天地的变化，首先总结出阴阳的变化。所谓“观变于阴阳”（《易传》）。天有日月，日光明为阳，称太阳；月阴暗为阴，称太阴。故云“阴阳之义配日月”。然则阴与阳，并不是单纯指构成宇宙万物的两大要素，重要的是指一种象态，并由哲学升华为说明宇宙万物变化的属性与规律。阳刚阴柔，阳动阴静。自然界一切事物变化现象，皆因时空因素，具备阴与阳的性质与作用。观《河图》（图1）之白圈一、三、五、七、九为阳，黑点二、四、六、八、十为阴。白圈为奇数，为阳为天，称天数。黑点为偶数，为阴为地，称地数。黑白奇偶，已含阴阳属性之义。且北方示冬至日寒极一阳生，一为阳起之数，亦奇之最小数，以一白圈示之。南方示夏至日热极一阴生，二为阴起之数，亦偶之最小数，以二黑点示之。寒极生阳，热极生阴，显示阴阳极变转化如此。再观其奇数得阴而合，偶数得阳而居，说明天地之规律为孤阳不生、独阴不长。阴阳不独对抗，必须结合，互根互存。同时一奇生于北内，三奇长于东内，然后九奇出于西外，七奇尽于南外；二偶生于南内，四偶长于西内，然后八偶出于东外，六偶尽于北外。其阴阳生于内者，由微而渐盛；既盛而外出者，由盛而渐衰（此蕴含太极图形，图2）。

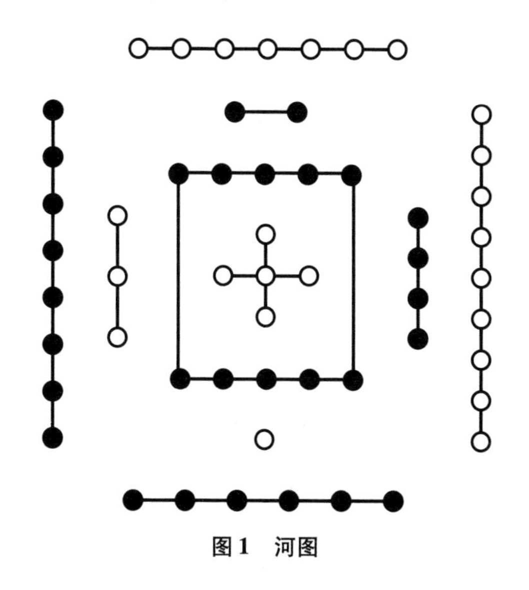

图1　河图

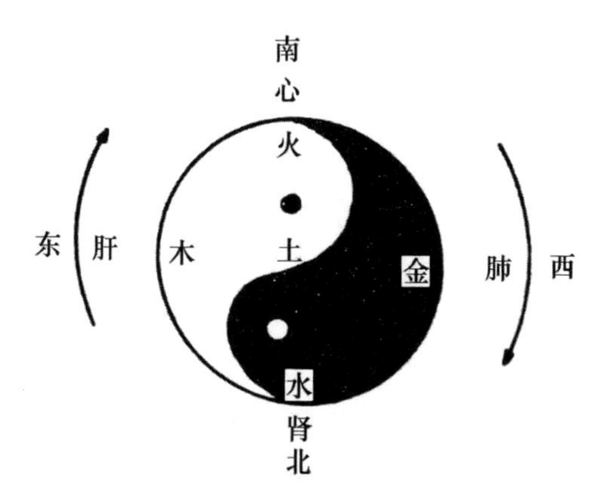

图2　太极阴阳五行水火升降图

阳气从左而升浮，阴气从右而降沉，由此可见阴阳升降浮沉进退消长之理。其阴阳变化反复不已，无穷无尽。于变化中生成发展，在无穷反复中保持和谐与统一。这一变动不居、发生发展的规律，正是宇宙之法则，亦为人体阴阳生理病理变化之法则。《河图》是远古人类对阴阳认识的一种图象。其象所标示的阴阳变化之道，有其周期和规律，即《易传》所说“一阴一阳之谓道”，也是《素问·阴阳应象大论》所说“阴阳者，天地之道也”。《河图》之象揭示阴阳运动之规律，包含了自然万物变化之道理。《素问·阴阳应象大论》说：“阴阳者……万物之纲纪，变化之父母，生杀之本始，神明之府也，治病必求于本。”所谓本者，即本于阴阳。周秦间士人已认识阴阳说，并为医家所采用。如《左传·昭公元年》中名医医和说：“六气，曰阴阳风雨晦明也。”占恩勉在论及北宋以前医经、医方家时说：“或高谈病理，乃取当时社会流行之说，如阴阳五行等，以缘饰其学，非其学术中自能生出此等理论也。”（《先秦学术概论·方技》）即说明阴阳原非中医之学，乃取自当时社会流行之说，溯其源应包括《周易》之河图。《内经》采用阴阳说理，且从阴阳的离合变动不居发展为三阴三阳六气开阖枢之变化，而有阴阳十二经之名，实则申发了《河图》所示一阴一阳之大义。

人与天地相参，与日月相应。识得《河图》自然大气之阴阳，自能认识人体之阴阳。《内经》对宇宙天地人体阴阳的认识发挥得淋漓尽致。如论自然谓清阳上天，浊阴归地，是故天地之动静，神明为之纲纪。论人体构造，谓脏为阴，腑为阳；血为阴，气为阳；右为阴，左为阳。论生理作用，《素问·阴阳应象大论》说："阴者藏精而起亟也，阳者卫外而为固也。"论疾病病机，《灵枢·论疾诊尺》说："四时之变，寒暑之胜，重阴必阳，重阳必阴。故阴主寒，阳主热。故寒甚则热，热甚则寒。故曰寒生热，热生寒。此阴阳之变也。"论疾病诊断，《素问·阴阳应象大论》说："善诊者，察色按脉，先别阴阳。审清（阳）浊（阴）而知部分……按尺寸观浮（阳）沉（阴）滑（阳）涩（阴）而知病所生。以治无过，以诊则不失矣。"论治疗原则，《素问·阴阳应象大论》说："审其阴阳，以别柔刚。阳病治阴，阴病治阳，定其血气，各守其乡；血实宜决之，气虚宜掣引之。"《素问·至真要大论》说："谨察阴阳所在而调之，以平为期。"在养生方面，《素问·上古天真论》强调："和于阴阳，调于四时。"其重视适应四时季节气候的阴阳变化而调和人体阴阳气血，阴平阳秘，以平为期，体现保持阴阳统一和谐的思想，与《河图》蕴义相吻合。

（三）《河图》象数所蕴含的五行精义

《河图》古传有多种，其中以象数河图最能启人心智。《易传》虽有"河出图"之说，但乏明确标识，以致失传，引起后人的诸多怀疑。根据《易传》天地生成数之义以成《河图》，即通行的十数图。西汉扬雄拟《易经》以绘玄图，唯五不配十。虽扬雄玄图与河图有所出入，但其阐述的玄图义理却与《河图》相通，可借以解释《河图》。《太玄经·玄数》说："一六为水，为北方，为冬日；二七为火，为南方，为夏日；三八为木，为东方，为春日；四九为金，为西方，为秋日；五五为土，为中央，为四维日。”说明《河图》是古代反映天文、季节、方位、物候等规律的象数图。其图式（图 1）中，白圈为奇数，为天、为阳，称天数；黑点为偶数，为地、为阴，称地数。奇偶相合表示天地合五方，已含阴阳五行属性。

此图以十一月冬至日寒极属水，一阳初生，阳为奇数，故以一为水之生数。五月夏至日热极属火，一阴初生，阴为偶数，故以二为火之生数。一月春属木，正值三阳之数，故以三为木之生数。八月秋属金，正值四阴之数，故以四为金之生数。四季之末各以土旺寄之，季春三月为首，三月正值五阳之数，故以五为土之生数。由此可见，五行虽为构成自然的基本物质，但《河图》所示之一二三四五原本反映季节初始所含阴阳量的多少，同时将其与五行相联系。若五行之生成用数字阐明，于是一、二、三、四、五分别为五行之生数。物有始生，亦有成熟盛极。用数字表示五行的盛极，则六、七、八、九、十分别为五行之成数。观此图，五为中土生数而居中，实为枢纽数，又称四维。《国语·郑语》说：“先王以土与金木水火杂，以成万物。”是以一得五为六，为水之成数；二得五为七，为火之成数；三得五为八，为木之成数；四得五为九，为金之成数；五得五为十，而为土之成数。可见凡五行之成数中，皆包含有土之生数。五行生成数与阴阳有着密切的关系。一气生阴阳，一气生五行也。阴阳含五行，五行含阴阳，密不可分。

同时，《河图》所示其左旋之数表示五行相生，即冬水生春木，春木生夏火，夏火生长夏土，长夏土生秋金，秋金生冬水。四正之数表示五行相克，即冬水克夏火，秋金克春木，春木克长夏土，长夏土克冬水。其生中有克，寓克于生。自然五行之气相生者，则发生有源，补其不足。五行之气相克者，则制其太过，约其亢奋。无资生则发育无由，无克制则亢奋为害。以上表述了一年分列五个时段的季节气候的动态平衡。五行生化制约均衡，保持相互间的协调，事物才生化不息，此乃五行之间不易之道。若五行之间不能保持平衡，产生偏盛偏衰，则出现反常状态，便有相乘反侮之变。若太过则乘袭其所胜，而反侮其所不胜；若不及，则所不胜因而乘之，其所胜轻而侮之。故自然五行之气，不得无常；若气不承袭，是谓非常，非常则变，变则为灾，此乃五行变易之道。

五行配属的认识在战国末期逐渐趋于成熟。医家参考诸说（参见余自汉等《内经灵素考辨：〈黄帝内经〉与〈灵枢〉〈素问〉》），以五行配属五脏六腑，将五行之气及生克乘侮之理，应用于人体，详论其生理病理诊断与治法。五脏之间正常有生克制化的密切关系，反常则有相乘反侮之病变。《素问·五运行大论》说五脏“气有余，则制己所胜而侮所不胜；其不及，则己所不胜侮而乘之，己所胜轻而侮之”。如肾水之气有余便会克害心火之气（己所胜），同时反侮脾土之气（所不胜）。如肾水之气不足，则脾土之气乘之（所不胜），心火之气反侮之（己所胜）。《素问·脏气法时论》所谓“五行者，金木水火土也。更贵更贱，以知死生，以决成败，而定五脏之气，间甚之时，死生之期也”。能认知《河图》五行之生克乘侮，则识得五脏病的间甚传变，而能定其生死之期。在立法上，后世又有诸如“实则泻其子，虚则补其母”“培土生金”

“滋水涵木”“泻南补北”“清金泻木”“补火生土”等治则。五行学说成为中医学理特色之一。

（四）《河图》象数所蕴含的六气意义及《内经》所衍生的六气运行

《河图》一六为水象，为北方，为冬日，其气寒；三八为木象，为东方，为春日，其气温；二七为火象，为南方，为夏日，其气热；四九为金象，为西方，为秋日，其气燥；五十为土象，为中央，为四维日，其气湿。这说明《河图》内含五行精义且是反映季节气候乃至物候变化等规律的象数图。

《内经》五行加相火，名五行六气，亦称五运六气。《素问·五运行大论》说：“天地之动静，神明为之纪。阴阳之升降，寒暑彰其兆。”又说：“燥以干之，暑以蒸之，风以动之，湿以润之，寒以坚之，火以温之。故风寒在下，燥热在上，湿气在中，火游行其间。寒暑六入，故令虚而生化也。”春日东方厥阴风木主气，其气属阳自左上而升。至秋日西方阳明燥金主气，其气属阴自右下而降。故《素问·阴阳应象大论》说：“左右者，阴阳之道路也。”阴阳升降，故有四季寒暑之变。水木火金四气为四方，土气居中，相火游行其间，而为枢纽。此无形之六气皆入于地中，而生化万物。（图3）

六气之中，四节一气。初之气：大寒、立春、雨水、惊蛰。二之气：春分、清明、谷雨、立夏。三之气：小满、芒种、夏至、小暑。四之气：大暑、立秋、处暑、白露。五之气：秋分、寒露、霜降、立冬。六之气：小雪、大雪、冬至、小寒。

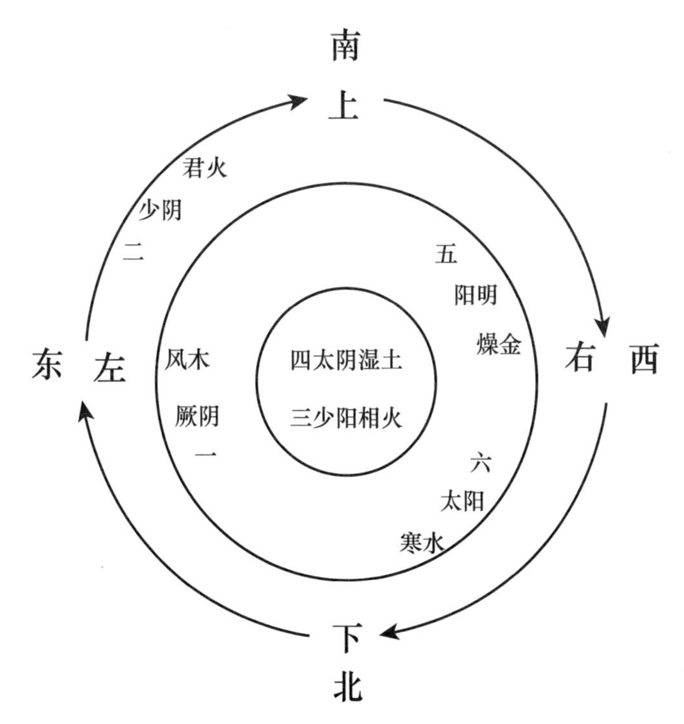

图3　《内经》衍生的六气运行示意图

六气之交在季孟之月。气有盛有衰，六气有胜气有复气，凡时病多发生在六气的交节时，其来也急速迅猛，为害最烈，岂可不慎之！

《白虎通义·五行》说：“五行者，何谓也？谓金、木、水、火、土也。言行者，欲言为天行气之义也。”其谓五行，即五气运行之义。《素问·生气通天论》说：“其生五，其气三。”张隐庵注：“地之五行，上应三阴三阳之气，故曰其气三。三阴者，寒燥湿也。三阳者，风火暑也。”五行各一，唯火有二，所谓“君火以明，相火以位”。君火运行，重在上升。相火运行，重在潜降。此由《河图》之一阴一阳二气衍生为三阴三阳六气。五气运行在天道表现为三阴三阳六气季节气候的变化。其在人体则有三阴三阳六经开阖枢之用。地之五行秉天气而化生，生长化收藏乃地之五行阴阳的变化。故《素问·天元纪大论》说："寒暑燥湿风火，天之阴阳也，三阴三阳上奉之。木火土金水火，地之阴阳也，生长化收藏下应之。"又说："天有五行御五位，以生寒暑燥湿风。人有五脏化五气，以生喜怒思忧恐。"是以五运者，五行也。六气者，亦五行也。六气中有二火，人体中亦有二火。五行之气在人道则太阳主寒，膀胱也；少阴主热，暑犹热也（热犹火，为君火），心也；阳明主燥，胃也；太阴主湿，脾也；厥阴主风，肝也；少阳主火（相火），三焦也，胆也。此三阴三阳，天地人相应也。

五行四维六气运行合成一岁之气。木升金降，则木不病风，金不病燥。水升火降，则火不病热、不病暑，水不病寒。土气运乎中，则不病湿。若升降失常，气各自胜，则病风、热、暑、湿、燥、寒。此六气原为大气反常之变，人应之则有六经之病。而六气盛衰胜复影响人体六经所致疾病在《内经》中有详细的阐明，其与天干地支相配合从而形成完整的中医运气学说。由斯可见，《河图》木火金水四维五行节气与由其所衍生的《内经》六气运行变化之内在思维，二者有着密切联系。

（五）运用《河图》象数构建《内经》藏象理论

《内经》中有两篇大论直接采用了《河图》象数，成为以

《河图》五行阴阳精义构建藏象学说的重要参证。

其一，《素问·金匮真言论》说："五脏应四时，各有收受乎？岐伯曰：有。东方青色，入通于肝，开窍于目，藏精于肝，其病发惊骇，其味酸，其类草木，其畜鸡，其谷麦，其应四时，上为岁星，是以春气在头也。其音角，其数八，是以知病之在筋也，其臭臊。南方赤色，入通于心，开窍于耳，藏精于心，故病在五脏，其味苦，其类火，其畜羊，其谷黍，其应四时，上为荧惑星，是以知病之在脉也，其音徵，其数七，其臭焦。中央黄色，入通于脾，开窍于口，藏精于脾，故病在舌本，其味甘，其类土，其畜牛，其谷稷，其应四时，上为镇星，是以知病之在肉也，其音宫，其数五，其臭香。西方白色，入通于肺，开窍于鼻，藏精于肺，故病在背，其味辛，其类金，其畜马，其谷稻，其应四时，上为太白星，是以知病之在皮毛也，其音商，其数九，其臭腥。北方色黑，入通于肾，开窍于二阴，藏精于肾，故病在溪，其味咸，其类水，其畜彘，其谷豆，其应四时，上为辰星，是以知病之在骨也，其音羽，其数六，其臭腐。"《内经》以河图五行推衍归纳为五方、五色、五音、五谷、五畜、五味、五脏、五官、五体、五臭，并直接采用了五行数，构成藏象理论的基本框架。

其二，《素问·五常政大论》亦有类似记述："敷和之纪，木德周行……其脏肝……其数八。升明之纪，正阳而治……其脏心……其数七。备化之纪，气协天休……其脏脾……其数五。审平之纪，收而不争……其脏肺……其数九。静顺之纪，藏而勿害……其脏肾……其数六。故生而勿杀，长而勿罚，化而勿制，收而勿害，藏而勿抑，是谓平气。"《素问·五常政大论》在论述五运平气时也采用了《河图》五行数，以及用五行类推归纳出与《素问·金匮真言论》相类似的内容。

由此可见，《河图》深发《内经》作者之睿智，《河图》象数成为构建中医学理之灵魂。《河图》所示五行不仅是自然万物象态的分类，同时蕴涵时态的分类。自然界之五行气为木、火、土、金、水五大系统；其在天时之节令便是春、夏、长夏、秋、冬；其在地物之变化便是生、长、化、收、藏；其在人体“各以气命其脏”（《素问·六节藏象论》），故有肝、心、脾、肺、肾五脏。《河图》有其象气，在《周易》讲卦气运行。《内经》“各以气”之“气”便是《河图》五行之象气，故中医之五脏是《河图》五行之象气在人体的表现。《素问·六节藏象论》说：“心者，生之本，神之变也……为阳中之太阳，通于夏气。肺者，气之本，魄之处也……为阳中之太阴（《灵枢·阴阳系日月》作“阳中之少阴”为是），通于秋气。肾者，主蛰，封藏之本，精之处也……为阴中之少阴（《灵枢·阴阳系日月》作阴中之太阴，为是），通于冬气。肝者，罢极之本，魂之居也……为阳中之少阳（《灵枢·阴阳系日月》作阴中之少阳，为是），通于春气。脾……者，仓廪之本，营之居也……此至阴之类，通于土气。”明确指出五脏通四时之气。《素问·脏气法时论》说：“合人形以法四时五行而治……四时五脏，病随五味所宜也。”张隐庵注：“帝以脏腑阴阳合于人形，法于四时五行而为救治之法……或随四时之宜散宜收，或随五脏之所苦所欲各随其所利而行之。”（《黄帝内经素问集注》）《内经》之五脏有“其死可解剖而视之”（《灵枢·经水》）的五脏，更重要的是无形的功能的气象，重视形而上的道，故曰藏象。可见中医之五脏较空间解剖脏器而言，则更注重时间的藏象。故其疾病治疗用药强调的是五脏气之苦欲与药物之五味气之厚薄、升降浮沉等，不是强调某种有效成分。近贤恽铁樵谓“《内经》之五脏，非血肉的五脏，乃四时的五脏”（《群经见智录·四时的五脏》），有一定见地。但他只讲对了一半，因为《内经》之五脏也有血肉的五脏之内容（这也是我们今天所须要从微观补充完善的工作）。

由《河图》象数构建的藏象学说成为中医学理论体系之核心。其以五脏为中心，联系六腑、十二经脉、官窍、形体等形成肝、心、脾、肺、肾五行系统的生理活动。此五个系统不仅受天地四时阴阳的影响，其相互之间也紧密联系，体现了人体局部与整体的生理活动规律。天地氤氲，一气生人。人身脏腑，乃其根本。脏为阴主藏，腑为阳主化，相为表里，而皆合于五行。五行有生克乘侮之理，六气有太过不及之变，故人体五脏六腑功能亦有太过不及之病。

五行作为五种基本形态，可推演其基本特性与作用。木气曲直，主疏泄、主动、主升；火气炎上，主宣通、主阳热；金气从革，主收敛、主降；水气润下，主封藏、主阴寒；土气稼穑，主运化、主静守。

若肝木之气疏泄升动太过，则见多汗、多尿、泄泻、吞酸、口苦、胁痛、少腹痛、疝、阴茎挺长、遗精、善怒、眩晕、耳鸣、痉厥、中风、妇女带下、月经过多等病证。若疏泄升发不及，则见无汗、少尿、便难、腹胀、胁痛、善恐、阳痿、白浊、舌卷、卵上缩、妇女月经后期等病证。疏泄太过者，或因本气有余，或因金气不足。疏泄不及者，或因本气不足，或因水中火虚。

若心火之气宣通太过，则见心烦、嗌干、怔忡、发狂、溢血、身热、胸痹、心痛、痒疮、面黑等病证。若宣通不及，则见自汗、健忘、惊悸、失眠、癫、神倦、血痹等病证。宣通太过者，或因本气有余，或因木火气盛。宣通不及者，或因本气不足，或因水不济火等。

若肺金之气收敛太过，则见恶寒、发热、鼻塞、流涕、无汗、咳嗽、喘气、胸盈仰息、咯血、咽干、声哑、肤肿、便难等病证。若收敛不及则见发热、汗多、尿多、咳嗽、喘气、短气、音哑、痿软等病证。收敛太过者，或因淫邪侵袭，本气有余；或因木火反侮相乘。收敛不及者，或因本气不足；或因土不生金；或因水气虚衰，相火式微。

若肾水之气封藏不及，则见善恐、喜忘、阳越、厥逆、腰脊痛、骨痿、阳痿、遗精、发热、盗汗、多尿、咳喘以及妇女月经过多、经迟、闭经、带下清稀等病证。肾无封藏太过之说，然而却有虚实之辨。前人有谓肾无实治，非也。《灵枢·本神》曰："肾气虚则厥，实则胀。"胀指水肿，还有腹胀、尿闭等病证；实即封藏太过。封藏不及者，乃本气不足；或金气收敛力衰，金不生水；或木气疏泄太过。其实证则因肺寒之邪移肾；或水气先伤，风邪入客闭阻所致。

若脾土之气运化不及，则见腹满、肠鸣、飧泄、食不化、眩冒、闷乱、四肢痿软无力、善饥、善噫、善呕、尿闭、便秘等病证。脾土似无运化太过，然而有土壅湿郁之实证者，《灵枢·本神》曰："脾气虚则四肢不用，五脏不安；实则腹胀，经溲不利。"实证则见腹胀、肠中切痛、霍乱、黄疸、多寐、眩晕、项强、舌本牵强、二便不利、妇女月经不调等病证。运化不及者，因本气不足，或火不生土。土壅湿郁则不能运化，因木失疏泄，或木气相乘，或水盛反侮，或火衰失煦，或淫邪伤土所致。

相火者，命门之火也，包络之火也，游行于三焦。若三焦相火之气温煦不及，则上焦金气虚为肺痿，皮毛分理无阳固护而寒栗；中焦脾土虚而二便失调；下焦肾命虚寒为遗尿、为厥。相火似无太过，因相火发源于水中，故相火太过乃水之不足，所谓龙火不潜也，实为相火不降之病。相火潜降于水中，为水中有火，则生元气，是肾气也。若相火不降，则发越于外，为发热、口苦、舌疮、嗌干、喉痹、目赤、咯血、齿衄、眩晕等病证。温煦不及者，乃本气不足，是水中火虚。若相火不降者，是水气不足，阴不配阳。

（六）《河图》象数与中医气机升降理论

《河图》所示春夏的阳气从左而升，秋冬的阴气从右而降，是天地气候变化运行的规律。由此寒来暑往，万物生长化收藏。人乃一小天地也，其体内脏腑阴阳气之运行亦如自然的左升右降。故《素问 · 阴阳应象大论》说："左右者，阴阳之道路也。"其具体阐明脏腑之气，则引发《素问 · 刺禁论》所说"肝生于左，肺藏于右，心部于表，肾治于里，脾为之使，胃为之市"，说明肝气从左而升，肺气从右而降。表者，上也，心气部于上；里者，下也，肾气治于下。脾胃属土居中，为水谷之源，治于中。《素问 · 方盛衰论》说："阳从左，阴从右，老走上，少走下。"此论四时之气，春气为阳主木，从左而上升，则人之肝气应之。秋气为阴主金，从右而下降，则人之肺气应之。老者太阳，应夏气，则人的心气应之主火，从上而下行。少者少阴，应冬气，则人之肾气应之主水，从下而上行。如此则水火交泰。脾胃者，仓廪之本，名曰器，乃至阴，通于长夏之土气，为升降斡旋之机枢而居中。故五脏气的升降符合《河图》所示自然之气的升降之理。

由此中医更演绎出脾主升清，胃主降浊；胃主纳，脾主化；肝气宜升，胆气宜降；肾水宜升，心火宜降；肝气宜升，肺气宜降；肺主呼出，肾主纳入；五脏主藏精气而不泻，六腑主传化物而不藏；上焦主入，下焦主出；手三阴从胸走手，手三阳从手走头，足三阳从头走足，足三阴从足走腹等上下升降出入的生理、病机及药物运用等理论来。故《素问·六微旨大论》说："非出入则无以生长壮老已，非升降则无以生长化收藏。是以升降出入，无器不有。故器者，生化之宇。器散则分之，生化息矣。故无不出入，无不升降。"中医气机升降理论对于《河图》阴阳二气的升降意蕴是具体运用，也是一大发展。

（七）《河图》象数奠定中医肾为先天之本说

《河图》所示天一生水，而为万化之源。其以冬至日寒极一阳初生，乃以一为水之生数。张介宾说："然何以云天一生水？水非阳乎？又何以云水能生万物，水非生气乎？曰……夫天一者，天之一也，一即阳也，无一则止于六耳。故水之生物者，赖此一也；水之化气者，亦赖此一也。不观乎春夏之水，土得之而能生能长者，非有此一乎？秋冬之水，土得之而不生不长者，非无此一乎？不惟不生，而自且为冻，是水亦死矣。可见水之所以生，水之所以行，孰非阳气所主？此水中有阳耳，非水即阳也。”（《类经附翼·求正录》）是则水固为阴，但非纯阴，维其含阳，故为活水，则能生能化。《易》为道之源，道家崇尚水德。《管子·水地》说：“水者，何也？万物之本原也，诸生之宗室也。”管子认为水是有机生命生成变化的本源。《易传》说：“坎为水。”《素问·痿论》说：“肾者，水脏也。”邵周珍说：“天以一生水，地以六成之，而为五行之最先。故万物初生，其先皆水。”（《医易一理》）是水为万物之先天也。在《内经》建立的藏象学说中，五行之水主肾。《素问·上古天真论》说：“肾者主水，受五脏六腑之精而藏之，故五脏盛乃能泻。”《灵枢·顺气一日分为四时》说：“肾为牝脏，其色黑，其时冬，其日壬癸，其声羽，其味咸。”肾主天癸水，《素问·上古天真论》又说：“女子七岁，肾气盛，齿更发长；二七而天癸至，任脉通，太冲脉盛，月事以时下，故有子。”“丈夫八岁，肾气实，发长齿更；二八肾气盛，天癸至，精气溢泻，阴阳和，故能有子。”有了天癸，便有了生育能力，也就有了新生命的基础。天癸属于水，水为生命之化源。李时珍说：“肾藏志，属水，为天一之源。”（《本草纲目·序例》）又说：“天癸者，天一生水。”（《本草纲目·妇人月水》）此天癸者，天一之阳也，故肾为人先天之本。肾有两枚，左主肾阴，右主肾阳；或曰左肾曰肾，右肾曰命门；或曰两肾主藏精，属水为阴；化气于此，是阴中之阳，居两肾之间，故曰命门。此水中之阳，即前所论命门之火，乃肾气所生，游行于三焦，又称少阳相火，主温煦，为生阳之气也。

《素问·三部九候论》说："天地之至数始于一。"一者天之生阳，万物之始生，故为先天之本。张介宾说："命门居两肾之中，即人身之太极，由太极以生两仪，而水火具焉，消长系焉。故为受生之初，为性命之本。"（《类经附翼》）李中梓则说："先天之本在肾，肾应北方之水，水为天一之源……故肾为脏腑之本，十二脉之根，呼吸之本，三焦之源，而人资以为始者也。故曰：先天之本在肾。"（《医学必读》）由天一生水衍化而来的肾为先天之本说一直为历代医家所推崇。

（八）《河图》象数确立中医脾胃为后天之本的学术思想

《河图》展现五行的生数为一、二、三、四、五，五行的成数为六、七、八、九、十。其中有一明显的规律，即五行的成数无一不包含土的生数，它深刻反映了古代先民以土为万物之本的思想，故《尚书·大传》说："土者，万物之所资生也。"土能资生万物，并使之成形。《素问·六元正纪大论》说："土常以生也。"王龙溪注："五行有气有质，皆借于土，如天一生水，水之气也。一得五而为六，水之质始成。"意谓五行之质皆得土气之资生而成形，这一思想被运用到中医学中，便形成以脾胃为本的学术观点。《素问·金匮真言论》说："中央黄色，入通于脾……其类土……其数五。"《素问·太阴阳明论》说："脾脏者，常著胃土之精也；土者，生万物而法天地。"《素问·玉机真脏论》说："脾脏者土也，孤脏以灌四旁者也。"《灵枢·五味》说："胃者，五脏六腑之海也，水谷皆入于胃，五脏六腑皆禀气于胃。"认为脾胃居中央，属土，为五脏六腑之化源，五脏六腑皆禀气于脾胃。人有胃气则生，无胃气则死。这在《内经》论述四时脉得胃气多少而决死生的文中表现得尤为突出。

《素问·平人气象论》在论述四时平病脉象时指出，脉应四时之变，而必涵有胃气。其谓："平人之常气禀于胃；胃者，平人之常气也。人无胃气曰逆，逆者死。春胃微弦曰平，弦多胃少曰肝病，但弦无胃曰死……夏胃微钩曰平，钩多胃少曰心病，但钩无胃曰死……长夏胃微软弱曰平，弱多胃少曰脾病，但代无胃曰死……秋胃微毛曰平，毛多胃少曰肺病，但毛无胃曰死……冬胃微石曰平，石多胃少曰肾病，但石无胃曰死。"脉应四时季节气候，说明人体与自然相适应的节律性变化。脉象春弦、夏钩、长夏软弱、秋毛、冬石，而必带有微而和缓的胃脉，方为平人无病之象；否则，若但见弦、钩、软弱、毛、石，而少柔和之意，或无柔和之意，便为少胃气之脉，则主病候，甚则为死候。其说明胃土冲和之气对于四时五脏之脉是必不可少的。《素问·太阴阳明论》说："脾者，土也，治中央，常以四时长四脏。"夫四脏即肝、心、肺、肾，分别归属五行之木、火、金、水，以配四方、四季；脾胃属土居中央，以四时不同而长养四脏。五行之质皆赖土气始成，故四时之脉必得胃气而为平。五脏初生之气，得脾胃后天水谷之气的资助而长其质，而成其用，其盛衰并变见于气口之脉，实皆本《河图》之象数理论而来。

脾胃居中主土。脾主升清，肝得之则气从左而升，肾得之则水得以上济，故清阳出上窍。胃主降浊，金得之则气从右而降，心得之则火得以下潜，故浊阴出下窍。清代吴东旸说：

“脾以阴土而升于阳，胃以阳土而降于阴……左主乎升，右主乎降，五行之升降以气不以质也。而升降之权又在中气。中气在脾之上，胃之下，左木右金之际，水火之上下交际者，升则赖脾气之左旋，降则赖胃气之右转也。故中气旺，则脾升而胃降，四象得以轮旋。”（《医学求是·血证求原论》）又说：“脾升胃降，即中气之运行，实为四象之父母。”（《医学求是·燥湿清源论》）是以《河图》所示自然物质运行规律，一气而生阴阳，一气而生五行，阴阳对立而互相依存，五行升降以土为中枢，此立造化之极，而为宇宙运动规律之图。人体亦应之而有阴阳二气，而有五脏五行，故曰人身乃一小宇宙。《内经》谓“得谷者昌，绝谷者亡”，张仲景之《伤寒论》重胃气、存津液，李东垣《脾胃论》有“胃虚脏腑经络皆无所受气而俱病论”，其结合《河图》象数而产生的以脾胃为后天之本的学术观点为历代医家推崇，并被充分发扬。

（九）结语

《河图》之象数原本蕴含阴阳、五行、方位、季节、气候、升降等内容。《河图》五行（包括阴阳）之象数奠定了《内经》气生成论的基本观点，同时又申发了援物比类的象数思维方法。中医学基本理论如阴阳、五行、六气、藏象、气机，以及肾为先天之本、脾胃为后天之本的学术观点，皆以《河图》之象数理为重要参证。这些构成了《内经》基础理论的主体与特色。虽然《内经》医学之道的构建与形成有多种因素，而深受《河图》意象思维之启迪当为不易之论。《河图》之意象思维为中医学理思维之源，因而中医学才具有鲜明的中华文化特质。江永说："岂知《图》《书》卦画，即脏腑脉候之影，脏腑脉候即《图》《书》卦画之形。象数同源，天人一贯，千古其谁觉之哉!"（《河洛精蕴 · 图书卦画六气脏腑脉候一贯说》）在继承弘扬中医的今天，无论是理论研究还是临床应用，强调中医学术的主体与特色，对促进中医学术的繁荣都是大有裨益的。

二、《内经》中风学术钩玄

中风系临床严重的常见病，致死率、致残率都很高，因此深入研究其病因病理及治疗有重要的临床意义。《内经》乃中医经典，虽无明文论中风，而经义之击仆、偏枯、大厥、薄厥，确属于今之中风。本文特就《内经》中有关中风的论述探本求源，作一专题讨论。

（一）外风卒中

《素问 · 风论》说："风之伤人也……或为偏枯。"《灵枢 · 九宫八风》说："其有三虚而偏中于邪风，则为击仆偏枯矣。"所谓三虚而偏中于邪风，即体虚之人逢岁气不足之虚年，再逢虚风，导致卒然击仆晕倒，并遗留半身不遂的偏枯证候。《内经》此论，为后世外风卒中之所本。《素问 · 六元正纪大论》又说："木郁之发，太虚埃昏，云物以扰，大风乃至……故民病……甚则耳鸣眩转，目不识人，善暴僵仆。"此论在大风卒中击仆之前，有耳鸣眩晕等风邪上扰清空的前期症状。脑为元神之府，风邪害清，元神失其主宰之权，以致击仆，击仆后遗留偏枯之症。《灵枢·刺节真邪》释其机理说："虚邪偏客于身半，其入深，内居营卫，荣卫稍衰，则真气去，邪气独留，发为偏枯。"其谓风邪偏客于身之半，且深入导致营卫渐衰，气血无以运行，则真气不存。《素问·离合真邪论》说："真气者，经气也。"经气已无，则神气无以游行出入其间，故感邪之半身失于灵动而成偏枯不遂。张仲景说"夫风之为病，当半身不遂"，乃指此症而言。故后世将《内经》击仆偏枯因风邪引起者，称为真中风，以区分于由脏腑功能失调而致的内风卒中，即内中风，亦称类中风。

中风病候虽不尽同，而其病位在于脑则一。《内经》求其病因病机所属，以为外风可致卒中偏枯，则中风初起必有外风形症。故古有外风治疗之方，如侯氏黑散、小续命汤等。近贤冉雪峰对于用疏风方治疗中风，见解殊精。其谓"外风直中，将入未入，尚有表证；或入矣，而有欲出之机，里证未急，外证未罢，或有可以用此方（按指《古今录验》续命汤）之处。是为内风之变证变治……若非外证确切明显，未可误用"（《中风临证效方选注》）。故外风卒中宜据证情之表里寒热虚实夹杂而治疗，或堵截祛风，方如侯氏黑散；或扶正祛风，方如《古今录验》续命汤；或养血疏风，方如张文仲疗一切风方等。此论及其类方，汉唐沿用数百年有效，古今验案，可兹佐证。余尝详论风药（指祛风解表类药）之十一种作用，不独具有疏散发汗解表的作用，还具有活血消瘀的功效，能通畅血脉（《朱氏中医世家学验秘传》）。故古今用以治疗中风之脑血管疾病有效，其药理值得深入研究。

（二）内风卒中

内风卒中，《内经》虽无明文论之，而经义确有其实，如击仆、偏枯即中风也，惜汉唐以前医家莫能识之。近代张山雷尝论明张介宾，“独能识得今之中风，可拟《素问》之厥，最是有真”（《中风斠诠》）。然而内风卒中，岂只大厥、薄厥能当之，凡脏腑功能失调所致偏枯皆是此病。今特逐条阐发《内经》有关内风卒中之文，刮垢磨光，以见先圣之明，用以指导临床，则洞若观火矣。

1. 肝病中风

《素问·玉机真脏论》说：“春脉如弦，其气来实而强，此为太过，则令人善忘，忽忽眩冒而巅疾也。”善忘，《新校正》改为善怒。《灵枢·本神》说“肝气虚则恐，实则怒”，甚是。《素问·脉要精微论》说：“厥成为巅疾。”王冰注：“厥谓气逆也，气逆上而不已，则变为上巅之疾。”春阳发动之时，内应于肝，脉弦实强，肝气上逆莫制，故为善怒，为眩晕，为昏冒，阳化内风，直冲颠顶脑府，此乃肝风卒中之先机。

《素问·生气通天论》说：“阳气者，烦劳则张，精绝，辟积于夏，使人煎厥。目盲不可以视，耳闭不可以听，溃溃乎若坏都，汩汩乎不可止。”张介宾注：“若烦劳过度，则形气施张于外，精气绝竭于中，阳扰阴亏，不胜炎热，故病积之夏，日以益甚，令人五心烦热，如煎如熬，孤阳外浮，真阳内夺，气逆而厥，故名煎厥。”并出现目盲不可视物，耳闭不能闻声，其气血壅阻于头颠，致清窍失聪，神明失司的病况，较之眩冒、善怒等症又大为增重一层。

《素问·生气通天论》又说："阳气者，大怒则形气绝，而血菀于上，使人薄厥。有伤于筋，纵，其若不容；汗出偏沮，使人偏枯。"进一步论述了人身阳气因大怒而气血皆逆，导致形气俱绝，肝失所藏，血逆妄行，郁积于脑府，使人薄厥。上言煎厥谓目盲耳闭，是伤及元神视听之功能；此论伤于筋，四肢弛纵，不能运动自如；且卫气失调，汗出于半身，使人半身不遂，是伤及元神主司开阖及运动之功能。《素问·阴阳应象大论》说："阳之气，以天地之疾风名之。"此为后世肝阳暴张，阳化内风，血气上冲形成中风之所本。

《素问·调经论》说："络之与孙络俱输于经，血与气并则为实焉。血之与气并走于上，则为大厥，厥则暴死。气复反则生，不反则死。"《景岳全书·厥逆》说："气血并走于上，则阴虚于下，而神气无根，是即阴阳相离之候，故致厥脱而暴死。复反者轻，不反者甚。此正时人所谓卒倒暴仆之中风，亦即痰火上扰之中风。"张伯龙《雪雅堂医案》亦力主此文所论即今中风卒仆之病，并认为西医血冲脑气筋之说与此文暗合，可以互相引证，申述其由木火内动，肝风上扬，以致血气并走于上，冲激前后脑气筋，而为昏不知人，倾跌卒倒，肢废不用，张山雷对此论亦推崇备至，并主潜阳镇逆为正治法。张锡纯更明确指出，因怒生热，肝阳必夹气血上冲脑部，"盖血不自升，必随气而上升，上升之极，必致脑中充血。至所谓气反则生，气不反则死者，盖气反而下行，血即随之下行，故其人可生；若其气上行不反，血必随之充而益充，不至血管破裂血不止，犹能望其复苏乎？读此节经文，内中风之理明，脑充血之理亦明矣”（《医学衷中参西录》），为此创立镇肝熄风汤，对高血压、脑溢血所致中风病症常常致用。

2. 脾病中风

《素问·通评虚实论》说：“凡治……仆击、偏枯……肥贵人则高梁之疾也。”高梁即膏粱，乃古汉语同音通假。此言富贵之人，有食肥浓厚味太过者，戕伐脾元，食积壅塞肠胃，聚湿生痰，痰郁化热，痰热阻寒脑府脉络，上蔽神明，以致变生仆击、偏枯之病。《内经》虽未以中风命名，然实为后世内风卒中之一种。朱丹溪尝论中风说：“东南之人多是湿土生痰，痰生热，热生风也。”中风“属虚，夹痰与湿，又须分气虚、血虚。半身不遂，大率多痰，在左属死血、瘀（一作少）血；在右属痰有热并气虚。左以四物汤加桃仁、红花、竹沥、姜汁；右以二陈、四君子等汤加竹沥、姜汁”（《丹溪心法》）。此论虽未涉及《内经》之文，但明为治脾治痰治湿之方药。故张山雷说：“《素问》谓仆击、偏枯，肥贵人为高梁之疾，则痰湿壅塞，皆在不言之中，固未尝以为中风也。然因湿痰而生内热，因热而动内风。痰也，热也，皆是实证。河间主火，丹溪主痰，皆从痰热塞一边着想，均切病情。”（《中风斠诠》）《灵枢·邪气脏腑病形》又说“脾脉……大甚为击仆”，亦为脾湿生痰中风击仆之症。然脾湿中风有阳闭、阴闭之别。后世之苏合香丸、至宝丹等药可分别选用之。今之高黏血症、高脂血症等所致脑梗死常可见此类证候。

3. 胃病中风

《素问·大奇论》说：“胃脉沉鼓涩，胃外鼓大……皆隔，偏枯。男子发左，女子发右，不喑舌转可治，三十日起；其从者喑，三岁起；年不满二十者，三岁死。”此论胃脉鼓指沉涩，或外鼓指盛大，皆为经脉阻隔不通，而形成半身不遂的证候。人身左为阳右为阴，男子属阳而病发于左，女子属阴而病发于右，皆为本气不足，故病重。《素问·玉版要论》说：“女子右为逆，左为从；男子左为逆，右为从。”逆指逆证，为重；从指顺证，为轻。男子偏枯在左侧，女子偏枯在右侧，皆为逆证。若语言发音正常，舌头转动自如，是病在经络，虽重而病未及脏，为可治，大约三十日可以治好。假若男子半身不遂发在右侧，女子半身不遂发在左侧，虽为顺证，但兼失喑不语，此病在经络并已及脏，则外轻而内重，大约三年才可治好。若发生在年不满二十的人，以其气血方刚之年，反生偏枯废疾，乃禀赋不足，早夭之兆，往往三年病亡。胃为水谷之海，气血化之大源。胃脉应指沉涩，乃气血俱虚，以致无以淫精于肝，则筋脉失养而枯涩，故成偏枯之疾。胃脉应指浮大，大有虚实之分，大而无力为胃气虚衰，血气不足，则脉失所荣；大而有力，则为胃热阳盛，痰热化风，阻隔经隧，皆可导致中风偏枯。如张聿青治疗一例阳明络空、痰火阻络之中风左肢不遂者，用通补阳明、化痰清络法（《清代名医医案精华·张聿青医案》，台参须、制半夏、白茯苓、羚羊片、白僵蚕、生於术、薄橘红、煨天麻、生熟草、竹沥、姜汁），即为胃病中风，本虚标实之治例。

4. 三阳三阴病中风

《素问·阴阳别论》说：“三阳三阴发病，为偏枯痿易，四肢不举。”三阳即太阳，膀胱小肠所主；三阴即太阴，肺脾所主。《素问·著至教论》说：“三阳者，至阳也，积并则为惊，病起疾风，至如礔砺，九窍皆塞。阳气旁溢，干嗌喉塞。”此论三阳之气至盛，其蓄积发动有如天地之疾风，阳气大盛，上干神明，则为惊。三阴肺主气，为水之上源，阳热灼津耗液，咽窍失濡则嗌干；津灼成痰，痰热气逆则喉塞，是为三阳病三阴亦病。《素问 · 著至教论》又说：“三阳独至者，是三阳并至。并至如风雨，上为巅疾。”前三阳指太阳，故谓独至；后三阳指太阳、阳明、少阳，故曰并至。乃谓太阳之气独盛，则三阳皆盛。阳气大盛而气逆于上，使太阴肺亦失肃降之权，其气亦逆。肺失布津，反壅为痰，于是气血痰火皆逆。非但嗌干塞喉，而且上冲于头脑，元神为之震撼，九窍皆塞，而成击仆中风，此“上为巅疾”之义。及至所遗留，络脉不通，则偏枯不举矣。张山雷引申莫枚士《研经言》释《内经》之“巅”病说：“即猝然颠仆者，又无非气聚于头，脑神经受震，失其知觉运动所致。《素问》固明言气聚于上，上盛下虚，病在顶。则凡眩晕猝仆诸病，上古医家因无不知是脑部受病。”（《中风斠诠》）故治三阳三阴病中风，当其阳热至盛上逆之时，宜以降气清热潜阳，方如风引汤。若阳热已干平，但遗偏枯，治疗或补气通络，方如补脑振痿汤；或益气祛痰，方如竹沥达痰丸。

5. 心病中风

《素问 · 大奇论》说：“心脉小坚急，皆鬲，偏枯。”赵献可说：“心者，元阳君主宅之，生血生脉。因元阳不足，阴寒乘之，故心脉小坚急……则不能致其气于气海，而宗气散矣，故分布不周于经脉则偏枯，不周于五脏则喑。”（《医贯》）其谓脉小为元阳不足，当为心阳不足。坚急为阴寒盛，如寒湿、痰瘀等有形之邪，随血流行而壅阻脑府脉络，致神明失司，真气不能周行于经脉五脏，致偏枯失喑。如今之心瓣膜疾病，瓣膜脱落可致脑梗死形成，当包括在心病中风范畴。心主血脉，主神明。中风击仆偏枯求治于心理所宜然。如临床之闭证、脱证，必须急于开窍醒神，其间虚实之辨，尚须脉证合参而后可定其性，再确立治法。如阴闭宜温开，用苏合香丸、透顶散；阳闭宜凉开，用至宝丹、鹤顶丹。其阳脱可用参附汤，阴脱用参麦散。后遗偏枯，有心气不足、络脉瘀阻者，可用黄芪桂枝五物汤送服紫金丸；有心阴不足、络脉瘀阻者，可用地黄逐瘀汤化裁治之。

6. 肾病中风

《素问·脉解》说："内夺而厥，则为瘖俳，此肾虚也。少阴不至者，厥也。"肾乃水火之宅，若肾精虚夺，肾气衰微而脱失于下，则无气以上奉神明，痰浊之邪反而上逆，闭塞神机，导致失语、肢废不用等内风卒中证候。刘河间据此而论中风说："所以中风瘫痪者，非谓肝木之风实者而卒中之也；亦非外中于风尔。由乎将息失宜，而心火暴甚，肾水虚衰不能制之，则阴虚阳实而热气怫郁，心神昏冒，筋骨不用，而卒倒无所知也。"（《素问玄机原病式》）乃创地黄饮子，养阴回阳以固肾，开痰泄浊以治标。如今之脑萎缩、脑梗死或局灶性脑炎所致偏枯、失语等病，皆可以从肾论治而获得疗效。

（三）结语

《内经》将中风分为外风、内风两大类，立足藏象病机论，为临床治疗奠定了坚实的理论基础，体现了辨证论治的学术特色。西医学认为中风病位在脑。虽然大脑主宰调节脏腑功能，但脏腑功能失调反过来也影响元神脑府。所以中医治疗中风不受局部病位观念束缚，强调的是整体观念。而以八纲、藏象、气血痰瘀辨证论治，能获得确切的治疗效果，其科学内涵值得进一步发掘研究。

三、《内经》脑心神明离合论

中医药学的形成和发展深受中华文化的影响，而具有民族特色。时值当今科技迅猛发展，中医药学亦应与时俱进，不断发扬光大，开拓新论。兹就《内经》对脑与心及其孰主神明的论述，予以讨论，进而对构建脑主神明的中医藏象系统，略抒管见。

（一）《内经》对脑的认识

《内经》问世，标志着中医理论体系形成。其对脑有较为明晰的认识，并对其生理作用已有足够的重视。首先从胚胎发育上观察到："人始生，先成精，精成而脑髓生。"（《灵枢·经脉》）进而在解剖形态上观察到头颅之内充满脑髓，指出"脑为髓之海"（《灵枢·海论》）。同时在生理上，脑得先天父母之精而形成，出生之后需后天水谷之气以滋养。如《灵枢·五癃津液别》说："五谷之津液，和合而为膏者，内渗于骨空，补益脑髓。"《灵枢·决气》在论述液的作用时又说："淖泽注于骨，骨属曲伸，泄泽，补益脑髓。"西医学认为血液流经脑室脉络丛而产生脑脊液，脑脊液能营养脑细胞，并带走代谢产物，所以说五谷之津液补益脑髓是有根据的。根据脑的生理特性，《内经》作者将其划归为奇恒之腑，结束了《内经》成书以前，方士们关于脑属脏或属腑的争论。《内经》作者将阴阳学说广泛运用于中医理论中，比如说脏为阴、腑为阳，血为阴、气为阳，形质为阴、功能为阳等，因此，《素问·解精微论》说："脑者，阴也。"《素问·五脏别论》则说脑"藏于阴而象于地，故藏而不泻，名曰奇恒之府"，即说脑髓实质是象地而属阴的，有形质必有其功能。眼是机体中较为复杂的感觉器官。西医学认为眼睛视物是视神经传入大脑而产生的映象。《内经》不仅认为眼目与脏腑有密切的关系，也认识到眼与脑的密切关系。其谓眼在解剖上"裹撷筋骨血气之精，而与脉并为系，上属于脑，后出于项中"。如人在猝然见非常处时，会发生目眩神荡的现象，乃"邪中于项，因逢其身之虚，其入深，则随眼系以入于脑。入于脑则脑转，脑转则引目系急。目系急则目眩以转矣。"（《灵枢·大惑论》）眼系似包括视神经。目眩乃眼系将所观得的外象反映给脑府而产生的异常感觉。《素问·脉要精微论》称眼为精明，谓："头者，精明之府，头倾视深，精神将夺矣。"张隐庵注："诸阳之神气，上会于头，诸髓之精，上聚于脑。故头为精髓神明之府。髓海不足，则头为之倾；神气衰微，则视深目陷也。"（《黄帝内经素问集注》）"视深"非目陷，系指目光呆滞、深远无神之神态，乃精竭神亡之征兆。《素问·脉要精微论》又说："夫精明者，所以视万物，别白黑白，审短长。以长为短，以白为黑，如是则精衰矣。"五脏六腑之精气既上注于目，亦上奉于脑，这是目与脑功能活动的物质基础。万物由眼系反映给脑，脑神分析之，判断之，才能别白黑，审短长。这就是后世学者所谓之识神的体现（但却说识神发于心），实质上是脑髓神明的作用。但脑的这种任物感知、存思、分析、判断的神明作用必须是建立在脑髓精气充实健康的基础之上的。若精气虚衰，则神思不明，以至以长为短，以白为黑，出现判断思维的错误。故《灵枢·海论》又说："脑为髓之海，髓海有余，则轻劲多力，自过其度。髓海不足，则脑转耳鸣，胫酸眩冒，目无所见，懈怠安卧。"明确论述了脑髓虚实从而影响脑神有余不足的症状。

脑髓外有坚固的胪骨以保护之，不容邪侵。《素问·刺禁论》说："脏有要害，不可不察……刺头，中脑户，入脑立死。"脏包括脏、腑与奇恒之腑而言。《素问·刺禁论》又说"刺中心，一日死""刺中肝，五日死""刺中肾，六日死""刺中肺，三日死""刺中脾，十日死""刺中胆，一日死"，这里的脑、心、肝、肾、肺、脾、胆是指实质脏器而言。针刺入脑则立死，说明脑为机体最重要之生命中枢，邪不能容，容之则髓伤，髓伤则神去，神去则死矣。

（二）心主神明论

虽然《内经》已认识到脑有任物感知判断的神明作用，但是它没有明确说脑主神明，而仍说是"心"的功能。试看《灵枢·本神》言："所以任物者谓之心，心有所忆谓之意，意之所存谓之志，因志而存变谓之思，因思而远慕谓之虑，因虑而处物谓之智。"从任物感知进而发生的一系列思维过程，到最后处理事物，即智慧的形成，都认为是"心"的功能。

所以《素问·灵兰秘典论》说："心者，君主之官也，神明出焉。"从以上《内经》关于脑的认识来看，显然，这里的"心"不是形如未开莲花的血肉之心脏，而是神明之中心，实质上是脑府的功能。

之所以形成心主神明的论说，原因有二。其一，中医在中华文化的摇篮中形成和发展，深深接受传统文化的影响。《内经》成书期间，诸子百家对于心主思维的看法几乎是共通的，当然，其中也存在很大的差异。如孟子说："心之官则思。"(《孟子·告子》）并认为这个能思考的"心之官"，乃"天之所与我者"。"人之所不学而能者，其良能也；所不虑而知者，其良知也。"（《孟子·尽心》）认为心有先天存在的知和能，表现出唯心论的先验论。又如荀子说："心者，形之君也，而神明之主也。"（《荀子·解蔽》）"心居中虚而治五官，夫是之为天君。"(《荀子·天论》）心主神明，对感官有支配功能。并认为："心有征知……然而征知必将待天官之当簿其类然后可也。"（《荀子·正名》）所谓"征知"，就是对感官得来的认识进行检验、分类、辨别、取舍。"心"的这种"征知"功能只有通过和对象接触才能发生。客观上体现出唯物主义的认识论。其反映到医学领域中来，《灵枢·本神》所谓"所以任物者谓之心"，并经过一系列的思维过程而产生智慧，与孟子之说不同，而与荀子的认识如出一辙。其二，《内经》作者以五行学说构建中医藏象理论，心、肝、脾、肺、肾五脏成为中医生理病理论之核心，是为五大系统。举凡五脏之外的六腑、奇恒之腑、五官、五体等脏器的生理病理莫不与之相关联。因此，奇恒之六腑中脑、脉归属于心，骨、髓、女子胞归属于肾，胆附于肝等。不能另设核心，或另设系统。故而在五脏系统中，心的功能是主神明，主血脉；肾的功能是主藏水，主藏精，生髓主骨，主生殖；等等。可见《内经》的心包括了非实质的“心”，而主神明的“心”实质是脑；肾亦包括了非实质的肾，而主孕育的“肾”，实质是女子胞；等等。

（三）神明离合论

神明的作用十分重大，一方面适应外界环境与自然相协调，如《素问 · 至真要大论》所说：“天地之大纪也，人神之通应也。”人的生命活动与自然变化规律相通，是神明的调节与应变。另一方面神明对脏腑百骸起主宰协调作用，即《素问 · 灵兰秘典论》所说：“主明则下安，主不明则十二官危。”这个主即神明。神明在体内外环境中处主导地位。故《素问 · 移精变气论》有“得神者昌，失神者亡”的论断。

神明的作用涉及脏腑百骸，其在藏象学说中又如何体现？睿智的先人将神明一分为五，称为神、魂、魄、意、志，而分别对应心、肝、肺、脾、肾。故《素问 · 宣明五气》又说：“心藏神，肺藏魄，肝藏魂，脾藏意，肾藏志，是谓五脏所藏。”而《素问 · 六节藏象论》有“神藏五”之说。这里我们可以体会神明下辖五脏，其与五脏功能所体现的神机统一与协调，以此保证了生命的正常活动，其中任何一方失调，都将产生相应的病变。

神明主导五脏神，若神明因外界刺激而产生剧烈的情志变化，则影响相应的脏腑功能，成为致病的重要因素。所以，《素问 · 阴阳应象大论》说“怒伤肝”“喜伤心”“思伤脾”

“悲伤肺”“恐伤肾”。故《内经》十分重视情志致病，同时亦重视调理情志以治疗脏腑之病。

人神乃最高之神明，为主宰，下辖五神。五脏以五行之象各为一系统，故五神又下制五脏五腑五官五体。如神主理心系，合小肠，并主血，合脉，开窍于舌，其华在面。魂主理肝系，合胆，主藏血，合筋，开窍于目，其华在爪。魄主理肺系，合大肠，主气，合皮，开窍于鼻，其华在毛。意主理脾系，合胃，主藏营，合肉，开窍于口，其华在唇。志主理肾系，合膀胱，并主筋，主生殖，主骨，生髓，开窍于耳及二阴，其华在发等。其五脏、五腑、五体、五官之活动无不体现出活力与神机。也就是神之虚灵，无处不有。因此，机体神机，合之则为神明，离之则为神、魂、魄、意、志五神，是为《内经》神明论的独特体系。

（四）五脏血气奉养神明

前言五谷之津液补益脑髓，是为神明活动的营养物质基础。由于五行学说的运用，《内经》认为五脏各主藏不同成分的营养物，而皆以化生神机。如《灵枢·本神》说：“心藏脉，脉舍神。”“肝藏血，血舍魂。”“肺藏气，气舍魄。”“脾藏营，营舍意。”“肾藏精，精舍志。”其神机分而论之则为神、魂、魄、意、志，若合而论之则为神明。其五脏所藏分而论之，虽为脉、血、营、气、精，若合而论之则为血气。故《灵枢·营卫生会》说：“血者，神气也。”《素问·八正神明论》说：“血气者，人之神，不可不谨养。”基于此，故凡五脏病变，血气失常，亦可累及神明。故《灵枢·本神》又云

"心气虚则悲，实则笑不休""肝气虚则恐，实则怒"等。

（五）神明病变的辨证施治

神明主宰五脏，调节百骸，其又与五脏互相依存，互相影响，在藏象理论的体系中，则囊括在五行框架之内。因此，对神明病变，可以据证分析，而从脏腑着手论治。如今称之乙型脑炎，其病位是在脑府，除神智昏迷外，还有腹胀热结旁流者，可从阳明腑证论治，用承气汤愈之。有高热汗出者，可从阳明经证论治，用白虎汤愈之。又如今之肺性脑病者，其治根本在肺；肾性脑病者，其治根本在肾。李时珍所著《本草纲目》中亦有脑病从五脏辨证用药的精神（《李时珍学术论丛·李时珍脑病用药发挥》）。这就是千百年来，神明之病，虽不云治脑而脑亦得治的道理所在。

（六）改革中医传统基础理论刍议

现今中医基础理论教材多据《内经》整理编著而成。然有一些中医基础书籍，在"藏府（脏腑）"一章中，在论述五脏生理功能时，保留"心藏神"的内容，却去掉了"肝藏魂""肺藏魄""脾藏意""肾藏志"的论述，似乎在摒弃五神脏论。这样，使人产生《内经》藏象学说有支离之嫌，没有将神明与五脏之关系的完整论述继承下来，其对于神明疾病的整体诊治心法客观上被削弱。另外，在关于奇恒之腑中对脑的论述简略而欠全面，没有反映出《内经》对于神明的系统性的认识，也就是发扬不够。因此，笔者认为在中医基础理论书籍的编撰中，可以将脑主神明独立成章，虽然《内经》没有这样的原文，但此义昭彰；并阐明脑神以神、魂、魄、意、志的表述方式而下制五脏六腑，乃至五官五体，而五脏之血气反过来亦作用于脑府神明。

道家认为脑主元神，心主识神，张锡纯亦持此说。不妨将其移植过来，确立脑主神明，心主识神。这样，既保持了心藏神的说法，亦保存了藏象理论的完整性。同时，其为中西医有机结合，为从微观科学方面为更深入地研究脑与脏腑的生理病理关系提供课题；临床对神明疾病的论治有明确的定位，从而提高诊治水平，进而推动中医学术向前发展。

第二章

张仲景医学选论

一、《伤寒论》六经中风理论源流

六经中风是《伤寒论》的重要内容，探讨其源流，可知仲景创立六经辨证具有承先启后的历史作用及重要的学术价值。

《伤寒论》有六经中风条文。其辞说：“太阳病，发热汗出，恶风，脉缓者，名为中风。”“太阳中风，阳浮而阴弱，阳浮者热自发，阴弱者汗自出。啬啬恶寒，淅淅恶风，翕翕发热，鼻鸣干呕者，桂枝汤主之。”

又说：“少阳中风，两耳无所闻，目赤，胸中满而烦者，不可吐下，吐下则悸而惊。”

又说：“阳明中风，口苦咽干，腹满微喘，发热恶寒，脉浮而紧，若下之则腹满，小便难也。”“阳明病脉迟，汗多出，微恶寒者，表未解也，可发汗，宜桂枝汤。”

又说：“太阴中风，四肢烦疼，阳微阴涩而长者，为欲愈。”“太阴病，脉浮者，可发汗，宜桂枝汤。”

又说：“少阴中风，脉阳微阴浮者，为欲愈。”

又说：“厥阴中风，脉微浮，为欲愈；不浮为未愈。”

关于少阳中风，柯韵伯说："耳聋、目赤、胸满而烦，少阳中风也，此少阳风寒之表……少阳初感风寒，恶寒发热与太阳同。"（《伤寒来苏集》）故仲景所论太阳、阳明、少阳中风皆有发热、恶寒、汗出之表证。然三阳中风除有共同的表证之外，又各兼有本经特有之证。如太阳经之鼻鸣干呕，少阳经之两耳无所闻、目赤胸满而烦，阳明经之口苦、咽干、腹满、微喘等。三阴在里，其中风邪，亦应有表证。如太阴中风，四肢疼烦。"太阴病，脉浮者，可发汗，宜桂枝汤。"方有执注："浮为风，宜桂枝汤者，以太阴之中风言也。"（《伤寒论条辨》）又如尤在泾注厥阴中风说："此厥阴经自受风邪之证，脉微为邪气少，浮为病在经。经病而邪少，故为欲愈……然必兼有发热微汗等候，仲景不言者，以脉赅证也。"（《伤寒贯珠集》）三阴病每以脉沉表现阴经之本质。张仲景论三阴经中风，未言具体证候，而以欲愈之脉表出之。盖以邪风直中三阴经者，必兼阳经之表证，仲景在条文中未言，诚如尤在泾所论，乃以脉赅证。今以阴脉而转浮长，风邪并未伤脏，是正气来复，由阴出阳，故为邪去欲愈之候。其为临证经验所得，然其理论必有所本。

张仲景于《伤寒杂病论》序中曾谓："撰用《素问》《九卷》《八十一难》《阴阳大论》《胎胪药录》并平脉辨证，为《伤寒杂病论》合十六卷。"其论伤寒以六经作为疾病辨证的纲领，历代学者多认定其理论源于《素问·热论》。然而笔者读上述六经中风之论，另有感获，认为其与《灵枢·邪气脏腑病形》所论邪中三阳三阴若合符节。

纵观《内经》无六经中风之名，但有中风之实。《灵枢·

邪气脏腑病形》说："邪气之中人，高也……身半以上者，邪中之也；身半以下者，湿中之也。"《黄帝内经太素·卷二十七·邪中》注："高者，上也。身半以上风雨之邪所中，故曰中于高也。风为百病之长，故偏得邪名也。"张介宾注："风寒中人，上先受之也，阳受风气，阴受湿气也。"（《类经》）可见经文所云"邪气"实指风邪，张仲景所谓"伤于风者，上先受之"（《金匮要略·脏腑经络先后病脉证并治》）亦此意。《灵枢·邪气脏腑病形》说："诸阳之会，皆在于面。中人也，方乘虚时，及新用力，若饮食汗出腠理，开而中于邪。中于面则下阳明，中于项则下太阳，中于颊则下少阳。其中于膺、背、两胁，亦中其经。"此论风邪乘三阳经脉之虚而入中之，故发生三阳经中风之病。张介宾说："此言邪之中于阳经也。手足六阳，俱会于头面，故为诸阳之会。凡足之三阳从头走足，故中于面则自胸腹下行于阳明经也。中于项，则自脊背下行于太阳经也。中于颊，则自胁肋下行于少阳经也。脉遍周身者，惟足六经耳，故但言足也。"（《类经》）由于膺在前属阳明经，背在后属太阳经，两胁在侧属少阳经，故风邪中于膺、背、两胁，亦必入中三阳之经。仲景论三阳中风，以足三阳为主，理亦据此而发。

《灵枢·邪气脏腑病形》又说："黄帝曰：其中于阴奈何？岐伯曰：中于阴者，常从臂胻始。夫臂与胻，其阴皮薄，其肉淖泽，故俱受于风，独伤其阴。"此论风邪中于阴经。臂胻内廉属阴，手足三阴经循行之所。臂胻内侧皮薄肉柔，风邪乘弱入侵，则中三阴经，是为三阴中风。《灵枢·邪气脏腑病形》又论："此故伤其脏乎？岐伯答曰：身之中于风也，不必动脏。故邪入于阴经，则其脏气实，邪气入而不能客，还之于腑。故中阳则溜于经，中阴则溜于腑。”三阴之脏居于内，风邪入客三阴经，不必动脏，反还之于腑，而仍表现为阳经中风的证候，即所谓“中阴则溜于腑”。故张介宾说：“邪中阴经，当内连五脏，因问故伤其脏也。然邪入于阴而脏气固者，邪不能客，未必动脏，则还之于腑，仍在表也。故邪中阳者，溜于三阳之经；邪中阴者，溜于三阳之腑。如心之及小肠，脾之及胃，肝之及胆，包络之及三焦，肾之及膀胱，此以邪中三阴，亦有表证，明者所当察也。”《内经》说风邪“中阴则溜于腑”，仲景补充：太阴中风，脉由浮微沉涩而转长，为欲愈；少阴中风，脉由微细而转为寸脉微、尺脉浮，为欲愈；厥阴中风，脉由沉而转微浮为欲愈。是皆由阴溜于腑，由阴出阳之候。风中三阴溜于阳腑，如尤在泾所说，当兼发热微汗等候，其治疗仍可用桂枝汤。《灵枢》未明言风中三阳三阴六经之证候，而仲景据此并结合临床所见而条列脉证治法，故有六经中风之论。实补《内经》之未备。

至宋代陈无择阐明六经伤风证治，又颇能发仲景之微蕴，于临床具有参考价值，将《三因极一病证方论》原文录于下。

桂枝汤　治太阳伤风，脉阳浮阴弱，荣弱卫强，头痛，鼻鸣，干呕，发热，自汗，恶风或烦热，汗出则解，有如疟状，脉浮洪虚大者。桂枝（去皮）、芍药各一两半，甘草（炙）一两。上㕮咀，每服五钱，水一盏半，煎八分，去滓。食前服，温服，令遍身微汗，愈。

杏子汤　治阳明伤风，能食，口苦，咽干，腹满，微喘，发热，恶风，自汗，嗜卧，身重，小便难，潮热而哕，其脉浮弦长而数，悉主之。杏仁（去皮尖）、半夏（汤去滑）、五味子各二钱半，芍药、桂心、细辛、干姜（炮）、大黄（蒸）、甘草（炙）各三钱，茯苓四钱。上㕮咀，每服四钱，水一盏半，煎至七分，去滓，食前服。

柴胡加桂汤　治少阳伤风四五日，身热恶风，颈项强，胁下满，手足温，口苦而渴，自汗，其脉阳浮阴弦，或发汗多，亡阳、谵语，可以此和其荣卫，通其津液，自愈。柴胡一两三钱，半夏（汤去滑）四钱一字，甘草（炙）三钱一字，芍药、黄芩、人参、桂各半两。上㕮咀，每服五钱匕，水一盏半，姜五片，枣一个，煎七分，去滓，食前温服。

桂枝芍药汤　治太阴伤风，自汗，咽干，胸腹满，自利不渴，四肢倦怠，手足自温，其脉弦大而缓者。桂心半两，白芍药三两。上㕮咀，每服五钱匕，水一盏半，姜三片，枣一个，煎七分，去滓，温服。

桂附汤　治少阴伤风，胸满，心烦、咽喉痛，自汗，腰疼连胻骨酸痛，呕吐涎沫，头痛，其脉沉弦者。附子（去皮脐）、桂心、干姜（炮）、芍药、甘草（炙）、茯苓、桃仁（去皮尖，面炒）各一两。上㕮咀，每服四钱，水二盏，煎七分，去滓，食前服。

八物汤　治厥阴伤风，恶风而倦，自汗，小腹急痛，寒热如疟，骨节烦疼，其脉尺寸俱微而迟者。桂心、当归、川芎、前胡、防风各三分，芍药一两半，甘草（炙）、茯苓各半两。上㕮咀，每服四钱，水一盏半，姜五片，枣三个，煎八分，去滓，食前服。

按：陈无择所言的六经伤风即六经中风，均有恶风、发热、汗自出的共同表虚证。因三阴三阳六经生理各不相同，故其中风又各有特殊病候。方药治疗六经皆有桂、芍、姜、枣以祛风解肌，调和营卫；除太阳而外，又各有治疗本经之药。本文特揭示之，以见源流。至于后世临床家之六经中风验案俱在，可以索验，并充分证实仲景六经中风论原有所本，并具有重要之学术意义与临床指导价值。

二、从《河图》数理探讨《伤寒论》“发于阳七日愈，发于阴六日愈”之蕴义

《伤寒论》第 7 条说：“病有发热恶寒者，发于阳也；无热恶寒者，发于阴也。发于阳，七日愈；发于阴，六日愈，以阳数七，阴数六故也。”对于“发于阳”“发于阴”，历代注家大体有三种认识。其一认为“阳”指阳经（太阳、阳明、少阳），“阴”指阴经（太阴、少阴、厥阴），如钱天来、尤在泾皆持此说。其二认为“阳”指太阳，“阴”指少阴，如张志聪持此说。其三认为“阳”指风伤卫，“阴”指寒伤营，如方有执持此说。按“发热恶寒”，乃邪在三阳，正盛邪实，正邪相争，以发热为特点，如太阳病发热恶寒、少阳病寒热往来、阳明病但热不寒等。“无热恶寒”乃邪入三阴，正气不足，无力抗邪，以恶寒而不发热为特点，如太阴阳虚寒湿、少阴心肾阳虚、厥阴阳虚寒湿等。故“阳”指阳经，“阴”指阴经，实有纲领总括之义。采用第一说，笔者认为符合伤寒本义。

关于“发于阳七日愈，发于阴六日愈”的病愈日数机理，仲景已自注，谓“以阳数七，阴数六故也”。一般医家认为，阴阳即水火，水火即寒热，六、七为水火之成数，故用以说明阴阳寒热病愈之日期。据《河图》所论，谓：“天一生水，地六成之，地二生火，天七成之。”一为水之生数，六为水之成数；二为火之生数，七为火之成数。仲景何以要用水火之成数，而不用水火之生数来预测阴阳病愈之期呢？而且根据大多数注家研究，仲景所言七、六日数，原不可拘。如程郊倩说：“七与六不过奇偶二字解，特举之为例，以配定阴阳耳，日子上宜活看。”固然，病愈之日期宜活看，其与临床相符，亦与仲景全书精神相符。如《伤寒论》110 条：“太阳病，二日反躁，凡熨其背，而大汗出，大热入胃，胃中水竭，躁烦，必发谵语；十余日，振栗，自下利者，此为欲解也。”此阳经之病，经七日未愈，十余日始欲解，日期为不定数词。又如《伤寒论》287 条：“少阴病，脉紧，至七八日，自下利，脉暴微，手足反温，脉紧反去者，为欲解也。”此阴经病，六日未愈，至七八日欲解，愈期亦为不定数词。但是，仲景偏以肯定之阳数七与阴数六定为条律，岂非将活泼泼之内容反困死于呆板的文辞之下？则程氏“不过奇偶二字”之说亦未得仲景深义。欲明此中奥理，必须深究《河图》。

《河图》（详见第一章《河图》象数为中医学理之重要参证）以一为水之生数，二为火之生数，三为木之生数，四为金之生数，五为土之生数。六七八九十分别为水火木金土之成数。故五为土之生数而居中，实为枢纽数，称四维。《国语 · 郑语》说：“先王以土与金木水火杂，以成万物。”凡五行之成数中，无一不含有土之生数。《尚书·大传》说：“土常以生也。”王龙溪注说：“五行有气有质皆借于土，如天一生水，水之气也。一得五而为六，水之质始成。”说明五行之质皆得土气而成，是以《河图》象数包涵着土与五行密切相关的意义，万物生于土。

仲景既采用《河图》之数，则亦采用《河图》之理。由此观之，发于阳七日愈，发于阴六日愈，既用水火之成数六七，不用水火之生数一二，其中皆参以中土之五数，说明无论阳经之病，还是阴经之病，必得胃土之气来复资助，则五行脏腑经络之气充沛，正能胜邪，其病乃愈。

复观前所引《伤寒论》110条“太阳病二日，反躁”，是邪已由表入里，反以热熨之，汗大出，则津伤，发展成阳明热甚谵语。至十余日，胃气复，正与邪争，发生振栗，得下利而邪从大便去，乃解。又前引287条，“少阴病，脉紧”，阴寒盛，“至七八日”，胃气复，阳回阴退，“下利，脉暴微，手足反温，脉紧反去”，邪气转从下出，乃欲解。说明阳经、阴经之病，都因胃气渐复，则正能胜邪，故愈。而278条，仲景说：“伤寒脉浮而缓，手足自温者，系在太阴……至七八日，虽暴烦下利日十余行，必自止，以脾家实，腐秽当去故也。”太阴病，脉浮缓，不发热，但手足温，至七八日，暴烦下利日十余行，乃脾阳自复，祛除邪气转从下去，腐秽去，利自止。仲景明确指出“脾家实”是脾胃元气渐复，故有逐邪自愈之机。

柯韵伯说：“寒热者，水火之本体；水火者，阴阳之征兆。七日合火之成数，六日合水之成数，至此则阴阳自和，故愈。”然则水火至六、七成数之期，阴阳始能自和，乃水火得胃土元气的回复资助，则正能胜邪，故阴阳自和乃愈也。此中一层深意柯氏亦未道出。

虽然，胃气渐强之期并无特定之日，因而病之向愈，仲景多用不定数词，与临床相符合；但是阳经、阴经之病，必得脾胃中土元气资助始能自愈，故阳病七日愈，阴病六日愈，必用肯定之数词，其理亦与客观实际相符合。若仅望文生训，不穷究《河图》数理，焉能明此中所包含之奥义？胃气强弱决定伤寒疾病的转归，这在整部《伤寒论》中多有体现，亦为仲景之重要学术思想。本条如此理解，益见其纲领性作用。

三、论“阴气衰者为癫，阳气衰者为狂”

《金匮要略·五脏风寒积聚病脉证并治》曰：“邪哭使魂魄不安者，血气少也；血气少者属于心，心气虚者，其人则畏，合目欲眠，梦远行而精神离散，魂魄妄行。阴气衰者为癫，阳气衰者为狂。”通观本条证候：悲伤哭泣，如邪所凭，精神不安，恐惧畏吓，神倦闭目欲眠，但眠则梦境纷纭，身觉飘忽，神如离体。此为精神失常类疾病。病因血气虚衰所致，但有阴阳之别。仲景认为阴气衰者为癫，阳气衰者为狂。

《难经·二十难》谓“重阳者狂，重阴者癫”，此谓阴衰为癫，阳衰为狂，岂不互相抵牾？其实《难经》指的是证之实，徐灵胎注：“狂者阳疾，癫者阴疾，邪气既盛，至伤其神，故其病如此。”（《难经经释》）而仲景所论则是证之虚，故无躁扰狂怒之象。《素问·通评虚实论》曰：“邪气盛则实，精气夺则虚。”所谓重阴重阳即邪气盛，阴衰阳衰即正气夺。故癫狂病不可以《难经》之实证印定眼目。阴邪太盛，固能扰乱神明而致癫；阳邪太盛，能扰乱神明而为狂。阴气太虚，能致神明失养而成癫；阳气太虚，亦致神明失养而生狂。且《难经》之所谓癫，乃包括癫狂之癫与痫证二者而言，如《难经·五十九难》曰：“癫疾始发，意不乐，僵仆，直视。”即赅癫之昏厥与痫之厥仆而言。仲景之言癫，则纯指癫狂之癫，其证虚，与《难经》之证实相对；其义狭，与《难经》之义广有别。

或曰：仲景之论其有据乎？曰：仲景撰用《素问》《九卷》《八十一难》等为《伤寒卒病论》，可见原本《内经》。《内经》论狂，有虚有实。实者如火旺而致，用生铁落饮（《素问·病能论》）；虚者如《素问·腹中论》曰：“膺肿颈痛，胸满腹胀……石之则阳气虚，虚则狂。”《灵枢·癫狂》曰：“狂，目妄见，耳妄闻，善呼者，少气之所生也。”《灵枢·九针十二原》曰：“夺阴者死，夺阳者狂。”《灵枢·小针解》曰：“取三阳之脉者，唯言尽泻三阳之气，令病人恇然不复也……夺阳者狂，正言也。”《灵枢·通天》曰：“阳重脱者易狂。”此皆因误治导致阳气虚衰而发狂。

至于癫，《内经》多指痫证而言。若为癫狂之癫，则每与狂相提并论。如《素问·脉解》曰：“太阳……所谓甚则狂巅疾者，阳尽在上，而阴气从下，下虚上实，故狂巅疾也。”《素问·阴阳类论》曰：“二阴二阳皆交至，病在肾，骂詈妄行，故狂巅疾也。”高士宗注：“巅，癫同。”（《黄帝素问直解》）又如《素问·厥论》说“阳明之厥，则癫疾欲走呼，腹满不得卧，面赤而热，妄见而妄言”，则言癫赅狂；而《灵枢 · 癫狂》说“狂……少气之所生也”，亦可赅癫。以《内经》之论癫狂，原不甚区分。

精神类疾病有实证，亦有虚证；其治疗有泻法，亦有补法。千百年来，医家治癫狂之因于邪实者，记载固多；而治癫狂之因于正虚者，亦颇不少。医案俱在，可以索验。

由上观之，《内经》癫狂未分，《难经》始以实证分阴阳，至仲景则复以虚证分阴阳。但后来之注家常凭《难经》而疑仲景，如《医宗金鉴》即谓“阴气衰者为癫之癫字，当是狂字；阳气衰者为狂之狂字，当是癫字”，削足适履，以强合“阳盛病狂，阴盛病癫”之说。不识癫狂之有专责于虚者，既失《内经》之微旨，又误仲景之本意。则非仲景不识《内》《难》之癫狂有实证，实乃后之医家不识仲景之癫狂为虚证也。

四、《金匮要略》痰饮及其治疗六法

《内经》早有“积饮”“溢饮”之名，《神农本草经》有“留饮痰澼”之称，但零散而无专论，至张仲景《金匮要略》始有痰饮专篇，论述证治方药。

痰饮病由脏腑运化水液的功能失调所致。人体三焦为行水之腑，乃水谷津液运行的道路。然肺居上焦，通调水道；脾主中焦，输布精微；肾处下焦，蒸化水液，分清泌浊，三者共同完成水液的代谢。若肺失宣降，脾失转输，肾失蒸化，必然影响三焦气化失常，使水液停积，或在胸腔、腹腔，或在气管、胃肠、膀胱，或留于肌腠，随其偏虚之处，著而成痰成饮。而且脾居中焦主湿，斡旋上下，为水液运行的枢纽。若脾阳虚，饮食不化精微，上无以归心养肺，反生痰饮以犯肺凌心；下不能充肾化气，反为阴湿以伤肾耗阳，以致水液停积，波及脏腑，流溢全身，及于肌腠。是以脾运失司，尤其重要。仲景据其临床经验，将痰饮分为四类："其人素盛今瘦，水走肠间，沥沥有声，谓之痰饮。饮后水流在胁下，咳唾引痛，谓之悬饮。饮水流行，归于四肢，当汗出而不汗出，身体疼重，谓之溢饮。咳逆倚息，短气不得卧，其形如肿，谓之支饮。"（《金匮要略·痰饮咳嗽病脉证并治》）痰饮虽分为四，究之皆为阴邪，统属一类，若久留不去者，皆可谓为留饮；有潜伏不出者，又可称作伏饮。可见其病起于渐，治难速除。

仲景论痰饮之脉，多见偏弦，乃痰饮属阴邪而偏注所致；有脉沉者，乃痰饮久留，阳气郁闭所致；有不弦而虚或弱者，如支饮，则为阳气虚乏之征；又有实大数者，便为痰饮邪盛之形。但必参合证情，诊断精确。若痰饮病久，仲景说"其脉弱者可治，实大数者死"，以脉判断预后，颇有临床意义，值得注意。

仲景以留饮、伏饮概括四饮，因痰饮皆阳虚阴盛留邪久伏之故，实为伏邪致病。痰饮阴邪，由阳虚失运而聚，必得温运乃能流行，所以"病痰饮者，当以温药和之"便为治疗总则。观仲景之所谓温药，既非养阳，亦非温阳，实指通阳而言，故桂枝为首选。阳气通行，阴邪自散，此可谓治疗痰饮伏邪之共同特点。然因其证有在表在里之不同，有正虚邪实之差异，故治疗又有发表、攻下、祛邪、扶正各法，此又为痰饮治疗之特殊性。明乎此，则不必以一法治四种饮病，而必以多法治四种饮病；但又能以一法治四种饮病，并可以多法治一种饮病。下以六法为纲，四饮为目分述之。

（一）温法

1. 通阳祛饮

心下有痰饮、胸胁支满、头目晕眩，乃饮停胃中，浊阴阻滞，清阳不升所致。方用苓桂术甘汤，以茯苓淡渗利水，桂枝辛温通阳，白术健脾燥湿，甘草和中益气，合为温通祛饮之方，为“温药和之”的代表方剂。或在支饮缓解期，仅见短气，乃微饮未尽，亦可用此方，以图根治。

2. 温胃散饮

本法用于治疗痰饮停胃，呕吐痰涎，吐后口不渴，或有心下痞满等症。不渴，说明饮仍留于胃中，治宜温胃散饮，降逆止呕。方如小半夏汤。半夏味辛、苦，性温，善和胃祛痰降逆；生姜味辛，性温，散饮止呕。若口渴欲饮，水入即吐，为新饮停于胃中；或饮停膈间，影响胃失和降，心下痞满，上逆而呕吐，凌心则悸，清阳不升而目眩，都可用小半夏加茯苓汤，即小半夏汤温胃散饮，更加茯苓引水饮下行。

（二）汗法

1. 发汗散饮清热

本法适用于溢饮证见发热恶寒、身重疼痛、不汗出而喘、烦躁、脉浮紧，乃邪盛于表而兼郁热。治宜因势利导，发汗散饮，兼清郁热。方如大青龙汤，以麻黄发汗利水，桂枝、生姜辛温通阳，发汗散饮以助之，杏仁利肺气，石膏解郁热，大枣、甘草和中。

2. 发汗温肺化饮

本法适用于溢饮证见恶寒发热、身体疼重、胸痞、干呕、咳喘等，乃表寒里饮俱盛。治宜因势利导，外散风寒，内除水饮。方如小青龙汤，以麻黄发汗利水，桂枝通阳解肌以助之，桂枝、芍药调和营卫，干姜、细辛散寒化饮，五味子敛肺止咳，半夏化痰降逆，甘草和中，使邪从汗解。若支饮因外寒而引发，咳逆倚息不得卧，亦可用此方以散外寒除内饮。

（三）利法

1. 利渗除饮

本法适用于痰停于心下，清阳不升，浊阴上冒，而见头目眩晕。治宜利渗水饮，使阴邪除，清阳自升。方如泽泻汤，以泽泻利水除饮，佐白术补脾制水。

2. 化气利水

瘦人脐下悸动，吐涎沫，头眩，乃水饮动于下，逆于中，犯于上所致。饮在下焦，可因势利导，使水饮从小便而去。方如五苓散，以泽泻、猪苓、茯苓淡渗利水，桂枝通阳化气，白术补脾制水，饮邪一去，诸症除释。

3. 温肾化水

本法适用于支饮缓解期，短气，微饮未除，并见畏寒、足冷、腰酸痛、少腹拘急等下焦阳虚，气不化水，饮泛于上者。方如肾气丸，温肾气化水饮，服后饮“当从小便去之”。

（四）下法

1. 泻下去实

支饮咳逆，但以腹满较甚，或腹痛便结，可以厚朴大黄汤通泻胃肠，使痰邪结实随大便而解。然非胃家实者不可轻用。此实痼疾加以支饮，而先治卒病之法。

2. 泻下利水

痰饮水走肠间而腹满，气不化水，津不上承，故口干舌燥，治可通肠利水，前后分消，方如己椒苈黄丸。以防己、椒目辛宣苦泄利水，葶苈子、大黄通便决闭，使痰邪从二便泻去，则气化复行，津液自生，故服后“口中有津液”。若胃热饮结便甚者，可加芒硝助泻水除热之力。

（五）攻法

1. 攻积逐水

悬饮咳而胸胁疼痛，脉沉而弦，乃饮流胁下，阳气不通，升降之机被阻所致，治宜攻坚逐饮。方如十枣汤，芫花、甘遂、大戟能直达水饮积聚之所逐之峻下，恐药猛有损血气，故佐大枣安中和诸药。或支饮咳而心烦，胸中痛，若未至剧变，迁延百日或一年，正气未虚者，仍可用十枣汤攻逐饮邪，以期除去病根，咳嗽、胸疼方能痊愈。

2. 逐痰泻肺

支饮咳咳喘胸闷，呼吸困难，乃痰邪阻于胸膈，肺气不利所致。宜逐痰邪，泻肺闭，如葶苈大枣泻肺汤。葶苈泻肺逐饮，大枣甘缓使不伤正。

3. 攻痰逐饮

支饮久留，咳喘脉伏，心下痞满如盘，乃饮邪日久，阻遏营卫运行所致。若自下利并觉心下痞减而稍舒服，随后却又坚满如前，乃留饮欲去、新饮又积之征。此时宜攻痰逐饮利导之，方如甘遂半夏汤。以甘遂攻逐水饮，半夏散结除痰，白芍、甘草、白蜜甘缓安中。甘遂、甘草相反而同用之，使相激相成，激发痰饮尽除之。然此等证候，饮邪累及心肝，血液壅阻，此法可暂用而不可久用，免伤正气，宜与下面木防己汤证互参。

（六）泻补兼施

膈间支饮，日久不除，气喘胸满，心下痞坚如盘，面色黧黑，脉沉而紧，数十天，经吐、下各法迭治不愈，乃饮邪内停迫肺，阻遏气血运行所致。证情虚实错杂，治宜补泻兼施。方如木防己汤，以防己、桂枝通阳行水，去痞满；石膏清郁热，沉降镇逆；人参补虚扶正。服后虚痞可暂得好转，若三日又复如前，则宜去石膏，加茯苓、芒硝渗水泻火，消痞散结，使大便得微利，病自缓解。然支饮至此阶段，病由肺而累及心、肝，咳喘、心慌、面色黧黑、肝脏肿大，此方可取一时之效，但不能根治。仲景出此一法，以示随证治之。

（七）小结

痰饮病乃肺、脾、肾、三焦气化失常，水液停积所生伏邪，因其停著部位不同，故有不同的证候。仲景虽分为四类，但治疗以“病痰饮者当以温药和之”为总则，又据证情之不同而主汗、利、下、攻、补泻兼施等法，以见辨证论治之精神。本篇篇后、记载了支饮患者服小青龙汤后之反应，随其症状变化，而投以苓桂五味甘草汤、苓甘五味姜辛汤、桂苓五味甘草去桂加姜辛夏汤、苓甘五味加姜辛夏杏仁汤、苓甘五味加姜辛半杏大黄汤等，即又示人以随证施治之机巧。

本篇支饮与上气篇之肺胀（实今之哮喘），溢饮与水气篇之风水、皮水（即今之肾炎等），又应联系互参，因其病机大致相同，故治法每多互用。后世论治，虽多有发展，本篇究为渊薮，值得深入学习研究。

五、《伤寒杂病论》黄疸病证诊断探要

张仲景于《伤寒论》中论及黄疸，又于《金匮要略》中设黄疸病篇，今据两书探讨黄疸病证治规律如下。

（一）黄疸正义

黄疸病可见于西医学的多种疾病，尤以湿热交蒸所致的黄疸型肝炎较为多见。《素问·六元正纪大论》说："湿热相薄……民当病瘅。"指出瘅（疸）病由湿热之邪引起。《素问·平人气象论》说："溺黄赤，安卧者，黄疸……目黄者，曰黄疸。"《灵枢·论疾诊尺》说："身痛而色微黄，齿垢黄，爪甲上黄，黄疸也，小便黄赤，脉小而涩者，不嗜食。"概括了黄疸型肝炎的一般症状和体征。

然而仲景所论黄疸是广义的。如说"诸病黄家""诸黄"，又说"黄疸病小便色不变""男子黄，小便自利"等。仲景书

有“女劳疸”之称，谓“此为女劳得之”，认为肾病可以发生疸证，其候“额上黑，微汗出，手足中热，薄暮即发，膀胱急，小便自利，名曰女劳疸”（《素问·黄疸病脉证并治》）。久之可变成黑疸，面黑微黄，目四周青，“心中如啖蒜齑状”，大便溏黑，肌肤不仁等。酒疸久久不愈可变为黑疸，如黄疸型肝炎久延不愈而致晚期肝硬化者可见到此种证候。由此可见，仲景之女劳疸非专指黄疸病，是作为鉴别诊断提出的。再有男子虚劳萎黄，是气血两亏所致，亦应视作鉴别诊断。仲景所论黄疸包括今之急性黄疸型肝炎、钩端螺旋体病、急性胆囊炎、胆石症、败血症、回归热、中毒性感染、蚕豆黄、疟疾、晚期门脉性肝硬化、急性肝萎缩、原发性慢性肾上腺皮质功能减退症（Addison disease）、贫血等可在不同阶段出现发黄的病证。正因为如此，异病同证便可以同治。故黄疸可用猪膏发煎，亦可用柴胡汤。女劳疸演变成黑疸可用硝石矾石散，酒疸变为黑疸亦可用之。黄疸一病有虚实寒热的不同证候，所以同病异证又需要异治。如热盛者用茵陈蒿汤、湿盛者用茵陈五苓散、中虚者用小建中汤等，体现了张仲景对黄疸辨证论治的精神。

（二）黄疸病因

1. 感触外邪

《伤寒论》说：“伤寒身黄而发热。”（261条）“伤寒七八日，身黄如橘子色。”（260条）“伤寒瘀热在里，身必发黄。”（262条）诸如此类为外感寒邪所致黄疸。又如“师曰：病黄疸，发热烦喘，胸满口燥者，以病发时，火劫其汗，两热所得。然黄家所得，从湿得之”（《金匮要略·黄疸病脉证并治》)，说明疸病由热邪、湿邪所致。寒、热、湿皆属于热病范畴，故《千金翼方》说："凡遇时行热病，多必内瘀著黄。"《三因极一病证方论》说："五疸之外，有时行、瘴疟、风寒、暑、湿等证疸不同。"感触六淫邪毒可致黄疸。至若淫邪毒盛，伤及营血，则发急黄，乃黄疸之重症。如《诸病源候论·急黄候》说："脾胃有热，谷气郁蒸，因为热毒所加，故卒然发黄，心满气喘，命在顷刻，故云急黄也。"

2. 饮食不节

《金匮要略·黄疸病脉证并治》曰："趺阳脉紧为伤脾。风寒相搏，食谷即眩，谷气不消，胃中苦浊，浊气下流，小便不通……身体尽黄，名曰谷疸。"即把黄疸病责之于饮食不节或饮酒过度，损伤脾胃功能，水谷酝酿湿热，熏蒸肝胆，胆汁泄溢，浸淫肌肤而发黄，故有谷疸、酒疸之称。

3. 脾胃阳虚

如《伤寒论》说"阳明病，脉迟，食难用饱，饱则微烦头眩，必小便难，此欲作谷瘅"（195 条），"太阴者，身当发黄"（192 条）等，乃脾阳虚不能化湿，寒湿郁阻中焦，胆液被阻，溢于肌肤而发黄。故《类证治裁·黄疸》说："阴黄系脾脏寒湿不运，与胆液浸淫，外渍肌肉则发而为黄。"

4. 虚劳血亏

《金匮要略·黄疸病脉证并治》曰："男子黄，小便自利，当与虚劳小建中汤。"此即虚证黄疸。《医宗金鉴·订正仲景全书金匮要略注》说："妇人产后经崩，发黄色者，乃脱血之黄色，非黄疸也。今男子黄，而小便自利，则知非湿热发黄也。询知其人必有失血亡血之故，以致虚黄之色外现，斯时汗下渗利之法俱不可施，惟当与虚劳失血同治，故以小建中汤调营卫，黄自愈矣。”黄疸病程中若有虚黄证候，亦可从虚劳论治。

5. 血瘀湿阻

《金匮要略·黄疸病脉证并治》说：“尺脉浮为伤肾。”“黄家日晡所发热，而反恶寒，此为女劳得之。”其证身虽黄，而额上黑，大便必黑，乃肾虚血瘀、湿邪阻滞所致。亦有酒疸经治不愈，邪渐入血分，久久变为黑疸，其证面目虽黑，而微带黄色，是由脾及肾。

（三）黄疸分类

仲景论黄疸，在《伤寒论》谓为发黄、谷瘅（疸）；在《金匮要略》则称为谷疸、酒疸、女劳疸，而酒疸、女劳疸久之可演变成黑疸，又有虚劳萎黄，总计有六类，其中女劳疸与萎黄可视作鉴别诊断。究其阴阳虚实属性，则瘀热发黄为实热证，谷疸有属于湿热者，有脉迟属寒湿者，酒疸为燥热证，女劳疸为肾虚瘀热证，黑疸为阴虚血瘀证，虚劳萎黄乃气血失荣证。瘀热发黄、谷疸热化、酒疸为黄疸阳证；谷疸寒化、黑疸、萎黄则为黄疸阴证。仲景明论六种黄疸，至隋代巢元方据证分作九疸候，唐代王焘更有“三十六黄”之称，愈演愈繁。元代罗天益则由博反约，将黄疸分为阴证阳证两类。明代张介宾宗其说“黄疸……不出阴阳二证，大抵阳证多实，阴证多虚，虚实弗失，得其要矣”（《景岳全书·黄疸》），并确立阴黄、阳黄之命名。然清代沈金鳌认为，阴黄阳黄乃“湿热郁蒸变色，大抵湿胜则所蒸之色若熏黄黑晦，热胜则所蒸之色若橘黄鲜亮，最宜分别。”（《杂病源流犀烛》）如果说张介宾以虚实分黄疸为阴阳二证，尚可概括仲景广义黄疸之论，那么沈金鳌以湿热分阴阳，则只是仲景所论黄疸的部分内容。

（四）黄疸的预后顺逆

1. 以日期判断预后

“黄疸之病，当以十八日为期，治之十日以上瘥，反剧为难治。”（《金匮要略 · 黄疸病脉证并治》）黄疸应早期治疗，一般在发病十天左右正盛抗邪，治疗而愈为顺；若治疗十余日仍不见好转，乃邪盛正衰，治疗困难，便为逆候。

2. 以口渴与否判断预后

“疸而渴者，其疸难治；疸而不渴者，其疸可治。”（《金匮要略 · 黄疸病脉证并治》）渴者热邪盛，饮水反助其湿，故难治；不渴者，热邪不盛，症轻较易治。

3. 以大便通利与否判断预后

黄疸大便是否通利，关系到病邪的出路。若腑气不通，必须通下，不仅酒疸、谷疸用下法，从大便泻去其邪，女劳疸大便亦应通畅，如服硝石矾石散后，“病随大小便去，小便正黄，大便正黑，是候也”（《金匮要略 · 黄疸病脉证并治》）。据此推论，大便畅者，其病顺，大便难者，其病逆。

4. 以腹满与否判断预后

腹满为黄疸病常有症状。如“谷疸虽下之，腹满如故”，又如“酒黄疸者……腹满欲吐”等，黄疸乃脾湿中阻，气机不畅所致，尚不属重候。唯女劳疸久之变为黑疸，更伴有腹泻者，为难治，预后差。盖以女劳疸为肾病，若致腹满，便为肾病及脾，由先天而及后天，化源将竭，故为难治。当然，若一般黄疸腹满，更加不尿、呕哕，乃由脾及肾，亦为危重症。

5. 以小便通利与否判断预后

《金匮要略·黄疸病脉证并治》说："阳明病……小便必难，此欲作谷疸。""脉沉，渴欲饮水，小便不利者，皆发黄。""夫病酒黄疸者，必小便不利。"以上都说明小便不利，湿无去路，是发疸的原因。进而论之，病黄疸后，小便仍不利，其病当然也就严重。仲景在茵陈蒿汤方后说："小便当利，尿如皂角汁状，色正赤。一宿腹减，黄从小便去也。"说明服药后小便通利，湿热下泄，黄疸自然减退。故《诸病源候论·黄病诸候》说："黄病者……但令得小便快，即不虑死。"

《伤寒论》231条说："阳明中风，脉弦浮大而短气，腹都满，胁下及心痛，久按之气不通，鼻干不得汗，嗜卧，一身及目悉黄，小便难，有潮热，时时哕，耳前后肿……不溺腹满加哕者，不治。"三阳合病，黄疸又见时时哕，乃胆胃之气上逆，若夹冲气上冲，将有血随气逆，肝失藏血，损伤阳络而发吐血、衄血等危候。加之腹满，乃胃肠腑气不通；小便难，是膀胱气化失职；进而不尿、腹满加哕，说明已影响到肾衰竭，这是尿毒症的征象。仲景明确指出不尿为不治，其预后自然险恶。他强调："诸病黄家，但利其小便。"使湿热从小便迅速排泄，这是治疗黄疸的大法。

6. 以脉象判断预后

《伤寒论》187条说："伤寒脉浮而缓……身当发黄。"《金匮要略·黄疸病脉证并治》说："寸口脉浮缓……脾色必黄，瘀热以行。”都说明浮缓是黄疸常有的脉象。但若到黑疸阶段，“腹如水状不治”，此时“其脉浮弱”，乃肾之精气大虚，正不抗邪，实为难治。后杨士瀛《仁斋直指方论》说：“疸脉缓大者顺，弦急而坚者逆。”弦急而坚是病邪亢进之征，故为逆候。西医学认为，黄疸之胆血症因胆酸刺激心脏迷走神经，可见脉搏迟缓。胆酸滞留是湿热瘀滞血脉的结果，所以“脾色必黄，瘀热以行”。《诸病源候论·黄病诸候》说：“有得病即身体面目发黄者，有初不知是黄，死后乃身面黄者，其候得病但发热心战者，是急黄也。”急黄初期而见“心战”，说明心脏受到严重损害，也必然影响脉搏之变化，即如杨氏所论弦急而坚之脉象，或可见之，故病情严重，预后不良，可补仲景之未及。

六、《伤寒论》神志病治疗十法

神志疾病可以表现为烦躁、不得眠、喜忘、惊悸、谵语、郑声、发狂、神志不清等症状。心为十二官之主宰，神志思维活动的中枢，故《素问·灵兰秘典论》说：“心者，君主之官，神明出焉……故主明则下安，主不明则十二官危。”基于《内经》之整体观，神志活动与五脏功能亦密切相关，故《素问·宣明五气》又说：“心藏神，肺藏魄，肝藏魂，脾藏意，肾藏志，是谓五脏所藏。”是以，《伤寒论》中不独手少阴心经病可见神志病症，凡六经病均可导致神志病变。仲景治疗神志病的方药体现了辨证论治的原则，兹将其治法归纳为 10 种探析如下。

（一）清宣郁热法

“发汗吐下后，虚烦不得眠，若剧者，必反复颠倒，心中懊侬，栀子豉汤主之。”（《伤寒论》76 条）凡邪在表宜汗，在上脘宜吐，在腹宜下。今汗吐下后，有形之邪已去，而余热未尽，留扰胸膈，热扰心神，故心烦不得眠。若病情较重，则可出现心中烦郁更甚，莫可名状，卧起不安之“懊侬”现象。此皆郁热未除所致，治宜清宣。方中栀子苦寒，清热除烦；豆豉性轻浮，功能宣透解郁。二药配伍，为清宣胸中郁热，治虚烦懊侬之良方。若兼短气者，为热邪损伤中气所致，可加甘草以补中；若兼呕吐者，是胃气因热扰而上逆所致，可加生姜以和胃；若兼腹满，乃气机壅滞，可加厚朴以宽中；若兼心下痞塞，乃气滞上脘，可加枳实以行气；若兼中寒证，则加干姜，以清上温下。

（二）温阳重镇法

“伤寒，脉浮，医以火迫劫之，亡阳，必惊狂，卧起不安者，桂枝去芍药加蜀漆牡蛎龙骨救逆汤主之。”（《伤寒论》112 条）伤寒脉浮，主病在表，应如法汗解。若用烧针等法强行发汗，汗出过多必亡心阳，致心神不敛；又因心胸阳气不足，水饮痰邪乘机上扰，也会使神明失守，故见惊狂、卧起不安等症。《素问·至真要大论》云：“诸躁狂越，皆属于火。”《难经·二十难》亦云：“重阳者狂。”这均说明躁狂证候，多因火盛而致。然而《金匮要略·五脏风寒积聚病脉证并治》载“阳气衰者为狂”，可见狂亦有阳虚所致者。本条“亡阳，必惊狂”之机理，为阳虚而心神浮越。治用桂枝汤去芍药之酸苦阴柔，而取桂枝、甘草相配，以复心阳；生姜、大枣补益中焦，调和营卫，且能助桂枝、甘草以通阳气。亡心阳之证，常有浊痰凝聚，影响神明，故加蜀漆以消痰。因心神浮越较重，故用重镇之牡蛎、龙骨，镇静心神而止惊狂。

（三）活血逐瘀法

“太阳病不解，热结膀胱，其人如狂，血自下，下者愈……乃可攻之，宜桃核承气汤。”（《伤寒论》106 条）此为太阳蓄血证之立法。太阳病不解，在表之邪热随经深入下焦，与血相结于少腹部位，形成少腹急结，神志错乱如狂者，称为蓄血证。血热结于下，故少腹急结，甚至硬痛；邪热循经上扰，心神不安，故神志错乱如狂。其证会随着人体正气之强弱、病邪之盛衰而反映出不同的情况，若血结轻浅，蓄血自下，邪热可随瘀血而去，病可痊愈，故称“血自下，下者愈”。若邪热与瘀血相结较深，血不能自下，则蓄血已成，此时非活血攻瘀不可，瘀血去，血脉流畅，则神明自安，故用桃核承气汤攻下瘀热。又如：“太阳病六七日，表证仍在，脉微而沉，反不结胸，其人发狂者，热在下焦，少腹当硬满，小便自利者，下血乃愈。所以然者，以太阳随经，瘀热在里故也，抵当汤主之。”（《伤寒论》124 条）上条之蓄血证尚有自下而愈者，本条必下血乃愈，用抵当汤破血逐瘀，较上证更重。

（四）辛寒清热法

“三阳合病，腹满身重，难以转侧，口不仁，面垢，谵语遗尿，发汗则谵语……若自汗出者，白虎汤主之。”（《伤寒论》219 条）此言三阳合病，是有三阳合病之名，而无三阳合病之实，或初为三阳病，目前已成阳明病。《灵枢·经别》说：“足阳明之正，上至髀，入于腹里，属胃，散之脾，上通于心。”阳明胃热大盛，循经上扰心宫，神明不安，则见谵语。故用石膏辛寒清热，知母苦寒而润，二药合用，可清阳明独盛之热；甘草、粳米调中，使大寒之剂不致伤胃。如此热去神清，谵语自除。

（五）攻下实热法

邪传中焦，胃中热盛，影响肠腑，出现大便燥结，蒸蒸发热，或日晡潮热，腹部胀满，甚或烦躁谵语，舌苔黄燥，或灰黑起芒刺，脉实有力，此乃肠腑燥结，邪热循经上扰神明所致。法当据情分别用三承气汤苦寒攻下，以荡涤燥实，泄热和胃，使邪热从肠腑而出。如此釜底抽薪，水自不沸，烦躁谵语之症随之自除。后世温病学家更从三承气汤中化裁出增液承气汤、牛黄承气汤、新加黄龙汤等，寓泻于补中，更适宜于多种复杂的病情。

（六）温中补虚法

“伤寒二三日，心中悸而烦者，小建中汤主之。”（《伤寒论》102 条）伤寒仅二三日，尚属新病，若未经误治即见心悸而烦者，必是里气先虚，心脾不足，气血双亏，复被邪扰所致。宜投小建中汤温养中气，中气立则邪自解。此方是桂枝汤倍芍药另加饴糖组成。饴糖合桂枝，甘温相得能温中补虚。饴糖、甘草合芍药，甘苦相须，能和里缓急。又以生姜之辛温，大枣之甘温，辛甘相合，能健脾胃而和营卫。因此本方具有温中补虚、和里缓急的作用。其治心悸而烦，是通过调营卫，和阴阳，使正气得复，气血充沛而实现的。

（七）平肝镇惊法

“伤寒八九日，下之，胸满烦惊，小便不利，谵语，一身尽重，不可转侧者，柴胡加龙骨牡蛎汤主之。”（《伤寒论》107 条）本条是太阳伤寒，误用攻下，造成邪热内陷，弥漫全身，表里俱病，虚实互见的变证。邪陷少阳则见胸满。下后正气受伤，而少阳相火上炎，心神被劫，加上胃热上扰，故令心烦、惊惕、谵语。邪入少阳，枢机不利，三焦决渎失职，故小便不利。阳气内郁，不得宣通，故一身尽重，不可转侧。本方由小柴胡汤加味而成。小柴胡汤加桂枝，可使内陷之邪从外解；加龙骨、牡蛎、铅丹，重以镇怯平肝而止烦惊；加大黄，泄热和胃而止谵语；加茯苓，宁神通利小便。因邪热弥漫，故去甘草之缓，以求病邪速去，使错杂之邪，得从内外而解。少阳厥阴相表里，肝藏魂，故少阳病可致神魂病变，治少阳亦治肝也，故曰平肝镇惊。

（八）温阳养血法

“伤寒，脉结代，心动悸，炙甘草汤主之。”（《伤寒论》177 条）本方证由阴阳不足，气血亏虚，心失所养，致脏神不宁，心脏不能依次搏动，故发心动悸、脉结代。炙甘草汤以炙甘草为主药，补中益气，亦可“通血脉，利血气”（《名医别录》），大枣“补少气，少津液”（《神农本草经》），三药相合以益气血生化之源。人参气血双补，配生地黄、阿胶、麦冬、火麻仁以滋阴养血，配桂枝、生姜可益气温阳，更以清酒和气血，通经脉。诸药合用，可使阴阳得平，气血充实，神有所主，脉复而心悸得安。

（九）降火滋阴法

“少阴病，得之二三日以上，心中烦，不得卧，黄连阿胶汤主之。”（《伤寒论》303 条）少阴病，若平素肾阳不足，邪易从阴化寒；若平素阴虚之人，则邪入少阴易从阳化热。心烦不得卧，无脉微、肢厥等症，乃外邪入里从阳化热。少阴包括手少阴心与足少阴肾。在正常情况下，心火下蛰于肾，肾水上奉于心，是为水火既济。今邪从热化，肾水无以上济于心，心火不能下蛰于肾而独亢于上，故心烦不得安眠。治以黄连、黄芩清心降火而除烦热，阿胶、芍药滋肾养阴，鸡子黄混元一气、交通心肾。如是水火既济，则心烦不得卧之症自愈。

（十）急救回阳法

“下之后，复发汗，昼日烦躁不得眠，夜而安静，不呕，不渴，无表证，脉沉微，身无大热者，干姜附子汤主之。”（《伤寒论》61 条）下后复汗，致阳气大伤，阴寒内盛，阳衰心神不敛，故发烦躁。昼日阳气旺，阳虚之体，因天时阳助，并与阴争，故昼日烦躁明显。夜间阳气衰，阴气盛，以阳虚之体，无阳相助，不与阴争，则其人安静。然安静是与烦躁相对而言，实为烦躁过后，精神疲惫已极，呈似睡非睡之状，并非安静如常。因其病不属三阳，故不呕，不渴，无表证。阳气衰微，则身无大热。本证以阳虚烦躁为主，病情发展迅速，常为虚脱之先兆，故急需投干姜附子汤以急救回阳，免生他变。本方是四逆汤去甘草而成。用辛热之干姜、附子，以急救回阳，附子生用破阴回阳之力更强。不用甘草者，是不欲其缓，以免牵制干姜、附子单刀直入之势。一次顿服，药力集中，收效迅速。“此法不用甘草，较四逆尤峻，取其直破阴霾，复还阳气。”（《伤寒寻源 · 干姜附子汤》）本法较前之温阳重镇更重一层。

七、张仲景运用细辛及其剂量之探讨

细辛辛香透窜，有植物之灵之称。其用途较多，然有“用不过钱”或“用不过五分”之说。因此用之者，多持审慎的态度。笔者认为，丸散剂可遵此说，汤剂则不尽然。本文特取张仲景对于细辛的运用予以讨论，以期有利于临床之正确使用。

（一）临证运用

1. 发散风寒

细辛味辛，性温，能发散风寒之邪，尤善散少阴经之风寒。伤寒少阴病，脉沉发热，有麻黄附子细辛汤。用附子温阳，细辛配麻黄入里使风寒之邪外达而散。

2. 温经祛寒

细辛味辛，性温，能达经脉，与桂枝配伍，温经祛寒。如伤寒手足厥寒、脉细欲绝者，仲景用当归四逆汤，以当归、芍药养血，细辛、桂枝温经祛寒，通草通血脉，甘草、大枣益气，合为养血温通经脉之方，临床用之以治下肢寒凝厥冷痹痛，往往收效。

3. 行滞止痛

细辛香窜，具有行滞散结止痛之功，经络脏腑无处不到，故胸腹疼痛亦可用之。如胁腹疼痛，阳郁发热，脉弦紧者，为阴寒聚着所致，仲景以温寒之法，立大黄附子汤，以大黄之通下，配伍附子之辛热祛寒，细辛止痛，组成温下行滞止痛之剂。如乌梅丸，治蛔厥腹痛，在寒热并用之方中，复加细辛，而起行滞止痛的作用。后世用细辛止痛，每随寒热不同而配伍他药。

4. 温肺化饮

风寒闭肺，痰饮咳逆，常用细辛与五味子、干姜等同用，如小青龙汤、射干麻黄汤、苓甘五味姜辛汤等。痰饮为水所化，水为少阴所主。唐容川曰："少阴为寒水之脏，寒则水气上泛，细辛散少阴之寒，故能逐水饮。"（《本草问答》）寒痰咳逆，则细辛辛开温化痰饮，五味子酸以敛肺降气，以成开合相济之妙。

5. 行阳化水

细辛温肾，有行阳化气行水之功。如桂枝去芍药加麻黄细辛附子汤，治疗心下坚大如盘，水饮所作。本病阳虚阴凝，水饮积于胃脘。尤在泾注此证水停气结，"不直攻其气，而以辛甘温药，行阳化气，视后人之袭用枳朴香砂者，工拙悬殊矣。云当汗出如虫行皮中者，盖欲使既结之阳，复行周身而愈也"（《金匮要略心典》）。唐容川说："用细辛以达水中之阳，用附子以助水中之阳……阳出则阴消，而寒饮之水自化。"（《本草问答》）说明细辛行阳化水之功，陈修园治疗正水之消水圣愈汤，即本方加知母，收效卓著。

（二）剂量特点

《伤寒论》运用细辛共六方（包括真武汤加减），细辛用量最重者乌梅丸六两，最轻者赤丸方一两。观两书凡用细辛于汤剂者，在一至三两之间，相当于今之 3～10g。而用于丸剂者，用量远较汤剂为轻。如乌梅丸共十味药，总量可达 258g，其中细辛 18g，占总量 7%。其服法："丸如梧子大，先食饮服十丸，三服，稍加至二十丸。"每服乌梅丸所含细辛量甚少。赤丸由四味药组成，总量十一两，约合今之 33g，细辛占十分之一，约 4g，其丸如麻子大，每服 3 丸，则每服赤丸所含细辛量亦甚少。

（三）体会

后世对于细辛的运用，在仲景基础上多有发展。或取其辛散风寒，或取其香窜去滞止痛，或取其辛润祛痰，或取其温阳行气治水液诸病，未可尽述。至于其用量，唐宋以前亦承仲景法。丸散不及数分，汤剂可用二至三两（6～10g）。如孙思邈治肝气不足、两胁下满、筋急不得太息等症，用补肝汤。其方甘草、桂心、山茱萸各一两，细辛、桃仁、柏仁、茯苓、防风各二两，大枣二十四枚，煎服。（《备急千金要方·卷十一·肝脏》）其他凡用细辛之汤方者，用量与相组方之药无甚悬殊，多在二三两。又如"治胸痹达背痛短气"之细辛散方，用细辛、甘草、桂心、茯苓各二两，枳实、生姜、白术、瓜蒌实、干地黄各三两，为末酒服方寸匕。(《备急千金要方·卷十三·心脏》）其散剂每服含细辛量亦甚少。至宋代陈承明确指出："若单用末，不可过一钱，多则气闷塞不通者死，虽死无伤。近年开平狱中尝治此，不可不记。非本有毒，但不识多寡耳。"陈承系元祐年间名医，为将仕郎，曾参与校正《太平惠民和剂局方》。其所记之事可信，而影响亦较深远，以后多遵其说。然而明张隐庵则非之，谓细辛"乃辛香之药，岂能闭气？上品无毒之药，善详察而遵信之，伊黄之门终身不能入矣"(《本草经读》卷一·细辛)。张氏不分汤剂、丸、散，混而抨击陈说，实属欠当。不过细辛入汤剂配伍之用量，原不拘"服不过钱"之说，观仲景用法可知。余于临床治疗内伤病时，即遵仲景用法用量；而治腰腿痹痛，于方中配用细辛，每次6~20g，并无何弊。当然过大剂量使用细辛应慎重。张锡纯曾谓细辛味辛兼能麻口，而"麻口者即能麻肺，麻肺则其呼吸即停矣"(《医学衷中参西录》)。现代药理实验亦证明，细辛挥发油对蛙、小鼠、兔等，初呈兴奋现象，继即陷入麻痹状态，逐渐使随意运动及呼吸运动减退，同时反射消失，终以呼吸麻痹而死亡，可证陈承服单味细辛过钱致死记载的确切性。

八、张仲景运用附子的探讨

附子首载于《神农本草经》："味辛温，主风寒咳逆，邪气，温中，金创，破癥坚，积聚，血瘕，寒湿痿躄拘挛，膝痛不能行步。"《名医别录》称"大热，有大毒"。其为回阳救逆、温养脏腑、经络阳气，祛寒通痹要药，历代温阳学派推重之。而张仲景为系统应用此药第一人，后世医家应用附子未有出其右者。故深入探讨张仲景运用附子之心法，对于指导临床正确使用附子具有积极的现实意义。

张仲景运用附子其中《伤寒论》20 方，《金匮要略》14 方，一共 34 方。其加减法中，加附子者有“腹中痛”“腹满”“噎”“恶风”四症，均与附子功效有关。现探讨归纳附子用法如下。

（一）仲景附子用法

1. 温卫复阳

《伤寒论》第 20 条说：“太阳病发汗，遂漏不止，其人恶风，小便难，四肢微急，难以屈伸者，桂枝加附子汤主之。”《灵枢 · 本脏》说：“卫气者，所以温分肉，充皮肤，肥腠理，司开合者也。”此症太阳病，因发汗太过而伤卫阳，故见诸变症。尤在泾说：“是宜桂枝汤解散风邪，兼和营卫，加附子补助阳气，并御虚风也。”（《伤寒贯珠集》）仲景又说：“心下痞，而复恶寒汗出者，附子泻心汤主之。”（《伤寒论》第 155 条）此证因热邪入胃，与气液相结，故心下痞；而复恶寒汗出者，则为卫阳虚，失其卫外之权所致。故于大黄黄连泻心汤治心下痞；复加附子温卫复阳，是为附子泻心汤。由上可见附子温补卫阳之功。如竹叶汤之用附子亦为扶卫祛邪而设。

2. 逐寒祛痹

《金匮要略》有桂枝加附子汤治“身体疼烦，不能自转侧”；甘草附子汤治“骨节疼烦，掣痛不得屈伸，近之则痛剧”；白术附子汤治前证而小便不利；桂枝芍药知母汤治“诸肢节疼痛”。四方均以附子温经逐寒湿，通络止痹痛。《神农本草经》记载附子治“寒湿，痿躄拘挛，膝痛不能行步”。《医学衷中参西录》谓：“凡一切凝寒锢冷之结于脏腑，着于筋骨，痹于经络血脉者，皆能开之通之。”可知附子逐寒祛痹止痛之用。

3. 助阳消阴

仲景治疗少阴病，脉沉反发热者，用麻黄附子细辛汤或麻黄附子甘草汤微发汗。两方皆用附子助阳温经，有助麻黄表散风寒之邪。若“少阴病，得之一二日，口中和，其背恶寒者，当灸之，附子汤主之”或“少阴病，身体痛，手足寒，骨节痛，脉沉者，附子汤主之”，此皆少阴阳气虚而受寒，但虚重于寒，故用附子温阳为主，配合人参、白术、茯苓补气，白芍和营消阴以治之。又如“下之后，复发汗，昼日烦躁不得眠，夜而安静，不呕不渴，无表证，脉沉微，身不大热者，干姜附子汤主之”，亦为阳虚所致，故投附子、干姜助阳消阴，则诸症可痊。

4. 温肺化饮

《伤寒论》第 40 条说：“伤寒表不解，心下有水气，干呕，发热而咳……小青龙汤主之。若噎者去麻黄，加附子一枚，炮。”外寒水饮相抟于肺，宣降失司，故有发热咳喘诸症。小青龙汤为散寒化饮方。咽喉为肺气所通之关隘，若肺阳虚而寒甚饮邪重者，则关隘不利而噎塞，故去麻黄之表散，恐损肺阳，更加附子温肺阳，以增强温化水饮之功，寒饮化则诸症释。

5. 温通血络

附子有温通脏腑血络之功。《金匮要略·胸痹心痛短气病脉证治》说：“心痛彻背，背痛彻心，乌头赤石脂丸主之。”乌头赤石脂丸方中附子配蜀椒、乌头、干姜、赤石脂温振胸阳，温通心脉，治疗阴寒凝滞血络所致真心痛。又说：“胸痹缓急者，薏苡附子散主之。”薏苡附子散用附子温通心胸血络，配薏苡仁化湿祛痰以逐痹痛。此皆病在阴脏血络凝滞。若病在肠腑，如肠痈“内有脓痈”者用薏苡附子败酱散，其用附子仍在于温通肠腑血络，再配合薏苡仁、败酱草排脓消痈。以上皆取附子温通血络之效。

6. 回阳救逆

《伤寒论》中仲景用四逆汤治“下利清谷不止，身疼痛”；通脉四逆汤治“少阴病，下利清谷，里寒外热，手足厥逆，脉微欲绝”；白通加猪胆汁汤治“利不止，厥逆，无脉，干呕烦者”。以上证候，均以附子为主药，回阳救逆。可见附子为少阴寒化主药。凡阴寒内盛，真阳衰微，见大汗肢厥，吐利腹痛，脉微欲绝者，非此不能挽回欲绝之元阳。故陈修园谓附子“味辛气温，火性迅发，无所不到，故为回阳救逆第一药品”（《本草经读》）。其又说生附子“彻上彻下，开辟群阴，迎阳归舍，交接十二经，为斩旗夺关之良将”（《长沙方歌括》）。张介宾说附子“引补气药行十二经，以追复散失之元阳；引补血药入血分，以滋养不足之真阴”（《景岳全书》），故凡阴盛格阳，真阳欲脱者，附子为急需之品。

7. 温脾止利

《伤寒论》第277条说：“自利不渴者，属太阴，以其脏有寒故也。当温之，宜服四逆辈。”尤在泾注：“自利不渴者，太阴本自有寒，而阴邪又中之也。曰属太阴，其脏有寒，明非阳经下利，及传经热病之比。法当温脏祛寒，如四逆汤之类。不可更以苦寒坚之清之，如黄芩汤之例也。”此法用附子、干姜温脾止利，为后世治疗脾阳不足变见诸病如泄泻、阴黄、鼓胀等开无限法门。

8. 温中摄血

《金匮要略·惊悸吐衄下血胸满瘀血病脉证治》说：“下血，先便后血，此远血也，黄土汤主之。”脾主统血，若脾阳不足，摄血无权，则血上溢为吐衄，下出为便血、崩漏。故取附子温振脾阳，合白术、黄土补脾益气，增强摄血之力；配伍地黄、黄芩、阿胶，滋阴清热止血。于是温阳补气而不伤阴，滋阴清热而不损阳。附子为温补脾胃中阳之要药。

9. 温通行滞

《金匮要略·腹满寒疝宿食病脉证治》说：“腹中寒气，雷鸣切痛，胸胁逆满呕吐，附子粳米汤主之。”即用附子温中散寒，行滞止痛，配伍半夏温中降逆止呕，粳米安胃和中。又曰：“胁下偏痛发热，其脉紧弦者，大黄附子汤主之。”此证寒实结滞，故胁下偏痛发热，方用附子合大黄温通之。尤在泾说：“大黄苦寒，走而不守，得附子、细辛之大热，则寒性散，而走泄之性存也。”（《金匮要略心典》）此皆取附子温通之效用。

10. 温阳利水

《伤寒论》第82条说：“太阳病发汗，汗出不解。其人仍发热，心下悸，头眩，身瞤动振振欲擗地者，真武汤主之。”第316条曰：“少阴病，二三日不已，至四五日，腹痛，小便不利，四肢沉重疼痛，自下利者，此为有水气，其人或咳，或小便利，或下利，或呕者，真武汤主之。”此是少阴阳虚，水气上凌心火，则发悸、眩诸症；凌肺则咳；侮土则吐利、腹痛；阳虚寒水不化，则小便不利。尤在泾注：“此与阳虚外亡有别。阳虚者，但须四逆以复阳。此兼水饮，故必真武以镇水。方用白术、茯苓之甘淡，以培土而行水；附子、生姜之辛，以复阳而散邪；芍药之酸，则入阴敛液，使泛滥之水尽归大壑而已耳。”（《伤寒贯珠集》）对肾阳虚衰无力制水者，仲景必用附子以壮肾阳，而使水有所主。

11. 温肾化气

仲景以肾气丸治“虚劳腰痛，少腹拘急，小便不利”。又治疗“饮一斗，小便一斗”之消渴。肾寓真阴真阳以化生肾气。若肾之阴阳两虚，则气化不足，腰痛，少腹拘急，小便失常。肾气丸方用六味地黄丸合附子、肉桂，吴谦注此乃“从阴中温养其阳，使肾阴摄水则不直趋下源；肾气上蒸，则能化生津液”（《医宗金鉴》）。又如栝楼瞿麦丸治“小便不利者，有水气”，实乃肾气丸之变方。两方皆用附子温肾阳以气化，治疗小便不利，诚《素问·灵兰秘典论》所谓“气化则能出矣”。

12. 温脏安蛔

《伤寒论》中邪入厥阴者，有脏厥与蛔厥的不同。若吐蛔而心腹剧痛，手足厥冷者，为蛔厥病，方设乌梅丸。乃取附子与乌梅、川椒、细辛、桂枝等药同用，以达温脏安蛔之治。

（二）仲景附子药对

1. 配伍人参

《伤寒论》中参附合用方有附子汤、四逆加人参汤、茯苓四逆汤等。方中附子温肾扶阳，人参甘温益气、生津救液，合用则阴阳双补，气血兼顾。后世用参附相合补肺气，固卫阳，亦阴阳相调和之组方。张介宾云："附子性悍，独任为难，必得大甘之品，如人参、熟地、炙甘草之类，皆足以制其刚而济其勇，以补倍之，无往而不利矣！"（《景岳全书》）人参、附子合用，后世为参附汤，常为救脱之用。

2. 配伍白术

如《伤寒论》之附子汤、甘草附子汤，《金匮要略》白术附子汤等。附子辛热强壮肾阳，白术苦温健脾胜湿，术附合用，温阳祛湿。张洁古谓："附子以白术为佐，乃除寒湿之圣药，湿药少加之引经。"（《医学启源》）白术、附子合用以治寒湿痹证，亦可治疗脾虚久泻证。

3. 配伍桂枝

如桂枝加附子汤，补助阳气并御风邪。又如桂枝附子汤，成无已谓："风在表者，散以桂枝甘草之辛甘，湿在经者，逐以附子之辛热。"（《注解伤寒论》）桂枝散肌表之风邪，附子逐在里之寒湿，合之祛寒胜湿可治风寒湿痹。桂枝、附子合用亦可治疗心性水肿，取其温阳通经、化湿利水之功。

4. 配伍肉桂

《本草正》曰："桂，与参、附、地黄同用，最降虚火，及治下焦元阳亏乏。"二药合用可补命门，降虚火，调营卫，散寒邪。如肾气丸，在补肾阴的基础上，加附子、肉桂温肾阳，合成生化肾气之作用。

5. 配伍干姜

如四逆汤、茯苓四逆汤、干姜附子汤等。附子配伍干姜，破阴气，益元阳，用于回阳救逆方中。《本草纲目》引赵嗣真说："生附配干姜，补中有发，仲景干姜附子汤、通脉四逆汤是也。"后世亦有附子、干姜合用治疗久泄、水肿等寒湿伤阳重症者。

6. 配伍芍药

如真武汤，方中附子壮肾阳，使水有所主，配伍芍药入阴破结，敛阴和营，制水而无伤阴之弊。又如附子汤，亦用附子、白芍，附子温经补阳，芍药和营敛阴，合用则为阴阳、刚柔、开合相反相成之药对。后世芍药、附子合用治肠炎久痢，以补受损之阴血及阳气。

7. 配伍熟地

如肾气丸，治疗肾气虚衰，用熟地补肾滋阴，附子温肾补阳。张介宾说："善补阴者，必于阳中求阴，则阴得阳助而生化无穷；善补阳者，必于阴中求阳，则阳得阴助而源泉不竭。"（《景岳全书》）准确概括了熟地、附子合用的制方大义。

8. 配伍茯苓

如真武汤、栝楼瞿麦丸、茯苓四逆汤，均用附子与茯苓相配伍，取附子温肾补阳，合茯苓利水祛饮之作用。

9. 配伍薏苡仁

《金匮要略》如薏苡附子散，附子合薏苡仁温通血络以逐阴脏痹痛，或配伍薏苡仁、败酱草以治肠腑痈脓，取附子温通血络之效。今人尤有发挥，以此加味治疗附件囊肿、盆腔积液等病，乃取其温阳化饮之功。

10. 配伍黄连

如附子泻心汤，治心下痞、恶寒汗出者，附子与黄连同用。方用黄连清热，附子扶阳。尤在泾说："按此证邪热有余，正阳不足……方以麻沸汤渍寒药，别煮附子取汁，合和与服，则寒热异其气，生熟异其性，药虽同行，而功则各奏，乃先圣之妙用也。"（《伤寒贯珠集》）

11. 配伍黄柏

如乌梅丸，方中用附子温脏寒而治厥，黄柏坚阴，合乌梅、川椒等以安蛔。

12. 配伍大黄

如大黄附子汤。此证寒实结滞，胁下偏痛，方用附子合大黄温通之。附子与大黄相配，温去其寒，下去其结，用治邪热有余、正阳不足之证。

13. 配伍石膏

《金匮要略·水气病脉证并治》说："风水恶风，一身悉肿，脉浮不渴，续自汗出，无大热，越婢汤主之。"方后云："恶风者，加附子一枚（炮）。"风水为病，乃风邪外袭，肺气不宣，三焦水道失调，风水相击于肌表所致。方中以麻黄为君，发汗解表，宣肺行水；佐以生姜增强发越水气之功。因肺胃蕴热，故用石膏以清其热。生姜、大枣相伍，调和营卫；使以甘草，调和诸药。合用之，为发越水气、清泄里热之剂。若症见恶风重，又续自汗不已，乃卫阳虚弱、卫外失固，故加附子一枚以补卫阳。此虽用石膏以清其里热，而与附子之温阳并行不悖。后世赵献可尝用这两味治疗消渴（《医贯》），亦颇具巧思。此法开附子应用于热证之先河。

14. 配伍麻黄

如麻黄附子细辛汤、麻黄附子甘草汤、麻黄附子汤。附子温经，麻黄发汗，用治少阴阳虚兼寒邪客表证，则解表邪而不伤阳气。是谓熟附配麻黄，发中有补也。

15. 配伍甘草

如四逆汤类方，诸方用附子伍甘草可温补阳气，调中补虚，增强附子回阳救逆之作用。又如甘草附子汤、桂枝附子汤等，甘草、附子相合，可以补偏救弊，调中缓和诸药。

（三）仲景附子制法用量

仲景运用附子有生熟之分，生用则去皮，破成8片，取其辛热雄烈之性以急救回阳。用于阳衰厥脱等证，常与干姜配伍，或久煎以减其毒性。其用量如四逆汤用生附子1枚，“以水三升，煮取一升二合”。干姜附子汤亦用生附子一枚，“以水三升，煮取一升”。水三升文火煮成一升，煎煮时间在半小时以上，毒性便可减退。若治疗脏腑经络卫气虚寒，或者痹痛，则用炮附子。仲景运用生附子1～3枚，生附子1枚重约30g。炮附子如白术附子汤用1枚半，甘草附子汤用2枚，桂枝附子汤用3枚，用量在30～90g，可见其用量之重。今人汤剂用量为5～15g，亦有遵仲景用大量者。应先煎30～60分钟。其蓄积中毒多在连续使用20天以后发生，应予注意。

（四）仲景附子禁忌

仲景应用附子其禁忌为“呕”“渴”。如干姜附子汤用之，为“不呕不渴”；桂枝附子汤用之，亦因“不呕不渴”。而真武汤方后则云：“若呕者，去附子加生姜。”以药性测之，“呕”当为胃热，“渴”当为津伤，即热盛阴伤者，不可用附子。若系阴寒上逆所致干呕或吐者，则又不在禁忌之中。

九、论张仲景肝病证治方药及对后世的影响

人禀五常，以应五脏。《素问·阴阳应象大论》说："东方生风，风生木，木生酸，酸生肝。"肝属木，通于春气，性升发而喜条达，主疏泄。与胆相表里。肝藏血，血舍魂。开窍于目，其华在爪，其充在筋。肝为风木之脏，内藏相火，体阴而用阳，其性刚。肝足厥阴经，下起足大趾丛毛，上行绕阴器，属肝络胆，循咽，上行与督脉会于颠顶。肝与其他脏腑有广泛的联系。肝木赖脾土敦阜之气以栽培，肾水阴精以涵养，肺金清肃之气以制约，君火神明之心以调之，本脏充沛之血以濡之。且奇经八脉隶于肝、肾，故凡脏腑十二经奇经八脉之生理与肝相关切。至其病，为肝气、肝火、肝风之变动，其间夹痰夹瘀，冲心犯肺，乘脾土烁肾阴，累及奇经，气血失衡，为病既杂且广，故其治法亦繁。仲景极为重视肝病证治，于《金匮要略》开篇论述脏腑病治疗大法时，举治肝法为例。"见肝之病，知肝传脾，当先实脾"，用于肝实证；"补用酸，助用焦苦，益用甘味之药调之"，用于肝虚证。告人勿犯虚虚实实之诫。本文兹就《伤寒杂病论》治肝方药，及其对后世治法的影响作一探本清源的讨论。

（一）疏肝解郁法

肝主疏泄，条达气机。若疏泄失常，则胸胁苦满胀痛。若邪气内郁，阳气郁而不伸，则四肢厥冷；若逆气犯肺则咳；气

郁水不宣行，饮停凌心则悸，膀胱不化则小便不利；乘土脾络不和则腹中痛；清阳下陷则泄利下重。其治宜疏肝解郁，条达气机，仲景用四逆散。方以柴胡疏肝，枳实行气以调肝用，芍药、炙甘草柔肝缓急以养肝体，合为疏肝解郁、条达气血之方，使肝之体用得调，气、血、水液皆得畅行。其中或然证，如咳则加五味以收逆气，干姜以散肺寒，并主下利，肺与大肠相表里也；心下悸加桂枝以化饮；小便不利加茯苓以利水道；腹中痛加附子以温中；泄利下重加薤白以温肠止泄。明代张介宾之柴胡疏肝散即以本方用枳壳易枳实，加川芎、香附、陈皮，其疏肝行气之功更强。今凡急、慢性肝炎，急、慢性胆囊炎，慢性胃炎，胰腺炎，肋间神经痛，妇科月经不调，痛经，盆腔炎等，证属肝郁气滞者，可用此方化裁治之。后世疏肝常用药有柴胡、香附、青皮、橘叶、郁金、苏梗等。

（二）疏肝和胃法

胆为甲木，肝为乙木，胆附于肝，肝之清汁溢于胆，是为胆汁。胃为戊土，脾为己土，脾胃以膜相连，脾为胃化其水谷。肝气宜升，胆气宜降。然非脾气之上行，则肝气不升；非胃气之下行，则胆气不降。肝、胆、脾、胃之气机升降，相反而相成。脾为湿土，胃为燥土，若木不疏土，中州失运，脾湿胃热熏蒸，则胆汁泛溢肌肤，熏于目，染于爪，并皆发黄。土木不和，并见腹痛而呕。所谓“脏腑相连，其痛必下，邪高痛下，故使呕也”。故仲景说：“诸黄，腹痛而呕者，宜柴胡汤。”（原注：必小柴胡汤）治以疏肝和胃，用小柴胡汤加减，方以柴胡疏肝泄木，黄芩清热，半夏、生姜和胃祛湿止呕，人参、甘草、大枣益气和中，强土以御木乘。及观仲景原方加减法，七味药中除柴胡、炙甘草不动外，其他药皆可减换，可见本方之主药为柴胡与甘草，重在疏肝和中。

《素问·玉机真脏论》说："风者，百病之长也……弗治，肝传之脾，病名曰脾风，发瘅，腹中热，烦心，出黄。"风可以理解为时邪，邪入于肝，不治则传之于脾（包括胃），病虽名脾风，症却见黄疸，可见是肝脾俱病。黄疸由时邪引发，证候不一，故《伤寒论》太阳篇有发汗退黄法，阳明篇中有清泄退黄法，而《金匮要略》中复有黄疸病的疏肝和解法。

足少阳胆经，居半表半里，肝胆同气。邪入少阳有寒热往来、胸胁苦满、默默不欲饮食、心烦喜呕、口苦、咽干、目眩等症。柴胡能解少阳之表寒，黄芩能清少阳之里热，邪入少阳并犯中焦胃土，故不欲食喜呕，乃用半夏、生姜和胃降逆。故小柴胡汤又为和解伤寒少阳经证之主方。

冲、任脉隶于肝，血室为肝所主。女子"二七而天癸至，任脉通，太冲脉盛，月事以时下"。若感受外邪，邪热乘虚内陷，寒热有时，发作如疟状，经水适断；或发热恶寒，经水适来，胸胁下满如结胸状，谵语；或发热，经水适来，昼日明了，暮则谵语如见鬼状，皆为热入血室，其血必结，刺期门调肝泄热，或用小柴胡汤疏肝清热，达邪外出。仲景说："热入血室，无犯胃气及上二焦。"然小柴胡汤有半夏、生姜、人参、甘草、大枣等为中焦药，又何以用于此方？盖因冲脉隶于阳明，其气易上逆为患，既然热入血室，方用柴胡疏解风寒，黄芩清陷下之里热，余药和胃安冲，可起"先安未受邪之地"

之作用，故用之即效。后世治此，常加入生地、丹皮、赤芍、栀子等以增强清解血结之力。

（三）清肝平冲法

肝为藏血之脏，冲为血海隶属于肝。冲脉起于胞中，夹脐腹上行，至胸中而散，其支者与阴跷脉交于咽喉。若因惊恐恼怒，肝郁化热夹冲气上逆，则见气“从少腹起，上冲咽喉，发作欲死，复还止”，或“气上冲胸”之奔豚气病。厥阴少阳相表里，气、热上冲，少阳失和，并见腹痛，往来寒热。其治宜清肝平冲，方用奔豚汤。药用李根白皮配葛根、黄芩清肝泄热，半夏、生姜降浊平逆缓冲。复佐以当归、白芍、川芎养血调肝，益肝体以制肝用。后人因李根白皮难得，常用川楝子以代之。此方可用治神经官能症、癔症、胆囊炎及顽固性呕吐而有上述症状者。后世清肝药常用黄芩、栀子、青黛、丹皮、夏枯草等。肝热常由肝气郁结发展而来，故每配以疏肝药同用。

后世另有化肝法，如张介宾有化肝煎（青皮、陈皮、芍药、丹皮、栀子、泽泻、土贝母）治疗怒气伤肝出现胁痛、烦热，甚则气逆动火、动血的证候，乃清化肝经郁热之义，与清肝相通。然热为火之渐，火为热之极。热气横窜经络，火性上炎犯头。肝火上炎，则致头痛、头胀、面红目赤、烦躁易热，故治疗上后世又有泻肝法，药用苦寒直折，如龙胆泻肝汤、当归芦荟丸等。用于高血压、癫痫、传染性肝炎、慢性白血病之有肝火证者。而龙胆泻肝汤不仅泻肝火，还可清利肝经湿热。凡肝经湿热下注，引起阴囊湿疹、睾丸炎、阴痒、白带、阴疮、遗精等，皆可用之。其为清肝法发展而来。

（四）镇肝息风法

肝为阴脏内寄相火，若大怒伤肝，风阳暴张，夹血气上冲脑部，神明失司，则突然昏仆，口歪舌蹇，乃阳化内风，发为中风。或肝火偏盛，火动内生，灼津成痰，风涌痰升，阻塞神窍，发为惊痫。治宜镇肝息风，方如风引汤。药用寒水石、滑石、赤石脂、白石脂、紫石英、石膏重镇降逆，使血气下行，风火平息，佐以龙骨、牡蛎鳞介潜阳；大黄导热下行；桂枝、干姜、甘草强心阳，恐诸药寒凉伤阳，以防厥脱。后世治惊痫等证，常去桂枝、干姜热药而易以天麻、钩藤、桑叶、菊花、羚羊角、白芍、石决明等平肝和阳药。方如镇肝息风汤、三甲复脉汤等，用治高血压、脑血管意外、流行性脑脊髓膜炎（流脑）、小儿高热凉厥、甲亢危象等病。

肝阳与肝风有别，肝阳以上冒颠顶者为多，肝风则不单上犯头部，亦能旁及四肢。故肝阳以头晕目眩、摇头弄舌等症为主；肝风则并见四肢麻木、抽搐、痉厥等症。肝阳乃肝风之前期病变。再肝风内动之来路有三：一曰热极生风，王旭高所谓“内风多从火出”（《王旭高医书六种·西溪书屋夜话录》），治宜清肝泻火息风。二曰肝阳化风，即叶天士所称“阳化内风”“阳动莫制，皆脏阴少藏”（《临证指南医案》），治宜育阴和阳息风。三曰血虚风动，筋脉失养。叶天士所云“血液伤极内风欻沸”（《临证指南医案》），治宜养血息风。此方实为后世镇肝法之渊薮，后人镇肝常用龙骨、龙齿、磁石、赭石、石决、牡蛎等药。

（五）养肝健脾法

肝藏血而主疏泄，脾主湿而司运化。木疏土则脾运健，土养木则肝血充。其在妇人，胎儿赖肝血及后天水谷精微以长养。若七情内伤，肝郁乘脾，水留湿聚；或妇人经产耗血，致肝虚脾湿；或妊娠血虚气滞湿阻，而致腹中拘急、绵绵作痛、小便不利、足跗浮肿等症。其治宜养血调肝、健脾利湿，方用当归芍药散。方中重用白芍益肝阴，合当归、川芎养血和血，以调肝用；以白术补脾胜湿，茯苓、泽泻利水祛湿，以健脾运。故为养肝健脾之剂。当归芍药散常用于治妇产科疾病，如月经不调、功能性子宫出血、痛经、更年期综合征、卵巢囊肿、妊娠腹痛、先兆流产、妊娠腹泻、妊娠高血压综合征而见血虚湿阻之证。后世《太平惠民和剂局方》之逍遥散，即此方去川芎、泽泻，加柴胡、薄荷、生姜，成为调和肝脾、疏肝解郁之名方，应用范围更广。

若妇人妊娠，证见肝脾两虚，水湿不盛而兼热邪者，仲景又有当归散方，其方以当归、白芍、川芎养血调肝，白术补脾胜湿，黄芩清热，可用于治腹痛、胎动不安、口苦、尿黄等症，乃妊娠聚血养胎，内生湿热壅滞所致。当归散可视为当归芍药散之变方。朱丹溪谓"黄芩、白术为安胎圣药"，其法即源于此，但只宜脾弱湿热不化之证。

肝血不足常见头晕眼花、面色无华、指甲淡白、皮肤燥痒、月经量少、月经后期等症，仲景养肝血常用当归、芍药、川芎、阿胶等。后人更用熟地、鸡血藤、桂圆肉、枸杞子等药，以补肝血之不足，血虚动风治疗从此衍化而生。

（六）养肝散寒法

肝藏血而荣运脉络，人卧则血归于肝，人动则血运于诸经。若肝血素虚，复感寒邪，可致血气为寒邪凝涩，筋脉失其荣运之常，症见手足厥冷，脉细欲绝，或麻木疼痛等。治宜养肝血以荣筋散寒邪而通脉。方如当归四逆汤。其用当归、芍药养血和营，桂枝、细辛散寒，通草利血脉，炙甘草、大枣补养脾气。诸药合为养血散寒通络之方。此方后世常治末梢神经炎、雷诺病、血栓闭塞性脉管炎、风湿性关节炎、荨麻疹、冻疮、痛经等血虚寒滞经脉证。若内有久寒者，可加吴茱萸、生姜。

肝脉绕阴循行少腹而布胁肋，其有血虚气弱、虚寒内生者，以致胁腹筋脉失去血的濡养和气的温煦，筋脉拘急，发生“寒疝、腹中痛及胁痛里急”者，治宜养血散寒，方用当归生姜羊肉汤。以当归养肝血而濡筋脉，羊肉补精气，生姜散寒邪。若寒甚者再加生姜，痛多而呕者，加陈皮、白术。本方为药食兼用以治虚劳之方。后世用治产后恶露不尽、乳汁不畅，虚寒性肠痉挛，白细胞减少，低血压眩晕等病。

（七）养阴安神法

肝藏血，血舍魂，肝体阴而用阳。若情志过极，阴血暗耗；或大病之后，肝阴不足，虚热内生，跷阳独亢，以致神魂不能安宅，发生“虚劳虚烦不得眠”。治宜养肝阴，清虚热，安神魂，方如酸枣仁汤。其以酸枣仁之酸滋养肝阴以舍魂，川芎苦辛养血调肝，知母苦寒清虚热，茯苓宁心安神，酸枣仁合甘草酸甘化阴，且甘草清热以和诸药。此方殊能体现仲景“夫肝之病，补用酸，助用焦苦，益用甘味之药调之……肝虚则用此法”的精神，叶天士善用此方化裁以治疗不寐、心悸、肝风、胁痛等病。今人则用此方治疗神经衰弱、抑郁症、更年期综合征、肝豆状核变性精神障碍等。

本方养肝阴，开后世滋肝（又称柔肝）之一大法门。补养肝血之药性味稍偏甘温，滋养肝阴之药性味偏甘凉。肝阴不足者常有头晕、目蒙干涩、口咽干、爪甲枯燥等症。所谓乙癸同源，肝阴不足常并有肾阴亏虚，故滋补肝肾药常同用。肝阴不足常兼相火内热，故滋肝常与清肝并用。因酸甘化阴，故滋肝阴常以酸味与甘味药同用。后世常用滋肝阴药如生地、白芍、桑椹子、女贞子、制何首乌、乌梅等。养阴安神法为治疗高血压、慢性肝炎、肝硬化、神经官能症之常用方法。

（八）柔肝舒筋法

肝藏血主筋而司运动。若因病而致肝阴耗损，则筋脉失养，手足拘挛疼痛，治宜柔肝益阴，缓急舒筋止痛。方用芍药甘草汤。以芍药养阴和血，炙甘草补中缓急，合成酸甘化阴、柔肝舒筋之效。

温病热灼真阴，肝阴耗伤者，形成虚风内动神昏瘛疭，脉虚舌绛，时时欲脱之证。即前所说之“阳化内风”，治以育阴和阳，乃滋肾柔肝药合介类潜阳药同用，以达息风止痉之效果。仲景柔肝舒筋法可视为此法之蒿矢。后世温病学家常用之大、小定风珠，三甲复脉汤等皆为此法之发展。

（九）缓肝宁神法

《素问·灵兰秘典论》说："肝者，将军之官，谋虑出焉。"肝性刚而喜柔，肝苦急而喜缓。若所愿不遂，气郁化热，肝、心脏阴暗耗，则神魂不安，妇人产生脏躁病，其症"喜悲伤欲哭，像如神灵所作，数欠伸"，治以缓肝宁神如甘麦大枣汤。方以甘草缓肝急，《素问·脏气法时论》曰："肝苦急，急食甘以缓之。"小麦养心气，《灵枢·五味》说："心病者，宜食麦。"大枣益脾气，《难经·十四难》说："损其肝者，缓其中。"合为宁神静躁之方。临床症状，除上述外，常伴心烦不眠、坐卧不安、便秘，甚至晕倒抽搐如痫证者。于方中可加当归、白芍、酸枣仁、柏子仁、茯神、龙齿、牡蛎等，疗效更著。叶天士用此方加味治疗肝风眩晕、虚劳、失血、心悸等病，谓用之得当，"可愈疑难大症"。今人常用之治疗癫痫、癔症、脑血管硬化合并震颤麻痹、惊悸、失眠、梦游症、更年期综合征等。

仲景此方为后世缓肝法之先河。一者肝之脏阴不足，可变生风证，以致眩晕、猝倒、瘛疭，故叶天士谓"缓肝之急以息风"。二者肝病生风可横乘脾土，中虚少纳，腹痛脉弦等。若平肝息风，则有碍中虚；若暖土益火，则反助肝逆。因木赖土以培栽，故其治疗必用培土宁风法，即从缓肝法发展而来。后人除用甘草、浮小麦、大枣外，还常用山药、扁豆、玉竹、麦冬、党参、饴糖、白芍、甘菊等。

（十）温肝散寒法

两阴交尽，名为厥阴，又名阴之绝阳，故足厥阴肝者，本病当为寒证。肝脉夹胃上贯膈交于颠。其有寒邪外中，或肝阳内虚，肝寒犯胃，寒浊之邪上逆，则发干呕、吐涎沫、头痛连颠或呕而胸满等症，治宜温肝和胃，散寒降逆。方用吴茱萸汤。其以吴茱萸暖肝温胃，散寒降逆，生姜散寒止呕，人参、大枣补虚和中，乃针对肝胃虚寒、浊阴上逆之病机而设。证之临床，常伴胃脘冷痛、嘈杂、目眩、口淡、苔白滑、脉沉弦等。今人用之治疗血管神经性头痛、神经性呕吐、耳源性眩晕、胃或十二指肠球部溃疡、高血压、青光眼、痛经、妊娠恶阻等符合上述病机之病证。

《金匮要略·腹满寒疝宿食病脉证治》说："胁下偏痛，发热，其脉弦紧，此寒也，以温药下之，宜大黄附子汤。"胁下偏痛乃寒湿之邪搏于肝胆经络血分；发热者，胆郁相火内动所致。必兼腹痛便秘、手足厥冷等症。此肝寒而腑气不通。故用附子、细辛温肝胆，祛寒止痛；肝胆借肠腑以为出路，故合大黄之通降，通则不痛矣。吴茱萸汤温肝降逆，此方温肝通下。一兼胃腑，一涉肠腑，肝寒相同而症不同。今人常用治胆囊炎、胆石症、睾丸炎、肠梗阻等寒湿病证者。

肝足厥阴经过阴器，抵少腹。若肝寒气滞，脉络拘急，则生"阴狐疝气者，偏有大小，时时上下"，即今之小肠疝。治宜温肝散寒，行气退疝。方如蜘蛛散。其用蜘蛛行气退疝，配合桂枝温肝通阳散寒以助之。草蜘蛛治疝疗效甚佳，后人有畏其小毒，治此每用吴茱萸、胡芦巴、小茴香、台乌药等温寒行气药以代之，亦有效验。

王旭高说："如肝有寒，呕酸上气，宜温肝，肉桂、吴萸、蜀椒。如兼中虚胃寒，加人参、干姜。"（《王旭高医书六种·西溪书屋夜话录》）再细辛、小茴香、桂枝亦为温肝之药。此后世治疗肝阳虚之本。

（十一）活血通络法

胸胁乃肝经之布野。若情志失调，或外邪入客，或饮食失节，使肝脏疏泄失职，初伤气分，久延血分，络脉郁阻，形成肝着病，"其人常欲蹈其胸上，先未苦时，但欲热饮"，治宜通阳行气，和血通络。方如旋覆花汤。《神农本草经》谓旋覆花"味咸温，主结气胁下满"，《名医别录》谓其"通血脉"。可见旋覆花有行气通络之功。葱茎通阳，新绛活血通络，血气通行则肝自愈。陶弘景称绛为茜草。叶天士据此而创辛润通络法，以本方加当归须、桃仁、泽兰、郁金等，治胸胁板着胀痛。今人常用之治疗慢性肝炎、肝硬化、冠心病、肋间神经痛、肺心病等具有瘀血性胸胁痛症。

《素问·刺志论》说："肝藏于左。"《素问·阴阳应象大论》说："东方生风，风生木，木生酸，酸生肝。"肝为藏血之脏，其气从左而升，是气应于左也。故人体左侧病患，每从肝血调治而获效。《难经·五十六难》说："肝之积名曰肥气，在左胁下，如覆杯，有头足。久不愈，令人发咳逆，痎疟，连岁不已。"肥气即仲景所治之疟母病。乃疟疾久踞少阳，进而深伏经隧，以致正气日衰，气血不畅，寒、热、痰、湿之邪入与气血搏结于胁下，形成癥瘕。亦有因肝郁气滞，乘克脾土，聚湿生痰，则痰湿与气血搏结，瘀阻肝脾脉络，肝脾肿大，形成癥积者。其治均应行气化瘀，通络消癥。方如鳖甲煎丸，药用鳖甲入肝络化癥块，除寒热；灶下灰消癥化积；清酒活血通络为君。赤硝破坚散结，大黄攻积祛瘀，䗪虫、蜣螂、鼠妇、蜂窝、桃仁、紫葳、丹皮入络逐瘀，助君药软坚散结；用桂枝、厚朴、干姜温通气机；柴胡、黄芩疏肝清热；瞿麦、石韦、葶苈子、半夏、乌扇利水化痰湿，协同调畅气机而化解结聚；佐以人参、阿胶、白芍益气养阴血，使药不伤正。综观全方入血络而行气化痰，破血消癥，扶正攻邪，以丸缓图。凡肝脾肿大、子宫肌瘤、积聚、闭经、瘰疬等瘀血证候皆可用之。

仲景活血消瘀法为后人破肝法之根本。因瘀血有久暂轻重的不同，故消瘀用药便有轻重之别。约可归为三类。一曰养血活血，药如当归、干生地、白芍、川芎、丹参、三七、鸡血藤等。二曰活血化瘀，药如桃仁、红花、赤芍、丹皮、降香、苏木、乳香、没药、蒲黄、灵脂、泽兰、茜草、益母草、刘寄奴等。三曰破血通络，药如三棱、莪术、水蛭、虻虫、土鳖虫、穿山甲等。

同时，仲景以虫类药消瘀又为后世用虫类药入络搜风开一大法门，入络搜风亦称搜肝。若痰瘀经久不愈，阻络化风，形成肢体疼痛、麻木、抽搐、震颤、口眼㖞斜等，则用虫类药入络搜风，剔除痰瘀，以复肝用。药如全蝎、蜈蚣、僵蚕、地龙、蝉蜕、土鳖虫、蕲蛇等。有顽固性之偏头痛、颜面神经麻痹、风湿性关节炎、类风湿关节炎、流行性乙型脑炎（乙脑）及其后遗症以及破伤风等，皆常用之。

（十二）理肝安蛔法

肝足厥阴经虽为阴之绝阳，但其与胆足少阳经相表里，胆附于肝，内藏相火。故肝经病变，又多热证。本阴而标热，其体风木，其用相火，或寒热错杂，或厥热胜复。故其治有理肝法，以调理寒热杂揉证。仲景立乌梅丸方，治疗“消渴，气上撞心，心中疼热，饥而不欲食，食则吐蛔”等症。其方用醋渍乌梅安蛔；附子、干姜、川椒、桂枝、细辛辛温去寒，温脏伏蛔；黄连、黄柏苦寒泄热以下蛔；人参、当归益气养血。上药共为酸收、苦泄、辛开、甘补，融大热大寒于一炉，温阳泄热，协调寒热，安蛔止痛。故凡肝之阳气亏虚，相火内伏之证皆可用之。本方又治久利，今人常用以治疗胆道蛔虫症、蛔虫性肠梗阻、慢性结肠炎、急慢性菌痢及妇科、眼科、感染性休克等属上述病机者。温病家吴鞠通治“暑邪深入厥阴，舌灰，消渴，心下板实，呕恶吐蛔，寒热，下利血水，甚至声音不出，上下拒格者”，用椒梅汤（黄连、黄芩、干姜、白芍、川椒、乌梅、人参、枳实、半夏），此方为酸苦辛甘法，治疗土败木乘、正虚邪炽之危候，即从乌梅丸方化出。

本方治厥阴病以酸味之醋与乌梅为主药，为后世酸收敛肝法之源头。肝气太强则横逆莫制，叶天士称为肝厥或肝逆，症见头晕、烦热、胸胁脘腹胀满、泛酸呕吐、脉弦等，甚则由气及血，肝血不藏，发生呕血、崩漏等血证。其治宜用酸药收敛，可泄其逆气，药如乌梅、白芍、山萸肉、五味子、木瓜、山楂肉等。兼热者合川连、川楝子；阴虚者配沙参、生地、麦冬、阿胶等。方如连梅汤、一贯煎等。肝逆用敛肝与肝气郁结用辛散疏泄恰为一对子。一治太过，一治不及也。

十、从张仲景对呕吐的论治看治病必求于本

呕吐乃临床常见症状，由胃失和降、气逆于上所致。《金匮要略》对呕吐的治疗以脏腑经络辨证，充分体现了治病必求于本的精神，兹探讨如下。

（一）治呕吐必求于本

降逆止呕为治呕吐常用法，但必须分辨致呕吐之由，绝非见呕吐即止之。《金匮要略·呕吐哕下利病脉证治》指出："夫呕家有痈脓，不可治呕，脓尽自愈。"内有痈脓，脓成而呕吐使出，乃自然疗法，脓尽自不再吐。若见呕吐而止之，脓毒内留，必生他变，切勿只见呕吐之标，而忽其痈脓之本。故《素问·阴阳应象大论》说"其高者，因而越之"也。《金匮要略·呕吐哕下利病脉证治》还说："病人欲吐者，不可下之。"病邪在上而欲吐，正气有祛邪上越之势，治疗应因势利导，促其呕吐以祛邪。不可见吐而用下法，逆其病势以折之，必然徒损正气，致邪气内陷发生痞结、利下诸种变端。此又进一步说明治病求本必须识证中肯，把握病机，方免浪投药饵。

（二）治呕吐必治本脏腑

呕吐为消化道常见病证，胃主纳食，脾主运化。脾阴能滋胃燥，胃阳能燥脾湿，燥湿平匀，阴阳和谐，于是脾能升清，胃能降浊。升降有常，何呕吐之有？是以呕吐多责之于胃失和

降，或以胃为主，或因脾及胃，应予详审。分述于下。

1. 胃中饮停呕吐

痰饮停留胃中，呕吐痰涎而不渴。胃不能受纳，饮食不下，治宜化饮降逆，如小半夏汤。以半夏化痰降逆，生姜宣化水饮。若中阳不足，寒饮上逆，则干呕、吐涎沫，治宜温中化痰止呕，方如半夏干姜散。即以干姜之温中，取代生姜之宣散。若寒饮与气搏结，影响上焦、中焦气机升降受阻，而见似喘不喘，似呕不呕，似哕不哕，胃中烦乱不已，则用生姜半夏汤。用姜汁之辛滑配半夏之降逆，以除饮而利气机，少少饮服。

2. 脾虚胃反呕吐

《金匮要略·呕吐哕下利病脉证治》说："趺阳脉浮而涩，浮则为虚，涩则伤脾，脾伤则不磨，朝食暮吐，暮食朝吐，宿谷不化，名曰胃反。"此为脾阴虚而谷不化，故食留胃中而成胃反。治宜补胃滋脾，健中降逆，如大半夏汤。人参、白蜜滋养脾阴，半夏降逆。

3. 腑热上逆呕吐

实热内蕴阳明，腑气不通，大便秘结，浊气上逆，食已即吐，宜通腑泄热，如大黄甘草汤，以大黄通肠泄热降逆，甘草缓之使药不伤胃。

4. 寒热中阻呕吐

病邪乘虚陷入心下，寒热互阻中焦，故心下痞满，脾胃升降失司，胃气上逆而作呕，脾失运而肠鸣。治宜辛开苦降，调和脾胃。如半夏泻心汤，以半夏、干姜辛散祛寒止呕，黄芩、黄连苦寒清热降逆，人参、甘草、大枣补脾和中，有助脾胃恢复升降功能。

5. 脾虚水停呕吐

饮停胃中，先呕后渴，乃饮邪去阳气渐复之征。若暴饮水以求解渴，阳气尚未全复，脾虚不能散精，则水入复成新饮。治宜健脾利水。方如猪苓散，以白术健脾，猪苓、茯苓利水，脾健则能散精归肺，水道通调，自然饮化呕停。

6. 中焦阳虚停饮呕吐

饮停胃中，胃失和降而呕吐，饮阻于中，脾不布津而口渴。旧饮不除，呕吐不止，渴亦不止；渴复饮水，愈助饮邪，呕吐复作，故成渴吐交作之胃反。欲止呕渴，必蠲除饮邪，必通阳气，方如茯苓泽泻汤，以茯苓、泽泻利水通阳，桂枝、生姜化气行水，白术、甘草健脾胜湿。

总之，或积热，或停饮，或寒热中阻，或中虚失运等造成呕吐，病本皆在脾胃升降失调，故以泄热、祛寒、蠲饮、利水、健中等法治其本，则标证即除。

（三）治呕吐必治他脏腑

脾胃居中主土，以灌溉四旁，原与其他脏腑相关。若他脏腑病变影响脾胃升降失调，亦可见诸呕吐，此时治疗不专在脾胃，而必求治其他脏腑。

1. 少阳邪热迫胃呕吐

肝胆属木，木能疏土，肝胆疏泄，有助脾胃受纳运化，故肝胆病变常影响脾胃的升降功能。《灵枢 · 四时气》说："邪在胆，逆在胃。"故少阳病寒热，常致胃逆而呕，并伴胸胁胀满等症。治宜和解少阳，用小柴胡汤。少阳之寒热除，则胃病得安。

又有少阳半表之寒邪已除，而其半里之热邪甚者，乙木疏泄太过，下迫于肠则利，上逆于胃则呕，治宜清少阳半里之热为主，佐以降逆和胃。方如黄芩加半夏生姜汤。

2. 肝寒夹胃饮上逆呕吐

胃中虚寒，浊气上逆，可见呕而胸满，或食谷欲呕之症。若肝经受寒，横逆犯胃，则更易夹浊气上逆，不但干呕、吐涎沫，且循经上犯于颠致头痛。治宜除寒降逆，健胃止呕。方如吴茱萸汤，以吴茱萸温肝散寒，人参、大枣补虚，生姜和胃止呕。

3. 阴盛格阳呕吐

胃阳原为诸阳之本，水谷赖之以腐熟。若胃阳极虚，阴寒内盛，阴邪上逆而作呕，下元不固而小便利，阳虚不达四肢故脉弱而肢厥，阴盛格阳于外，故身微热。急宜回阳救逆，方用四逆汤，阳回阴散，呕厥自愈。

综观上论，仲景治呕求本的精神，是建立在脏腑经络辨证论治的基础之上，至今用以指导临床，仍具现实意义。下附验案3例。

例一：朱某，女，17岁，学生，身体清瘦。前因贪食过饱，胸脘胀闷，及至食物吐出，始觉脘舒。自后，饮食稍多，即嗳馊气。医以保和丸服，嗳气减，但又见食后必呕出数口，或是清涎，或是食物，始渐平复，以致只敢半饱而食。大便间日一行，小便清，脉缓弱。此因饮食自倍，伤其脾胃，故食物难化而嗳馊气。保和丸虽能化滞，然不能健中，脾不能健运，故食入则胃气上逆而作呕。治宜强健脾胃，佐以降逆，遂疏四君子汤合小半夏汤方。连服3剂，饮食恢复正常。

例二： 陈某，男，38 岁，工程队技工。初因拳击误伤，脘部作痛，即服跌打药。但胃脘部痞满总未解除。服汤、丸诸药已半年余，胃脘痞满如故，似有物附着腹内，但按之不硬不痛，饮食较常稍减。近因增食后时时呕吐清涎，大便一般，精神压力颇大，脉无任何异常。乃思受伤若气血阻滞，已服活血行气理伤之药应渐除释，何故痞满不除，反增呕吐？此必中焦气分阻络，血药已过病所，并损胃气，行气耗气皆非所宜。仲景有“呕而肠鸣，心下痞者，半夏泻心汤主之”之教，乃用甘草泻心汤，以补胃和中，辛开苦降，解其呕痞。炙甘草 6g，黄芩 5g，半夏 6g，大枣 4 枚，黄连 3g，干姜 5g，党参 10g。2 剂，水煎服，日 1 剂。

过两日，病者来诉，当时处方划价颇廉，暗思前所服跌打之药皆昂贵，病尚未除，甚怀疑此药之效。转思不妨一试，病者回家将 2 剂并作 1 剂煎之。服时自觉颇难下咽，未料第二日诸症尽释，甚感奇异。

例三： 张某，女，40 岁，缝纫工。因家务嗔怒，颇不思食，继之则食即作吐，口苦，胸闷，睡眠不安，小便微黄，舌苔白，脉小弦数。此怒伤肝胆之气，乘克脾胃之证。嘱其解郁开怀，乃予小柴胡汤去人参、大枣，加郁金、香附、茵陈，2 剂而愈。

按：例一因饮食伤脾胃致嗳腐，保和丸虽化其滞，然未复中气，脾胃升降失健，故生呕吐。所幸食伤不甚，故以四君子汤补中，小半夏汤和胃降逆而痊。例二误伤脘腹部致心下痞，病必在气，误用血药，药过病所，徒伤胃气，乃增呕吐。甘草泻心汤较半夏泻心汤补虚作用强，乃用其补胃和中、辛开苦降，使脾胃升降复常，故获速效。若一味化气和血，脾胃升降功能不得恢复，痞呕终不能除。例三乃怒伤肝气，以致肝气横逆犯胃，使胃失和降，故生呕吐、口苦。治疗求本在条达肝气，故以小柴胡汤去人参、大枣之补中药，增郁金、香附疏解郁结，少用具生发之气的茵陈，既能疏肝，又使郁热下渗而去之，如此配合故得速效。由此观之，治呕吐必求其本也。

十一、张仲景湿痹治疗心法

湿乃六气之一，其在天之阳时为雨露，阴时为霜雪。在山为泉，在川为水，弥散于空中者为雾，藏于地下者为湿。万物赖以滋润而后繁荣，若反常则为淫邪而致病。故《金匮要略·脏腑经络先后病脉证》说："清邪居上，浊邪居下……湿伤于下，雾伤于上……雾伤皮腠，湿流关节。"湿邪伤人，首在肌表而为太阳病，关节疼痛而烦，脉沉而细，是为湿痹。观仲景治疗湿痹心法，其在皮腠者，用辛散以发其汗，如麻黄、桂枝、生姜；譬如阴晦，非雨不晴。湿伤脏腑，流于关节，其用温燥，如白术，健脾燥湿；譬如微湿，以灰掺之，则湿自燥。湿伤筋骨，疼痛麻痹，用温热如附子，以温其经；譬如太阳中天，则湿自化。若湿在膀胱、小肠，或浮肿沉重，小便不利，则用淡渗，如薏苡仁、防己；譬如水溢沟浍，必疏通其窦，水行湿干。如是湿邪得除，而湿痹可愈。

然《金匮要略·痉湿暍病脉证》说："风湿相搏，一身尽疼痛，法当汗出而解，值天阴雨不止，医云此可发汗，汗之病不愈者，何也？盖发其汗，汗大出者，但风气去，湿气在，是故不愈也。若治风湿者，发其汗，但微微似欲出汗者，风湿俱去也。”是以辛散发汗必须掌握分寸，不可取大汗；湿性黏腻，不易速除，当微微似欲出汗，方能尽祛其邪。《金匮要略·痉湿暍病脉证治》又说：“湿家身疼烦……慎不可以火攻之。”湿邪在表，可以微汗而解，若用火逼汗，恐湿化为热，而有发黄衄血之变。“湿家下之，额上汗出，微喘，小便利者死；若下利不止者，亦死。”（《金匮要略·痉湿暍病脉证治》）此论湿病禁用下法，湿邪每易伤阳而导致阳微，若误下必致坏证，虚阳上越，汗出如珠并虚喘，奄奄一息。阴阳离决，二便失禁者死。

凡气候潮湿，涉水淋雨，居处潮湿等感之为外湿；若脾不健运，饮不化精聚而生湿，即为内湿。内外湿邪，常相互影响。脾主湿，故湿邪入侵而困脾阳；或脾阳失健，招致外湿侵袭，是为内外合邪。《金匮要略·痉湿暍病脉证治》说：“若治风湿者，发其汗，但微微似欲出汗。”“湿痹之候，小便不利，大便反快，但当利其小便。”其论湿在肌表之汗法，及里湿利小便法，即外内分消，可视为治湿之总纲。然机体感邪有轻重，体质有强弱，湿证不尽相同，故又有温化、燥湿多种不同治法，以上药法常配合成方，曲尽其妙，深寓辨证论治精神。现归纳为七法，讨论如下。

（一）纳药鼻中

《金匮要略·痉湿暍病脉证治》说：“湿家病，身疼发热，面黄而喘，头痛，鼻塞而烦，其脉大；自能饮食，腹中和无病，病在头中寒湿，故鼻塞，内药鼻中则愈。”雾露湿邪著于头面，郁阻清阳，症见发热身疼，头痛，鼻塞而烦，面黄而喘，脉大。自能饮食，腹中和无病。其病尚浅而局限，治宜纳药鼻孔之中，如用瓜蒂散塞鼻，使局部黏膜吸收，祛其湿邪而取效。

（二）解表祛湿

《金匮要略·痉湿暍病脉证治》说："湿家身烦疼，可与麻黄加术汤发其汗为宜，慎不可以火攻之。"风湿邪客肌表，卫气被郁，症见发热、恶寒、无汗、身重疼痛而烦等。治宜解表祛湿，用麻黄加术汤（麻黄、桂枝、炙甘草、杏仁、白术）。此方麻黄配白术，发汗而不致过汗，白术得麻黄，能祛肌表之湿邪。仲景说"温服八合，服取微似汗"，较之东垣羌活胜湿汤专重发散，大有巧手。

（三）宣肺渗湿

《金匮要略·痉湿暍病脉证治》说："病者一身尽疼，发热，日晡所剧者，名风湿。此病伤于汗出当风，或久伤取冷所致也。可与麻黄杏仁薏苡甘草汤。"风湿之邪侵入皮腠，卫气痹阻，症见发热较重，午后尤甚，一身尽疼，无汗或小便短。治宜宣肺渗湿，如麻黄杏仁薏苡甘草汤。肺合皮毛，为水之上源，用麻黄、杏仁以解表邪，肺得宣发，则亦能肃降。佐薏苡仁利湿，甘草和诸药，风湿之邪从微汗与小便分消。

（四）益气利湿

《金匮要略·痉湿暍病脉证治》说："风湿，脉浮，身重，汗出，恶风者，防己黄芪汤主之。"卫气虚复感风湿之邪，而见身重，汗出，恶风，脉浮。治宜固表利湿，方如防己黄芪汤。表虚自汗出，若更发汗必犯虚虚之戒。故以黄芪、白术、炒甘草益气健脾，复充卫气。用防己利湿邪，使湿从下渗。再以生姜、大枣和营卫，为扶正气祛湿邪之方。服后如虫行皮中，为卫阳振奋、风湿欲解之兆。

（五）温经散湿

《金匮要略·痉湿暍病脉证治》说："伤寒八九日，风湿相搏，身体疼烦，不能自转侧，不呕不渴，脉浮虚而涩者，桂枝附子汤主之。"风湿之邪乘表阳虚而入侵肌肤，痹阻经脉，症见身体疼烦，不能自转侧，脉浮虚而涩，不呕不渴。其病未入里，宜温经散寒，方如桂枝附子汤。用桂枝配伍附子益表阳，温经脉，祛风湿邪气而去痛；炙甘草、生姜、大枣助正气，和营卫，祛外邪。

（六）助阳胜湿

《金匮要略·痉湿暍病脉证治》说："若大便坚，小便自利者，去桂加白术汤主之。"寒湿之邪肌腠经络，身体疼烦，不能转侧，脉浮虚而涩，大便坚，小便自利，里气尚正常，宜助阳胜湿，方用白术附子汤。因风邪已去，故不用桂枝。脾主四肢肌肉，白术善补脾燥湿，与附子合用，助阳，祛肌腠经脉寒湿之邪。炙甘草、生姜、大枣扶正气和营卫祛外邪。

（七）补阳缓散

《伤寒论》第175条说："风湿相搏，骨节疼烦掣痛，不得屈伸，近之则痛剧，汗出短气，小便不利，恶风不欲去衣，或身微肿者，甘草附子汤主之。”表里阳气皆虚，故恶风不欲去衣，汗出短气，小便不利；风湿淫邪胜，故骨节疼烦掣痛，不得屈伸，近之则痛剧，或身微肿。治宜温补阳气，缓散风寒湿邪，如甘草附子汤。方以桂枝、白术、附子同用，彻里彻表，既助里阳，亦补表阳；既祛风邪，又散寒湿。甘草缓而行之，扶正并逗留药力以祛邪。

张仲景说：“四肢九窍，血脉相传，壅塞不通，为外皮肤所中。”“未流传脏腑，即医治之。”以上湿痹或病在头窍，或病在四肢经脉，皆应早期治疗，治病防变。以上七法，或湿邪重，或正气虚，皆随证制方，示人以巧，临证宜活用，方能曲尽其妙。张石顽曾说：“临证制方，原非著意师古，譬如善于奕者，下手辄成谱式，与医者之投剂不殊。”（《张氏医通》）吾高祖庆甲公说：“医家谁不讲汤头，试问汤头尽验否？若要能医人病好，我行我法即汤头。”（《中医入门》）此皆教人勿刻舟求剑，胶柱鼓瑟，唯重在辨证施方乃为上策。

十二、血痹证治及黄芪桂枝五物汤之临床应用

（一）血痹与黄芪桂枝五物汤

《金匮要略·血痹虚劳病脉证并治》说：“血痹病从何得之？师曰：夫尊荣人，骨弱肌肤盛，重因疲劳汗出，卧不时动摇，加被微风遂得之。但以脉自微涩，在寸口关上小紧。宜针引阳气，令脉和紧去则愈。”此谓好逸恶劳养尊处优之人，筋

骨脆弱，虽然肌肉丰盛，实则外强中干，卫阳薄弱。如稍事劳作，即感疲劳汗出；睡时辗转反侧动摇，以致阳气倍伤，微风遂乘虚侵入，阳气痹阻，血行迟滞，著而成血痹之病。脉自微系阳气虚微，涩为血弱而涩滞。寸口关上小紧乃微风入侵之征，此凭脉以窥血痹麻木之病因病机。治疗可用针法引动阳气，阳气通行，血行亦畅，微风弗存，脉和即愈。

其又说："血痹阴阳俱微，寸口关上微，尺中小紧，外证身体不仁，如风痹状，黄芪桂枝五物汤主之。"阴阳俱微，乃营卫气血皆虚，寸口关上微，说明阳虚行迟较上条证为重。尺中小紧，邪入较上证又深入一层。《难经·二十二难》说："气主煦之，血主濡之。"气虚血滞，肌体经络失荣，故麻木不仁，痛痒不觉，宜与风痹之疼痛酸麻相鉴别。《灵枢·邪气脏腑病形》说："阴阳形气俱不足，勿取以针，而调以甘药。"故用黄芪补气，桂枝通阳，芍药益阴通痹，生姜、大枣调和营卫。然其方倍用生姜，乃取其辛温，增强温煦之力，既助黄芪鼓舞卫阳，亦助桂枝通阳祛风。徐忠可说："此即桂枝汤去草加芪也，立法之意，重在引阳。"（《金匮要略论注》）如此阳气充，营卫和，风邪去，血痹乃愈。

（二）经文启示

1. 防微杜渐，有病早治。《金匮要略·脏腑经络先后病脉证》说："不令邪风干忤经络，适中经络，未流传脏腑，即医治之。"血痹乃系形体有衰而感受微风所致。其主要矛盾在卫气不足，风邪尚微，故用针引阳气治法。此乃急治防变之病例。

2. 血痹重者用补气行痹之黄芪桂枝五物汤，气充则血行，不致痹阻为患。此对后世治血虚、血瘀诸症有所启示，不单要补血、行血，犹当补气生血，并为补气活血开一法门。

3. 黄芪桂枝五物汤虽为治血痹而设，但方中黄芪补气，桂枝通阳，白芍和营，生姜、大枣调和营卫。其药涉及阴阳气血，故凡病有气血失荣之病机者，皆可灵活取用，可收异病同治之效果。

（三）黄芪桂枝五物汤之临床应用

例一　血痹案

余姑母年六十余，病右臂麻木酸微疼，常需按揉、热敷始舒，先不介意，月余不愈。其体质瘦弱，年事已高，气虚血弱，风邪痹阻，乃血痹之候。遂取臂臑、手三里等穴针刺，于是者七日，兼服黄芪桂枝五物汤加桑寄生，三剂而痊。

例二　周痹案

汪某，男，50 岁。遍身肌肉游走疼痛，已两周，经用抗风湿、镇痛药，能缓解，但不能根除。痛处得热稍舒，脉缓，关中小紧。此病周痹，乃气虚无力逐邪，故不愈。遂疏黄芪桂枝五物汤加防风、姜黄、路路通，服 7 剂而瘥。

例三　阳虚自汗案

张某，男，55 岁。其体丰，常自汗出，动尤多汗，饮食可；左手前臂外侧筋时时作痛；气候稍变，即易感风鼻塞；脉虚不耐寻按。诊为阳虚自汗，乃卫虚不固、脉络失和所致。乃予黄芪桂枝五物汤减生姜之半，加党参、炙甘草，服 5 剂而安。

例四　漏汗不止案

余某，女，48 岁。病感冒，经医用解表药，汗出遂漏不止。仍恶风，面晄白，头昏心慌，精神疲惫不支，足软，口索然无味，脉弱。此乃过汗致伤卫阳，卫外失固，予黄芪桂枝五物汤减生姜之半，加白术、少许防风，服两剂汗止，亦不恶风。唯仍头昏、肢软，嘱以龙眼肉、大枣、莲子肉炖服之以善后。

例五　大气下陷案

张某，男，28 岁。素体清癯，胸闷，总感吸气不足，需用力深吸气方适，肢端凉，头时发昏。前医疏行气解郁方，益增神疲肢倦。其脉细弱，苔薄白。此张锡纯大气下陷证，但阳气虚甚。思及黄芪桂枝五物汤益气引阳，遂取之。加升麻助黄芪补宗气以升陷；去酸敛之芍药；加薤白，助桂枝温心阳以利宗气之通行；生姜减半；与大枣和营卫，连服 15 剂，呼吸舒畅，乃渐康复。

例六　脾虚腹泻案

余某，男，31 岁。因受凉而绵绵腹痛，日泻稀水便二次，四末凉，微恶寒。此乃太阴气虚感受风寒，清阳不升，湿气下流所致。予黄芪桂枝五物汤，益阳气御风邪，加苍术健脾燥湿，肉豆蔻温中祛寒止泻，二日愈。

第三章

各家医学选论

一、孙思邈学术思想论要

孙思邈（581—682），唐代杰出的医药学家，后人尊称为“药王”。他所著的《备急千金要方》《千金翼方》是综合性医著，被誉为中国最早的临床百科全书。该书总结了唐代以前的医学成就，推动了中医药学的发展，为后世医家所宝重，还流传至日本、朝鲜等国，产生了一定影响。今就其学术思想摘要探讨如下。

（一）重视医德与治学

《备急千金要方》首篇所列的“大医精诚”“大医习业”，奠定了中医伦理学的基础。孙思邈重视医德，其治疗不分“贵贱贫富，长幼妍蚩，怨亲善友，华夷愚智”，皆一视同仁。申言“人命至重，有贵千金”。他认为，医生须以解除患者痛苦为唯一职责，应“无欲无求”。身体力行，不分昼夜，不避寒暑，不顾饥渴和疲劳，一心赴救。临证时，应精神集中，认真负责，不草率从事，不考虑个人得失，不嫌脏臭污秽，专心救护。特别提倡医生治病不慕名利，不借机索要财物。其医德高尚，为后世楷模。其用毕生精力实现了自己的医德思想，千余年来一直受大众称颂。

医乃救人济世之术，孙思邈主张要做良医必须博览群书，“凡欲为大医，必须谙《素问》《甲乙》《黄帝针经》、明堂流注、十二经脉、三部九候、五脏六腑、表里孔穴、本草药对、张仲景、王叔和、阮河南、范东阳、张苗、靳邵等诸部经方。又须妙解阴阳禄命，诸家相法，及灼龟五兆，《周易》六壬，并须精熟，如此乃得为大医”，才能为患者解除疾苦。其又说：“世有愚者，读方三年，便谓天下无病可治；及治病三年，乃知天下无方可用。故学者必须博极医源，精勤不倦，不得道听途说，而言医道已了，深自误哉。”（《备急千金要方·大医精诚》）孙思邈至老手不释卷，敦品励学，为今天的医疗工作者树立了榜样。

（二）重视养生预防疾病

《素问·四气调神论》开中医养生之先河，孙思邈亦十分重视养生以预防疾病。“真人曰：虽常服饵而不知养性之术，亦难以长生也。”（《备急千金要方·道林养性》）养性即养生，其认为养生就是治未病，故说：“夫养性者，欲所习以成性，性自为善，不习无不利也。性既自善，内外百病自然不生，祸乱灾害亦无由作，此养性之大经也。善养性者则治未病之病，是其义也。”（《备急千金要方·养性序》）

1. 精神调摄

“故善摄生者，常少思少念，少欲少事，少语少笑，少愁少乐，少喜少怒，少好少恶，行此十二少者，养性之都契也。

多思则神殆，多念则志散，多欲则志昏，多事则形劳，多语则气乏，多笑则脏伤，多愁则心慑，多乐则意溢，多喜则忘错昏乱，多怒则百脉不定，多好则专迷不理，多恶则憔悴无欢。此十二多不除，则营卫失度，血气妄行，丧生之本也。”（《备急千金要方·道林养性》）

2. 重视居处调适，饮食卫生

如谓“至于居处，不得绮靡华丽，令人贪婪无厌，乃患害之源。但令雅素净洁，无风雨暑湿为佳”“勿食生菜、生米、小豆、陈臭物。勿饮浊酒、食面，使塞气孔。勿食生肉伤胃，一切肉惟须煮烂，停冷食之，食毕当漱口数过，令人牙齿不败、口香”（《备急千金要方·道林养性》）等。

3. 提倡运动养生

《备急千金要方·道林养性》谓：“养性之道，常欲小劳，但莫大疲及强所不能堪耳。且流水不腐，户枢不蠹，以其运动故也。”

4. 调气法以健身

孙思邈引彭祖曰：“和神导气之道，当得密室，闭户安床暖席，枕高二寸半，正身偃卧，瞑目，闭气于胸膈中，以鸿毛著鼻上而不动，经三百息，耳无所闻，目无所见，心无所思，如此则寒暑不能侵，蜂虿不能毒，寿三百六十岁，此邻于真人也。”（《备急千金要方·调气法》）

5. 服食预防疾病以延年

孙思邈说：“但识五谷之疗饥，不知百药之济命。但解施泻以生育，不能闭固以颐养，故有服饵方焉……凡服药物为益迟微，则无充饥之验，然积年不已，方能骨髓填实，五谷俱然而自断。今人多望朝夕之效，求目下之应，腑脏未充，便以绝粒，谷气始除。药未有用，又将御女，形神与俗无别，以此致弊，胡不怪哉……得遂其药性，庶事安稳，可以延龄矣。”并列服食方24首。(《备急千金要方·服食》)

6. 重视按摩

《金匮要略》说：“若五脏元真通畅，人即安和，客气邪风，中人多死……若人能养慎……四肢才觉重滞，即导引、吐纳、针灸、膏摩，勿令九窍闭塞。”孙思邈特收集天竺国按摩法、老子按摩法等，《备急千金要方·按摩法》说，若能依天竺国按摩法18势施行，“老人日别能依此三遍者，一月后百病除，行及奔马，补益延年，能食，眼明轻健，不复疲乏”。

（三）重视五脏辨证及善用风药

《内经》藏象理论奠定中医辨证论治基础，张仲景《金匮要略》亦以脏腑辨证为纲。孙思邈继承唐代以前医家理论，重视五脏辨证，并弘扬其学术内容。在《备急千金要方》中，以五脏六腑为纲，寒热虚实为目。每一脏腑卷下，首列总论，综述《素问》《灵枢》，以及扁鹊、华佗、张仲景、王叔和、巢元方、皇甫谧诸家有关脏腑生理、病理、诊断、治疗等方面的论述；次列虚实寒热诸病脉证候；采集仓公、张仲景，以及阮河南、范东阳、张苗、靳邵等家方药，内容博精。林亿评说孙思邈“上及文字之初，下迄有隋之世，或经或方，无不采摭。集诸家之所秘要，去众说之所未至，成书一部”，又说此书其“十全可验，四种兼包。厚德过于千金，遗法传于百代”(《新校备急千金要方》序)，给予高度评价。

《备急千金要方》在脏腑辨证立方治疗内伤杂病中体现善用风药的特色。风药即祛风药。称祛风药为风药者肇始金元医家李东垣。李东垣说："如风湿相搏，一身尽痛，加羌活、防风、藁本根……升麻、苍术……所以然者，为风药已能胜湿。"（《脾胃论·饮食劳倦所伤始为热中论》）兹举例如下。

1. "治肝气不足，两胁下满，筋急，不得太息；四肢厥冷，发抢心腹痛；目不明了；及妇人心痛、乳痈、膝热，消渴、爪甲枯、口面青者，补肝汤方。"（《备急千金要方·肝脏》）甘草、桂心、山茱萸（《千金翼方》作乌头）各一两，细辛、桃仁（《千金翼方》作蕤仁）、柏子仁、茯苓、防风各二两，大枣二十四枚。

按：此系肝寒筋急所致。故方以山茱萸、柏子仁、桃仁养肝和血；茯苓、甘草、大枣补土荣木；配桂心、细辛、防风温肝祛寒，疏肝气以缓筋急。

2. "治胸痹达背痛，短气，细辛散方。"（《备急千金要方·心脏》）细辛、甘草各二两，枳实、生姜、瓜蒌实、干地黄、白术各三两，桂心、茯苓各二两。

按：胸痹乃胸阳不足，寒滞少阴所致。方用桂心、细辛、生姜温通胸阳而止痛；干地黄、枳实、瓜蒌实养血通痹；白术、茯苓、甘草补脾土，子能令母实也。

3. "治脉虚惊跳不定，乍来乍去，主小肠腑寒，补虚调中，防风丸方。"（《备急千金要方·心脏》）防风、桂心、通草、茯神、远志、甘草、人参、麦门冬、白石英各三两。

按：所谓脉虚惊跳不定，乍来乍去，其病如风性动摇不定，变见于寸口，若夹寒则脉结，夹热则脉促，心气大虚则脉代。其治疗宜益心气，温通心脉。方用防风丸，人参、麦冬、茯神、远志、甘草、白石英补心气而安神，配伍桂心、防风、通草温阳而宁心脉。

4. “治胸中久寒，呕逆逆气，饮食不下，结气不消方。《古今录验》说：五噎者，气噎、忧噎、劳噎、食噎、思噎。气噎者，心悸，上下不通，噫哕不彻，胸胁苦痛。忧噎者，天阴苦厥逆，心下悸动，手足逆冷。劳噎者，苦气膈胁下支满，胸中填塞，令手足逆冷，不能自温。食噎者……忧恚嗔怒，寒气入胸胁所致也。”（《备急千金要方·胃腑》）干姜、川椒、食茱萸、桂心、人参各五分，细辛、白术、茯苓、附子各四分，橘皮六分。

按：食噎乃脾胃虚寒气逆所致。方用人参、白术、茯苓、附子、干姜温补脾胃虚寒；川椒、食茱萸、橘皮温寒降逆气；配伍桂心、细辛、温寒而去气滞疼痛。

5. “治胸膈心腹中痰水冷气，心下汪洋嘈烦，或水鸣多唾，口中清水自出，胁肋急胀痛，不欲食，此皆胃气弱受冷故也，其脉喜沉弦细迟，悉主之方。旋覆花、细辛、橘皮、桂心、人参、甘草、桔梗各二两，茯苓四两，生姜五两，芍药三两，半夏五两……病先有时喜水下者，用白术三两，去旋覆花。若欲得利者，加大黄二两；须微调者，用干地黄。”（《备急千金要方·大肠腑》）

按：此病痰饮，乃脾虚饮食不化精微而反变生痰湿，上聚胸膈所致。方用人参、白术、茯苓、半夏、橘皮、芍药、桔梗、甘草补脾土，去痰湿；配伍桂心、生姜、细辛温阳化饮。

6. “治肾劳虚冷，干枯，忧恚内伤，久坐湿地，则损肾方。”（《备急千金要方·肾脏》）秦艽、牛膝、川芎、防风、桂心、独活、茯苓各四两，干姜（一作干地黄）、麦冬、地骨皮各三两，侧子、杜仲各五两，石斛六两，丹参八两，五加皮十两，薏苡仁一两，大麻子一升。

按：此病肾劳虚冷，乃肾虚伤湿所致。方用地黄、侧子、杜仲、麦冬、地骨皮、石斛、牛膝、丹参、大麻子补肾气强腰膝；五加皮、秦艽、薏苡仁、茯苓去湿邪；配伍川芎、防风、桂心、独活胜湿，和血祛痛。

风药不独具有祛风解表作用，其具辛散流动之特性，故尚有升散、轻扬、透发、发越、温阳、行水、胜湿、行滞、止痛、疏肝达胆、活血消瘀等作用。及观孙思邈以上之五脏治疗方中，据情分别配伍防风、细辛、川芎、桂枝、独活、生姜等风药，这些风药并非用以祛风解表，其独特用法颇值得深入研究。

（四）方剂的继承与创新

在疾病的诊治过程中，处方是非常重要的一个环节。唐代以前，先贤已留下诸多方剂，对于这些方剂如何应用？孙思邈引《药对》曰：“夫众病积聚，皆起于虚，虚生百病。积者，五脏之所积；聚者，六腑之所聚。如斯等疾，多从旧方，不假增损，虚而劳者，其弊万端，宜应随病增减。”（《备急千金要方·处方》）其观点是在继承的基础上灵活运用，随病增减。孙思邈对于张仲景方体会深刻，每据证情变化而化裁运用，不墨守成规。如仲景小建中汤，他变化成三个方子治疗产后疾病，载于《备急千金要方·妇人方中》。

1. 内补当归建中汤

“治产后虚羸不足，腹中疞痛不止，吸吸少气；或苦小腹拘急，痛引腰背，不能饮食。产后一月，日得服四五剂为善，令人丁壮方。”当归四两，芍药六两，甘草二两，生姜六两，桂心三两，大枣十枚。若大虚，纳饴糖；若去血过多，崩伤内竭不止，加地黄、阿胶。

2. 内补芎䓖汤

“治妇人产后虚羸，及崩伤过多，虚竭，腹中绞痛方。”“芎䓖、干地黄各四两，芍药五两，桂心二两，甘草、干姜各三两，大枣四十枚。”“若有寒，苦微下，加附子。”

3. 大补中当归汤

“主治产后虚损不足，腹中拘急；或溺血，少腹苦痛；或从高堕下犯内，及金疮血多内伤。男子亦宜服之方。当归、续断、桂心、芎䓖、干姜、麦门冬各三两，芍药四两，吴茱萸一升，干地黄六两，甘草、白芷各二两，大枣四十枚。”“有黄芪入二两亦佳。”

上述三方可视为仲景小建中汤的增减方。仲景原方为治疗虚劳里急诸不足。第一方孙氏于原方加当归，易名曰内补当归建中汤，用于产后虚羸。因此证非外寒而系内寒，且肝主藏血，故将原方桂枝易为桂心，温通血液。第二方因产后出血过多引起腹痛，故用川芎和血去痛；去饴糖加干地黄补阴；失血多不宜散，故去生姜易干姜；其与甘草、大枣合用，既可以温里寒而缓解腹痛，又能强心扶阳，阳生阴长，则有利于生血补血。第三方因产后虚寒腹痛，内伤或兼外伤，损及血络，故在前两方基础上加吴茱萸佐干姜祛除里寒，加麦冬佐地黄、当归补阴养血，加续断佐川芎理血络而调伤，加白芷与酒行血止痛。凡此用经方灵活而不泥古，推广其应用范畴，非具有高深学养、丰富经验者，实难达此境界。在《备急千金要方》中类似这样变通应用，引人入胜处甚多，此举一隅可以三反。

孙思邈不但善用经方，且能创造时方。其有精严效验一类方，如驻车丸："治大冷洞痢肠滑，下赤白如鱼脑，日夜无度，腹痛不可忍者方。黄连六两，干姜二两，当归、阿胶各三两。"（《备急千金要方·脾脏》）又如："犀角地黄汤，治伤寒及温病，应发汗而不汗之，内蓄血者；及鼻衄吐血不尽，内余瘀血，面黄，大便黑，消瘀血方。犀角一两，生地黄八两，芍药三两，牡丹皮二两。"（《备急千金要方·胆腑》）

然而，其时方更有别开生面者，每方药味多，结构庞大，适应范围较广，与经方的药味少，组法森严大异其趣。方如："五补丸，治肾气虚损，五劳七伤，腰脚酸疼，肢节苦痛，目暗䀮䀮；心中喜怒，恍惚不定，夜卧多梦，觉则口干，食不得味，心常不乐，多有恚怒；房室不举；心腹胀满，四体疼痹，口吐酸水，小腹冷气；尿有余沥，大便不利；方悉主之，久服延年不老，四时勿绝，一年万病除愈方。人参、五加皮、五味子、天雄、牛膝、防风、远志、石斛、薯蓣、狗脊各四分，苁蓉、干地黄各十二分，巴戟天六分，茯苓、菟丝子各五分，覆盆子、石龙芮各八分，萆薢、石南、蛇床子、白术各二分，天门冬七分，杜仲六分，鹿茸十五分。

上二十四味，末之，蜜和丸如梧子，酒服十丸，日三。有风加天雄、芎䓖、当归、黄芪、五加皮、石南、茯神、独活、柏子仁、白术各三分。有气加厚朴、枳实、橘皮各三分。冷加干姜、桂心、吴茱萸、附子、细辛、蜀椒各三分。泄精加韭子、白龙骨、牡蛎、鹿茸各三分。泄痢加赤石脂、龙骨、黄连、乌梅肉各三分。春依方服。夏加地黄五分、黄芩三分、麦门冬四分；冷则去此，加干姜、桂心、蜀椒各三分。若不热不寒，亦不须增损，直尔服之。三剂以上，即觉庶事悉佳。慎醋、蒜、脍、陈臭、大冷、醉吐，自外百无所慎。稍加至三十丸，不得增，常以此为度。”（《备急千金要方·肾脏》）

按：此方治疗者，病涉五脏，故药味多，结构庞大。张璐说：“五补者，补五脏之损伤也。方中助阳之味居多，略兼地黄、天冬以助阴长之力。惟取防风外通阳气，石龙芮内除阴翳。则诸药各随脏气之虚而施补益之功。”（《千金方衍义·肾脏方》）

如治疗“男子风虚劳损兼时气方”（《备急千金要方·胆腑》），用药22味；镇心丸，“治男子妇人虚损，梦寤惊悸，或失精神；妇人赤白注漏，或月水不利，风邪鬼注，寒热往来，腹中积聚，忧恚结气诸病”（《备急千金要方·小肠腑》），用药35味；芫花散“治一切风冷痰饮，癥癖、痎疟”（《备急千金要方·胆腑》），用药竟达64味；等等。其以性味分主辅佐使，有如围剿之师。对于某些沉疴痼疾，为照顾主证、兼证而并治，配为丸散剂，缓缓收效；或巩固疗效以收全功。药味虽多，但仍有一定参考价值。其对后世医家影响深远，如名医薛生白、张聿青、丁甘仁、施今墨等，对慢性病、病后调理等亦常处以大方，但须审慎而行。

孙思邈对医学贡献是多方面的。诸如广收民间草药、单方，其中有的来自道教、佛教，丰富了中医药内容；重视食疗、美容、气功以及针灸等；在妇儿疾病、风病、外科疾病、五官科疾病方面都有卓越的建树。孙思邈的经验值得我们认真继承与发扬。

二、论钱乙治疗急惊风的学术思想

急惊风为儿科四大重症之一。其主要临床表现是起病急，神志昏迷，两目上窜，牙关紧闭，颈项强直，四肢抽搐。其发生之先，常有呕吐，发热，烦躁不宁，睡卧惊惕；或弄舌摇头，咬牙龂齿，时时惊啼等先兆症状。其发短暂，常不易察觉。

本病有由感受风寒而引起者，有受温热之邪而导致者，有因食积痰热所致者，亦有因大惊猝恐而生者，治法各异。

钱乙乃中医儿科鼻祖，其治疗小儿惊风有独到的见解。探讨钱乙治疗小儿急惊风的学术思想，对防治小儿急重危病有重要临床意义。

（一）分外内辨因论治

小儿急惊风症钱乙称之为发搐，他认为主要是肝木动风的症候。其施治首当分清外因、内因。

1. 外因发搐

钱乙指出，小儿“血气未实，不能胜邪”，且“不耐寒暑，易虚易实”（《小儿药证直诀》）。若风寒暑热之邪侵袭，常有壮热无汗，迅即神昏项强，两目上扬，四肢抽搐。乃外邪内陷，上扰心神，下动肝风所致。钱乙认为以“肝外感生风”，为常见证候，其脉呈“风浮”，症见“呵欠，顿闷，口中气热”，或“哭叫，目直……项急”，外风乘肝，“故发搐也”。其治法“当发散，大青膏主之。小儿生本怯者，多此病也”。方用天麻、白附子、蝎尾、乌梢蛇、薄荷祛风止痉，青黛、朱砂、天竺黄、牛黄清心化痰热镇惊，合为祛风定搐的有效方剂。

2. 内因发搐

有内热动风者，小儿肝常有余，脾常不足，如乳食积滞，郁而发热，激动肝风。其证候目内青，左腮赤，目直，搐搦，脉洪实。钱乙说：“肝热，手寻衣领及乱捻物，泻青丸主之。”方以山栀子、大黄泄肝热、荡脾滞为君，佐以当归养肝，川芎、羌活、防风疏肝，冰片平肝，共奏泄热去积、调肝息风之效。

其内风有由心病及肝者，如钱乙说“凡病或新或久，皆引肝风”，然必“得心热则搐，以其子母俱有实热，风火相搏故也”。“小儿急惊者，本因热生于心，身热面赤引饮，口中气热，大小便黄赤，剧则搐也。盖热盛则风生……利惊丸主之，以除其痰热……若热极，虽不因闻声及惊，亦自发搐。”此即心经痰热盛引动肝风，方以轻粉、青黛、牵牛子、天竺黄为丸，薄荷汤下，以除心经痰热，痰热去，风自平。

（二）别脏腑定位论治

风邪外受，不独能伤肝，凡五脏皆可侵袭并见诸兼证；而内风所生，亦非独责于肝，常与其他脏腑功能失调相关联。因而急惊风的治疗必分别病位在何脏何腑，用药随证而施。

如外风伤肝兼脏症："兼心则惊悸；兼肺则闷乱，喘，哽气，长出气，嗽；兼肾则畏明。""伤风手足冷，脾脏怯也。""伤风吐泻身热，多睡，能食乳，饮水不止，吐痰，大便黄水，此胃虚热渴吐泻也。"钱乙认为某脏腑不足，即并见某脏腑之症。其治疗"各随补母，脏虚见故也""当煎入脏君臣药，化大青膏"。如风伤肝发搐，以薄荷煎汤送服大青膏；兼肺则先服泻白散，再服大青膏；兼脾则先煎服益黄散和脾，后服大青膏发散；并胃则先服白术散，后服大青膏。若风邪"不散，有下证，当下，大黄丸主之。大饮水不止而善食者，可微下，余不可下"，当先散风。小儿之体"易虚易实"，必守勿犯"虚虚实实"之戒。辨其脏腑虚实，补泻亦有先后，如此则方证和洽。

（三）按时间诊治心法

钱乙还将小儿惊风发搐分为早晨、日午、日晚、夜间四时，依据不同时间发搐而论治，具有很强的时间医学思想特点。

他指出："寅、卯、辰时身体壮热，目上视，手足动摇，口内生热涎，项颈急。此肝旺，当补肾治肝也。补肾，地黄丸；治肝，泻青丸主之。"寅、卯、辰乃肝木之气旺时，是水不涵木，肝旺生风，故以滋水泻肝法治之。

若"巳、午、未时发搐，心神惊悸，目上视，白睛赤色，牙关紧，口内涎，手足动摇，此心旺也，当补肝治心，治心，导赤散、凉惊丸；补肝，地黄丸主之"。巳、午、未乃心火之气旺时，水不济火，亦不能涵木，木火生风，故用泻心火滋肾水法。

若“申、酉、戌时不甚搐而喘，目微斜视，身体似热，睡露睛，手足冷，大便淡黄水，是肺旺，当补脾治心肝。补脾益黄散，治肝泻青丸，治心导赤散主之”。申、酉、戌乃肺金之气旺时，燥气太过，脾不能布津滋肺，肝不受制，反助心火刑金，而成风火燎原之势。故以补脾生金，清心泻肝法治之。

若“亥、子、丑时不甚搐，而卧不稳，身体温壮，目睛紧斜视，喉中有痰，大便银褐色，乳食不消，多睡，不纳津液，当补脾治心。补脾益黄散，治心导赤散、凉惊丸主之”。亥、子、丑乃肾水之气旺时，脾不制水，水泛为痰，心火与痰相激生风，故治以补脾清心平肝法。

这种联系四时证候分析惊风发搐的思想方法，乃本《灵枢》“一日分为四时”之遗意，建立在五脏生克乘侮的整体观念之上，又说明五脏病变皆能产生风证。故惊风不独治肝，而须结合发搐时间，探其病机，调治他脏。并用泻青丸或凉惊丸又说明不离治肝。

（四）结语

钱乙论治急惊风首分外因与内因。外感以风、寒、温、热之邪伤肝发搐为主，当以大青膏发散外邪。若并他脏证，则视其缓急而变通治法，或荡脾，或清心，如泻青丸、利惊丸等。若由他脏病及肝以致发搐者，则兼顾治疗他脏。其结合四时论治发搐的时间医学思想具有临床指导价值，这些观点是建立在藏象学说基础上的，蕴含五脏皆能生风的学术奥义。诸凡急症钱乙多用丸散剂，这对方便用药、争取时间，给防治小儿急重病以重要启示。

附方：

大青膏：治小儿热盛生风，欲惊搐，血气未实，不能胜邪，故发搐也。大小便依度，口中气热，当发之。

天麻末一钱，白附子末（生）一钱五分，青黛研一钱，蝎尾（去毒，生，末）、乌梢蛇肉（酒浸焙干，取末）各一钱，朱砂（研），天竺黄（研），上同再研细，生蜜和成膏，每服半皂子大至一皂子大。月中儿粳米大。同生黄膏、温薄荷水化一处服之。五岁以上，同甘露散服之。

泻青丸：治肝热搐搦，脉洪实。

当归（去芦头，切，焙，秤），龙脑（焙，秤），川芎，山栀子仁，川大黄（湿纸裹煨），羌活，防风（去芦头，切，焙，秤），上件等分为末，炼蜜和丸，鸡头大，每服半丸至一丸，煎竹叶汤同沙糖温水化下。

利惊丸：治小儿急惊风。

青黛、轻粉各一钱，牵牛末五钱，天竺黄二钱。上为末，白面糊丸，如小豆大，二十丸，薄荷汤下。一法炼蜜丸，为芡实大一粒，化下。

泻白散，又名泻肺散：治小儿肺盛气急喘嗽。

地骨皮、桑白皮（炒）各一两，甘草（炙）一钱，上剉散，入粳米一撮。水二小盏，煎七分，食前服。

益黄散，又名补脾益黄散或补脾散：治脾胃虚弱及治脾疳，腹大，身瘦。

陈皮（去白）一两，丁香二钱（一方用木香），诃子（炮，去核青，皮去白）、甘草（炙）各五钱，上为末。三岁儿一钱半，水半盏，食前服。

白术散：治脾胃久虚，呕吐泄泻，频作不止，精液苦竭，烦渴躁，但欲饮水，乳食不进，羸瘦困劣，因而失治，变成惊痫，不论阴阳虚实，并宜服。

人参二钱五分，白茯苓五钱，白术（炒）五钱，藿香叶五钱，木香二钱，甘草一钱，葛根五钱，渴者加至一两。上㕮咀，每服三钱，水煎，热甚发渴，去木香。

大黄丸：治诸热。

大黄、黄芩各一两。上为末，蜜炼丸如绿豆大，每服五丸至十丸，温蜜水下。量儿加减。

地黄丸：治肾怯失音，囟开不合，神不足，目中白睛多，面色㿠白等症。

熟地黄八钱，山萸肉、干山药各四钱，泽泻、牡丹皮、白茯苓（去皮）各三钱。上为末，炼蜜丸，如梧子大，空心，温水化下三丸。

导赤散：治小儿心热，视其睡，口中气温，或合面睡，及上窜咬牙，皆心热也。心气热则心胸亦热，欲言不能，而有就冷之意，故合面而睡。

生地黄、甘草（生）、木通各等分。上同为末，每服三钱，水一盏，入竹叶同煎至五分，食后温服。一本不用甘草，用黄芩。

凉惊丸：治惊疳。

草龙胆、防风、青黛各三钱，钩藤二钱，黄连五钱，牛黄、麝香、龙脑各一字，面糊丸，粟米大，每服三五丸，金银花汤下。

三、张从正风病证治学术探讨

张从正乃金元四大家之一。临证治病主张以汗、吐、下法攻邪，而为攻下派之代表。所谓风病，一指外风致病，有恶风、发热、汗出、肿、痛、痒、痹、口眼㖞斜等症；一指内风致病，如眩晕、昏厥、目窜、抽搐、震颤、麻木、偏瘫等证候。张从正对于风病的治疗，亦能体现攻邪的学术思想。尝谓“屡用汗、下、吐三法……愈此风病，莫知其数”（《儒门事亲·卷一·指风痹痿厥近世差玄说》）说明他运用汗、吐、下法治疗风病的效果。继承和发扬这一宝贵经验，对于指导风病治疗具有积极意义。今就笔者管见，论述如下。

（一）风病风证，明辨外内

张从正认为六淫风邪乘人体正气之虚而侵入，所谓“真气内弱，风邪袭之”（《儒门事亲·卷十一·风论》）。凡风自外来者“结搏皮肤之间，藏于经络之内”（《儒门事亲·卷二·汗下吐三法该尽治病诠》），是为风邪在表。其有自内而生者，则皆为肝木化风。故说：“夫风之为状，善行而数变。《内经》曰诸风掉眩，皆属肝木。掉摇眩运，非风木之象乎？迂曲劲直，非风木之象乎？手足掣战，斜目㖞口，筋急挛搐，瘛疭惊痫，发作无时，角弓反张，甚则吐沫，或泣或歌，喜怒失常，顿僵暴仆，昏不知人，兹又非风木之象乎？故善行而数变者，皆是厥阴肝之用也。”（《儒门事亲·卷一·指风痹痿厥近世差玄说》）而肝木变动生风，心火克金，金不制木，所谓

“肝木所以自甚而至此者，非独风为然，盖肺金为心火所制，不能胜木故也”（《儒门事亲·卷一·指风痹痿厥近世差玄说》），临床多见风火、风痰实证。

（二）汗、吐、下法治疗风病

张从正说：“夫病之一物，非人身素有之也，或自外而入，或由内而生，皆邪气也。邪气加诸身，速攻之可也，速去之可也。”（《儒门事亲·卷二·汗下吐三法该尽治病诠》）风病或因外风袭入，或由肝木所生，皆为邪气致病。因此，治必攻邪，这就为治疗风病用汗、吐、下三法奠定了理论基础。

1. 汗法治疗风病

张从正说：“风……入于皮肤之间而未深，欲速去之，莫如发汗。”（《儒门事亲·卷二·凡在表皆可汗式》）其证如“发疼痛走注，麻木不仁，及四肢肿痒拘挛，可汗而出之”（《儒门事亲·卷二·汗下吐三法该尽治病诠》）。所谓“风淫于内，治以辛凉，佐以甘苦，以甘缓之，以辛散之”（《儒门事亲·卷十·膀胱经足太阳寒壬水》），常用方剂如防风通圣散、天麻散、防风汤、祛风汤、小续命汤、消风散、排风汤等。然张氏所用汗法，非单指解表发汗轻扬祛风之剂。他说：“灸、蒸、熏、渫、洗、熨、烙、针刺、砭射、导引、按摩，凡解表者，皆汗法也。”（《儒门事亲·卷二·汗下吐三法该尽治病诠》）如“所谓导引而汗者，华元化之虎、鹿、熊、猴、鸟五禽之戏，使汗出如傅粉，百疾皆愈。所谓熏渍而汗者，如张苗治陈廪丘，烧地布桃叶蒸之，大汗立愈。又如许胤宗治许太后感风不能言，作防风汤数斛，置于床下，气如烟雾，如其言，遂愈能言”（《儒门事亲·卷二·凡在表皆可汗式》）。所以，除服药之外，灸刺熏洗等法都可以发汗，故皆录属于汗法之中，亦能达到祛除风邪的目的。《儒门事亲·卷六·面肿风》案：“南乡陈君俞将赴秋试，头项遍肿连一目，状若半壶，其脉洪大。戴人出视。《内经》：面肿者风。此风乘阳明经也。阳明气血俱多，风肿宜汗，乃与通圣散入生姜、葱根、豆豉，同煎一大盏服之。微汗，次日以草茎鼻中大出血，立消。”服药得微汗无大汗，风未尽除，乃用刺法。血汗同源，刺鼻出血视为续与汗剂，故能愈面肿风。所谓“血汗俱荡，岂不妙哉”（《儒门事亲·卷十一·风论》），即灵活运用汗法之例证。

2. 吐法治风病

张从正指出，用吐法治疗风病古已有之。如“《万全方》以郁金散吐头痛、眩运、头风、恶心、沐浴风；近代《普济方》以吐风散、追风散，吐口噤不开，不省人事……孙尚方以三圣散吐发狂；神验方吐舌不正”（《儒门事亲·卷二·凡在上皆可吐式》）。所以他认为“风痰宿食，在膈或上脘，可涌而出之”（《儒门事亲·卷二·汗下吐三法该尽治病诠》）。况且内风之证，肝木所主，每夹风痰，而“《内经》中明有此法，五郁中，木郁达之，吐之令其条达也”（《儒门事亲·卷一·指风痹痿厥近世差玄说》）。如风痫病发，可用葶苈苦酒汤吐之；中风闭乱，牙关紧闭，可用三圣散鼻内灌之，吐出涎，口自开也；小儿急惊搐搦，用吐涎散吐之；头风眩运，手足麻可用独圣散吐之等，以解风证之急。然“涌吐之药，或丸或散，中病则止，不必尽剂，过则伤人”（《儒门事亲·卷二·凡在上者皆可吐式》)，是以上述风病在使用吐剂后，证情缓解，张氏随即转用他法续治。如“头痛昏眩，皆因浴发而得之，即为首风。此因风邪在于胸中，热甚化而为痰，风之所致也，可以茶调散吐之。吐讫，次用藏用丸下之，后可服乌荆丸”(《儒门事亲·卷十一·风论》)。吐后，再汗，再下，或祛风，或清热，或重镇，皆视病情定夺。张氏说，他用吐法，“过则能止，少则能加，一吐之中，变态无穷，屡用屡验，以至不疑”(《儒门事亲·卷二·凡在上皆可吐式》)。其运用之娴熟，投剂有分寸，故用以治风病，效果亦毋庸置疑。

3. 下法治风病

张从正说：“凡风病之人，其脉状如弓弦而有力，岂敢以热药投之，更增其势哉。”(《儒门事亲·卷一·指风痹痿厥近世差玄说》)如此内风，风火交炽，他主张泻火攻下，火去风息。如谓一口眼㖞斜患者，“予脉其两手，急数如弦之张，甚力而实。其人齿壮气充……盖风火交胜，予调承气汤六两，以水四升，煎作三升，分四服，令稍热啜之，前后约泻四五十行，去一两盆；次以苦剂投之，解毒数服，以升降水火，不旬日而愈。《脉诀》云：热则生风……亦风火素感而然也”(《儒门事亲·卷二·证口眼㖞斜是经非窍辩》)。可见清泄腑热，能去经络风病。

又如一人患目肿经年不瘥，更加头痛，诊为头风。“此乃足厥阴肝之经，手少阴心之经，兼五脏俱有大热也。可先用通解丸通利大小便，后用大黄越桃饮子。治肝热者，羌活、决明散服之，大有神效验矣!”(《儒门事亲·卷十一·风论》)此乃泻心肝之火以愈头目风病。

张从正在使用下法的过程中，常视证情而配用他法。如一贫者病破伤风抽搐，牙关紧急，角弓反张，口噤不能进药，乃用大黄、甘遂、牵牛子、硝石等煎汤鼻饲之，“良久上涌下泄，吐且三四升，下一二十行，风搐立止，肢体柔和。旦已自能起。口虽开，尚未能言。予又以桂枝麻黄汤三两，作一服，使啜之，汗出周匝如洗，不三日而痊”（《儒门事亲·卷二·凡在表皆可汗式》）。张仲景以大承气汤治疗痉病，此案先下后汗，两法投之以攻邪，实为善治风病者。

（三）结语

张从正认为风邪外入而为风病者，可以汗法速去之，凡熏蒸、导引、砭射等法皆可发汗，故都有祛风作用。内风多为风痰、风火实证。风邪在上，可用吐法；火实生风，可用下法。祛逐邪气，推陈致新，内风可平。余于临床体会，对中风闭证患者及早使用下法，可以救逆，较快缓解症状，促进病情早日康复。张氏运用汗、吐、下三法治疗风病得心应手，于邪实者相宜；若正气不足，阴阳乖逆，血虚生风，肝阳化风者，究宜慎用，择善而从，始能得张氏学术精髓。

四、李东垣脾胃升降理论探讨

李东垣系金元时期补土派大家。其学说以脾胃为核心，旁及其他脏腑，阐明元气与阴火的矛盾变化；其病理机制主要是建立在以脾胃升降功能失调的基础之上，独具特色，至今仍有临床指导价值。因此，有必要对东垣脾胃升降理论进行深入探讨。

（一）对脾胃升降功能的生理认识

《内经》认为自然界一切事物都处在运动变化之中。其运动形式可概括为出、入、升、降，“出入废，则神机化灭，升降息，则气立孤危。故非出入则无以生老壮已，非升降则无以生长化收藏，是以升降出入，无器不有”（《素问·六微旨大论》）。李东垣指出：“万物之中，人一也。呼吸升降，效象天地，准绳阴阳。”（《脾胃论》）他阐发《内经》“人与天地相参”的观点，认为人体通过呼出吸入、升清降浊进行新陈代谢，人生长壮老的过程，是符合“天地阴阳生杀之理”的。而且他认为呼出吸入虽与升清降浊有所不同，但其实出入是升降的另一种表现形式，故说“根于外者，名曰气立，气止则化绝；根于内者，名曰神机，神去则机息，皆不升而降也”。在他看来，升降运动几乎是事物运动的根本形式，而且升的运动是矛盾的主要方面，若“皆不升而降”，生命也就要终止了。

李东垣说：“经言岁半以前天气主之，在乎升浮也……岁半已后，地气主之，在乎沉浮也……升已而降，降已而升，如环无端，运化万物，其实一气也。”一年四季春升、夏浮、秋降、冬沉，符合阴阳运动规律。人体以脾胃为枢纽，表现升降浮沉的运动。“盖胃为水谷之海，饮食入胃，而精气先输脾归肺，上行春夏之令，以滋养周身，乃清气为天者也；升已而下输膀胱，行秋冬之令，为传化糟粕，转味而出，乃浊阴为地者也。”他把精气的上升输布比作春夏的升浮长养，把糟粕的下泄比作秋冬的降沉收藏，这也符合阴阳运动的规律。而且唯有脾胃之清气上升，才能产生机体所需营养热能，故说“胃气和平，荣气上升，始生温热，温热者春夏也”，这是机体进行升降浮沉运动的能量来源。

李东垣还认为，天地有春夏之升浮，而继之能转化为秋冬之降沉，乃因中土斡旋其间。他说：“四时者，是春升，夏浮，秋降，冬沉，乃天地之升浮化沉降，化者，脾土中造化也。”（《内伤外辨惑论》）天人合一，其脏腑气性以应四时。《素问释文》说：“肝气温和，心气暑热，肺气清凉，肾气寒冽。”脏腑气性功能赖脾胃升降作用保持正常。唐容川说：“血生于心火而下藏于肝，气生于肾水而上主于肺，其间运上下者，脾也。”（《血证论》）脾气上升，浊气归心，心得血荣，心气自振；食入于胃，“散精于肝”，血藏于肝，肝主疏泄正常；脾气上升，散精上归于肺，肺得充养，则宣发肃降有权；脾气上升，输布浊阴于五脏，五脏盛，乃能泻，肾精方得充沛收藏。脾居中州以运四旁，主要赖其升清功能的正常。

脾胃相表里，脾足太阴经从足上行属脾络胃，胃足阳明经从头下行属胃络脾，故脏腑之气各应顺其经脉的走向循行。《素问·五脏别论》说：“五脏者，藏精气而不泻也……六腑者，传化物而不藏。”故脾气以上行为顺，胃气以下行为顺，一上一下，有升有降，生机不息。在脾胃升降这对矛盾中，脾气升清占主导方面。只有脾胃健运，升降有常，才能维持“清阳出上窍，浊阴出下窍；清阳发腠理，浊阴走五脏；清阳实四肢，浊阴归六腑”。故《临证指南医案》说“脾宜升则健”，又说“胃宜降则和”，扼要地总结了脾胃升降功能的生理特点。

（二）脾胃升降失常的病理机制

“阴气从足上行至头，而下行循臂至指端；阳气从手上行至头，而下行至足，故曰阳病者，上行极而下；阴病者，下行极而上。”（《素问·太阴阳明论》）若饮食劳倦损伤脾胃，则脾气下陷，胃气上逆，升降失调而为病。李东垣说，若“损伤脾，真气下溜，或下泻而久不能升，是有秋冬而无春夏，乃生长之用，陷于殒杀之气，而百病皆起，或久升而不降亦病焉”。其证“怠惰嗜卧，四肢不收，大便泄泻”。若胃失和降，下脘不通，胃气热，热气熏胸中，则生内热，“胃病则气短，精神少而生大热，有时而显火上行，独燎其面”。脾病与胃病可相互影响，“胃既病，则脾无所禀受……故亦从而病焉……脾既病，则其胃不能独行津液，故亦从而病焉”（《脾胃论》）。脾胃升降失调的矛盾主要是脾失升清，以致阴火窃发上干，“胃既受病不能滋养，故六腑之气已绝，致肠道不行，阴火上干”。脾胃不足，六腑失养，五脏无所禀受，其所属组织器官亦为之病。所谓“脾胃既为阴火所乘，谷气闭塞而下流，即清气不升，九窍为之不利”。

五脏的气性功能各不相同，其为病临床症状亦异。若因内伤脾胃，升降失调，导致脏腑、经络、四肢、九窍病变，证候虽复杂，但却反映元气与阴火矛盾的共同特征，这一观点，贯穿李氏的理论与实践。

如脾失升清，则肺失所养而病。李东垣说：“饮食入胃，其荣气上行，以输于心肺，以滋养上焦之皮肤腠理之元气。”

若脾气不升而反下流，“其心肺无所禀受，皮肤间无阳，失其荣卫之外护，故阳分皮毛之间虚弱，但见风见寒，或居阴寒处、无日阳处，便恶之也”（《内外伤辨惑论》）。若脾为湿困，清阳不升，肺失所养，肺卫不足，“兼见肺病，洒淅恶寒，惨惨不乐，面色恶而不和，乃阳气不伸故也”（《脾胃论》）。若脾气下流，谷气不得升浮，致阴火上冲，肺失肃降，“则气高喘而烦热，为头痛，为渴而脉洪”（《医学发明》）。

脾虚不能升清，则气血不能上滋于心，心血不足，心火浮动，“致使心烦而乱，病名曰悗，悗者心惑而烦闷不安也，是清气不升，浊气不降，清浊相干。乱于胸中，使周身气血逆行而乱”。心失血养因清气不升，阴火不潜因浊气不降，这也是升降失常的一种表现。心主身之血脉，故不独心悗，且影响周身气血亦乱。如妇人可见“经水不时而下，或适来适断，暴下不止”（《兰室秘藏》），或“元气不行，胃气下流，胸中三焦之火及心火乘于肺，上入胸灼髓，火主散溢，瞳子开大”。（《兰室秘藏》）以致形成内障眼病等。

李东垣认为脾阳升清也与胆气春升是相辅相成的。“胃气、谷气、元气、甲胆上升之气一也，异名虽多，只是胃气上升者也。”说明甲胆少阳之气赖胃气以化生，而肝胆的升发作用又有助于脾胃的升降功能。故说“少阳行春令，生万化之根蒂也，更少加柴胡，使诸经右迁，生发阳明之气”，若“胆气不升，则飧泄、肠澼不一而起”。

肾之元气，“乃先身生之精气也，非胃气不能滋之”，若脾失升清，“肾间受脾胃下流之湿气闭塞其下，致阴火上冲，作蒸蒸而燥热，上彻头顶，旁彻皮毛，浑身燥热”（《内外伤辨惑论》)。说明脾气下陷，肾间阴火沸腾上冲，是内伤发热的病机之一。或脾虚湿气下流乘肾，“则骨之无力，是为骨痿，令人骨髓空虚，足不能履地”(《脾胃论》)。由于肾主生殖，司月经，若“脾胃有亏，下陷于肾，与相火相合，湿热下迫，经漏不止”(《兰室秘藏》)，此皆脾失升清，影响于肾所产生的病变。

李东垣还说：“饮食入胃，先行阳道而阳气升浮也，浮者散满皮毛，升者充塞头顶，则九窍通利也。”可见饮食精微输脾归肺，浊气归心，皆赖脾气之上行，不独心肺得养，而且充塞头顶，脑府亦得滋养，则神明所司之九窍功能通利。若“上气不足，脑为之不满，耳为之苦鸣，头为之苦倾，目为之瞑”，“皆由脾胃先虚而气不上行之所致也”。

综上所述，凡脾失升清，则元气不足，影响相关脏腑功能衰退；同时，又致阴火妄动，即浊气不降，影响有关脏腑功能失调。但在升降失调的矛盾之中，脾失升清是矛盾的主要方面；在元气与阴火的矛盾之中，元气不足是矛盾的主要方面；涉及脏腑功能衰退与失调的矛盾，功能衰退是矛盾的主要方面，此即东垣的基本病理观点。

(三) 升降浮沉用药宜忌

李东垣以脾胃为人身之本，特别强调脾胃升发的重要作用。他认为：“脾胃之气既伤，而元气亦不能充，而诸病之所由生也。”因此在治疗上着重益气升阳。他说：“此阳气衰弱不能生发，不当于五脏中用药法治之，当以《脏气法时论》中升降浮沉补泻法用药耳。”他是从调整脾胃升降着手治疗脏腑功能失调疾病的。如四时治疗疾病，“补之以辛甘温热之剂及味薄者，诸风药是也，此助春夏之升浮也……在人之身乃肝心也。但言泻之以酸苦寒凉之剂，并淡味渗泻之药，此助秋冬之降沉者也，在人之身是肺肾也”。说明辛甘温热之剂有助于肝气的升发与心阳的温煦，酸苦寒凉之剂有助于肺气的肃降与肾气的蛰藏。可见辛甘温热之品益元气，甘苦寒泻阴火之品不独能调治脾胃的升降功能，而且可以调治由脾胃所致肝、心、肺、肾四脏的疾病。

李东垣创立的代表方剂如补中益气汤，以黄芪益肺气而固卫，党参、甘草补脾元、泻阴火，白术健脾气而除湿，当归和血，柴胡、升麻辛以升阳，并引诸甘药上升，陈皮助阳气上升又散滞气，合而成辛甘温之剂补其中，升其阳，元气足则阴火敛，故为甘温除热之名方。同时亦须根据证情而佐以甘寒苦降之药，如黄连、黄芩、黄柏等以直泻阴火，因为阴火的潜降有助于元气的恢复。但泻阴火之药可暂用而不可久用，因恐其泻阳气而反陷。所以补气升阳是基本大法，而潜降阴火乃权宜之计。李东垣说：“今所立方中，有辛甘温药者，非独用也；复有苦甘大寒之剂，亦非独用也，以火酒二制为之使，引苦甘寒药至顶，而复入于肾肝之下，此所谓升降浮沉之道。”可见用火酒炮制苦寒泻火沉降之药，能使其先升后降，则苦寒既不伤阳而复又能去其阴火。李时珍说：“酸咸无升，甘辛无降，寒无浮，热无沉，其性然也。而升者引之以咸寒，则沉而直达下焦；沉者引之以酒，则浮而上至颠顶，此非窥天地之奥而达造化之权者不能至此。”（《本草纲目·卷一》）对升降浮沉用药法予以高度评价。

李东垣还认为："大抵脾胃虚弱，阳气不能生长，是春夏之令不行，五脏之气不升……""大法云：汗之则愈，下之则死。若用辛甘之药滋胃，当升当浮，使生长之气旺，言其汗者，非正发汗也，为助阳也。"他给汗法赋予新义，认为升麻、柴胡、葛根、独活、羌活、防风等辛温之药不能作汗法用，而是取其风燥升阳，使脾胃之气升浮，生长之气旺盛。他说："泻阴火，以诸风药升发阳气，以滋肝胆之用，是令阳气生，上出于阴分，末用辛甘温药接其升药，使火发散于阳分而令走九窍也。"风药不但升脾阳，而且有助于肝胆之气的升发。阳气升发，因此便起泻阴火的作用。在用这类升浮药物的同时，往往加甘温益气的药物，升阳而不伤元气。这种配伍方法，既能升脾阳燥脾湿，又能益元气散阴火。方如升阳散火汤，升阳除湿防风汤等为其代表方剂。

他还根据《内经》"必先岁气，无伐天和"之教，十分重视随四时气候变化用药，勿伐生生之气，"凡用药，若不本四时，以顺为逆"（《内外伤辨惑论》）。他强调本四时升降浮沉之理，如春夏助其升浮，秋冬助其降沉。四季之温热凉寒过则为灾，故"如春时有疾，于所用药内加清凉风药；夏月有疾加大寒之药；秋月有疾加温气药；冬月有疾加大热药，是不绝生化之源也"，但若"变生异证，则当从权施治。假令病人饮酒，或过食寒，或过食热，皆可以增病，如此则以权衡应变治之，权变之药，岂可常用之"。可见其立法处方，既法天地阴阳之理，遵循升降沉浮之常道，但又根据病情灵活应变，曲尽其妙。这种顺天气调根本、御时邪防新病的用药法，对后世影响颇大。如清代叶天士亦强调"岁气天和，保之最要……顺天之气，以扶生生”（《临证指南医案·卷六·崩漏》），在临床上很注意本四时气候而用药。在脾阳不升，元气不足，阴火内生的疾病中，李东垣提出了“病禁”的问题，认为药物饮食皆有所禁忌。东垣说：“如阳气不足、阴气有余之病，则凡饮食及药，忌助阴泻阳。诸淡食及淡味之药，泻升发以助收敛也；诸苦药皆沉，泻阳气之散浮；诸姜、附、官桂辛热之药，及湿面、酒、大料物之类，助火而泻元气，生冷硬物损阳气，皆所当禁也。”他在预防和临床治疗方面，都时刻注意顾护脾元，以利恢复和维护脾胃的升降功能。

以上从生理、病理、药物治疗三方面讨论了李东垣升降浮沉理论，是为补土派学术理论之核心观点。

五、论李东垣“胆气春升”说

李东垣在《脾胃论》中指出，归纳《内经》之义，引起脾胃功能失调的原因主要有四种，“胆气不升”是其中之一。他在举《素问·六节藏象论》“凡十一脏，取决于胆”时说：“胆者，少阳春升之气。春气升则万化安，故胆气春升，则余脏从之；胆气不升，则飧泄肠澼不一而起矣。”（《脾胃论·脾胃虚实传变论》）

《素问·五脏别论》说：“六腑者，传化物而不藏。”腑气以通为用，下行则顺，胆为六腑之一，而李东垣强调胆气上行升发的作用，岂不与《内经》之意相悖？因而，对其胆气春升说很有探讨的必要。

（一）胆气春升的涵义

春升乃胆的功能之一，是李东垣对胆腑功能的高度概括。它包括协助脾胃化谷升清及对血气化生的协同作用。

其一，饮食入胃后，有赖胆输精液于胃肠，以助化物，则脾能升清布精，上输心肺。少阳胆气协助中焦化谷升清的功能，即春升作用。李东垣说："谷气者，升腾之气也，乃足少阳胆、手少阳元气，始发生长，万化之别名也。"（《内外伤辨惑论》）说明水谷精气的吸收升清，有赖少阳胆气的升发温化。胆附于肝，属下焦，胆为甲木，应少阳春升之气，李东垣说："感天之风气而生甲胆……此实父气无形也。"他将胆的功能谓为春升，符合藏象学说的气化理论。胆气春升论影响于后世，亦颇深远。如唐容川说："胆中相火如不亢烈，则为清阳之木气，上升（按：注意上升二字）于胃，胃土得其疏达，故水谷化。"（《血证论·脏腑病机论》）唐容川将少阳清气上升于胃而化谷的功能称为疏达，实与李东垣之春升同义。若发生飧泄、肠澼等病，不独责之于胃肠，还应考虑是否为胆失春升所致。

其二，手少阳三焦温运元气，能助脾阳温化，有益中州营气的生成。胆与三焦少阳同气，俱藏相火，故胆气有同手少阳三焦一般的温化作用，有助于化生营血。然相火即少火也。《素问·阴阳应象大论》说："少火之气壮……少火生气。"张隐庵注："少阳三焦之气生于命门，游行于内外，合于包络而为相火，然即少阳初生之气也。归于上焦而主纳，归于中焦而主化。纳化水谷之精微而生此精，以养此形。"（《黄帝内经素问集注》）李东垣说“甲胆风也，温也，主升化周身之血气”，所以说“手足经同法，便是少阳元气生发也”（《兰室秘藏》）。

李东垣还说：“若胆及小肠温热生长之气俱不足，伏留于有形血脉之中，为热病，为中风，其为病不可胜纪。”胆的升发之气不足，亦即疏达无力，衍成热病或中风，是由于影响了血脉的调畅。此论从病理方面说明少阳胆气春升功能与周身血气循环关系密切。

（二）关于胆胃关系

上论脾胃升清有赖少阳胆气的春升协助；反之，少阳胆具备正常的生发温化作用，又赖胃气的滋助。故说：“胃气者……资少阳生发之气也。”（《内外伤辨惑论》）李东垣并说：“胃虚，则胆及小肠温热生长之气俱不足。”可见其观点是胆气、胃气二者相辅相成，衰则俱衰。《灵枢·四时气》说：“邪在胆，逆在胃。胆液泄则口苦，胃气逆则呕苦，故曰呕胆。”张隐庵注：“病在胆，逆在胃者，木邪乘土也。”此论胆胃之邪实。东垣之说与《灵枢》所载呕胆病之胆胃气逆俱实证，恰成一对面。然而临床有胆强脾弱者，有土木不和者。如谓“中焦用白芍药，则脾中升阳，使肝胆之邪不可犯也……腹中痛者，加甘草、白芍药……甲己化土，此仲景妙法也”（《脾胃论·脾胃盛衰论》），此即抑甲胆、安脾土之法。足见东垣并非一味升胆，实则必泻之。

（三）胆主春升需进一步作微观深入研究

李东垣认为，胆气不升导致脾胃病，如飧泄、肠澼为清阳下陷之证，此乃专举胆虚不及、春升功能失职之言，实发前人所未发。

《脾胃论·气运衰旺图说》曰："湿、胃、化；热、小肠、长；风、胆、生。皆陷下，不足，先补则：黄芪、人参、甘草、当归身、柴胡、升麻，乃辛甘发散，以助春夏生长之用也。"从天人合一观，强调三腑阳气升浮在整个机体中的重要性，若腑气陷下不足，必须益气温升。假若刻舟求剑，只看到腑气宜降的生理特点，而忽视诸腑化、生、长等功能作用，则失之片面。李东垣明确指出："腑者，府库之府，包舍五脏，及形质之物而藏焉。"这就说明腑不单纯是传化物而不藏，李氏认为腑还藏有维持五脏及形体正常生理活动所需要的精微物质。这些精微物质的功能在胃表现为化，在小肠表现为长，在胆则以春升生发为其特点。胆气前通于心而后通于肾。《医学入门·脏腑总论》引《五脏穿凿论》谓"心与胆相通"，胆与心神相通，故胆病有惶恐、易怒、太息、不寐、多睡等症。《灵枢·经脉》又曰，胆"主骨所生病"，故《备急千金要方·胆腑》有"治髓虚，脑痛不安，胆腑中寒，羌活补髓丸方"（羌活、劳芎、当归、桂心、人参、枣肉、羊髓、酥、牛髓、大麻仁，为丸服）。若胆腑功能与其他脏腑功能协调无关，怎么会引起热病、中风、飧泄、肠澼、太息、不寐、脑痛不安等，其为病怎会不可胜纪呢？近年来的生理微观研究认为，胃肠道还是内分泌器官。匡调元说："目前已经肯定 GEP 系（胃肠胰内分泌系）激素有胃泌素、胰泌素、胆囊收缩素、促胰酶素、抑胃素、肠血管活性肽、肠升糖素、胃动素、胰升糖素和胰岛素。此外，肠嗜酸细胞还产生 5－羟色胺、胰舒血管素等，参与了血液循环的有效调节……如果认为胃肠道仅属于消化系统就不全面了。”（《中医病理研究》）这种微观的研究方法虽然与中医藏象学说不侔，但在一定意义上支持了腑“包舍五脏及形质之物而藏焉”的认识，而胆气春升也一定有科学的内涵，在微观上还有待做进一步的深入研究。

（四）胆病用药宜忌

基于上述胆气春升之论，李东垣辨证立方用药处处顾及少阳生发之气，他认为：“清气在阴者，乃人之脾胃气衰，不能升发阳气，故用升麻、柴胡，助辛甘之味，以引元气上升，不令飧泄也。”此乃脾虚清气下陷之飧泄证，用升麻升脾胃之清气，用柴胡升发胆气，有助脾胃升清。他解释说：“少阳行春令，生万化之根蒂也。更少加柴胡，使诸经右迁，生发阴阳之气，以滋春之和气也。”其所立著名的甘温除大热之补中益气汤（黄芪、炙甘草、人参、当归身、橘皮、升麻、柴胡、白术）；治疗因饥饱劳役，损伤脾胃，元气不足所致诸症之调中益气汤（橘皮、黄柏、升麻、柴胡、人参、炙甘草、苍术、黄芪）；治消渴大便燥结之当归润燥汤（细辛、生甘草、炙甘草、熟地、柴胡、黄柏、知母、石膏、桃仁、当归身、麻子仁、防风、荆芥、升麻、红花、杏仁、川椒）；治目中溜火，恶日与火之连翘饮子（柴胡、生甘草、蔓荆子、连翘、生地、当归身、红葵花、人参、黄芪、黄芩、防风、羌活、升麻）；治耳鸣耳聋之柴胡聪耳汤（连翘、柴胡、炙甘草、当归身、人参、水蛭、麝香、虻虫）；治女子漏下恶血，月事不调，或暴崩不止，多下水浆之物之调经升麻除湿汤（当归、独活、蔓荆子、防风、炙甘草、升麻、藁本、柴胡、羌活、苍术、黄芪）等。治疗各种疾病的方中均用柴胡，便是在“胆气春升，余脏从之”的理论指导下运用的。张洁古说：“柴胡气味平，微苦……气味俱轻，阳也，升也，少阳经气药，能引胃气上升。”（《医学启源》）可见东垣用柴胡升清的思想是师承授受的。他还十分赞赏张洁古枳术丸之用荷叶，谓其“生于水土之下，出于秽污之中而不为秽污所染，挺然独立，其色青，形乃空，清而象风木者也。食药感此气之化，胃气何由不上升乎？其主意用此一味为引用，可谓远识深虑，合于道者也”（《内外伤辨惑论》）。

李东垣说：“如初春犹寒，更少加辛热以补春气之不足，以为风药之佐，益智、草豆蔻皆可也。”所谓补春气之不足，即在祛风方剂中佐以益智等补少阳胆气，以助病体适应初春尚寒的气候。

他还说：“客邪寒湿之淫，从外而入里，以暴加之……必用升阳风药即差。”如羌活、独活、柴胡、升麻、防风等，他认为风药能入肝胆，以助春升之气，故说：“诸风药升发阳气，以滋肝胆之用。”

在继承张仲景少阳治禁的基础上，李东垣还提出了胆禁利小便的观点。他说：“足少阳胆经行身之侧……又主生发之气，下则犯太阳，汗则犯阳明，利小便则使生发之气反陷入阴中，此三禁也。”

（五）结语

胆内藏精汁，主相火，其气前通于心，后通于肾，具有生发温化功能，有助脾胃清气上升，对食物消化，精微的摄取，中州营气的生成，周身血气的生化条达，以及神志的正常等，都有重要协调作用，李东垣以春升二字概括之。腑气宜降的生理特点与胆气春升的功能特点，二者辩证统一。胆气有赖胃气资助，胃虚则少阳生发之气亦不足。凡内伤脾胃不足之病，或内伤情志、中风、血脉等诸种疾病，或风、寒、暑等外邪致病，都会影响胆的生发之气。《素问·阴阳类论》曰："春，甲乙，青，中主肝，治七十二日，是脉之主时。"《素问·四气调神大论》又曰："逆春气，则少阳不生，肝气内变。"甲木胆，乙木肝，其色青，说明肝胆应春，都主少阳生发之气。"胆气春升"说是李东垣脾胃学说的重要组成部分。生发与决断同属胆的功能，故为《内经》藏象学说之发扬，其科学内涵值得深入研究。

六、李东垣风病证治学术思想探讨

风病乃临床常见多发疾患。外风致病常有恶风、发热、汗出、肿、痛、痒、痹、口眼㖞斜、痉挛等症。脏腑气血功能失调则可产生内风，如眩晕、昏厥、目窜、抽搐、震颤、麻木、半身不遂等证候。李东垣阐发内伤学说，为补土派创始人，治病独重脾胃元气。对于风病证治，亦体现这一学术特色，兹择要讨论如下。

（一）元气不足，易感风邪

李东垣说："肺主卫……卫者，元气七神之别名，卫护周身，在于皮毛之间也。”若“胃气不升，元气不生，无滋养心肺。”（《内外伤辨惑论·辨阴证阳证》）不但出现内伤不足之证，且易导致卫虚不能固密于外，风邪乘虚侵入。他说：“人之百病莫大于中风，有汗则风邪客之，无汗则阳气固密，腠理闭拒，诸邪不能伤也。”（《脾胃论·脾胃虚则九窍不通论》）说明脾胃元气不充，则卫阳失固而自汗出，风邪乘玄府之空虚而入。补中益气汤乃补元气治疗内伤不足之代表方，亦可用治卫虚外感风邪之病。李东垣说：“如发热，或扪之而肌表热者，此表证也，只服补中益气汤一二服，亦能得微汗，则凉矣。”（《脾胃论·随时加减用药法》）又说“如风湿相搏，一身尽痛”，可于此方加羌活、防风、藁本根、升麻、苍术等，益元气，祛风湿之邪。（《脾胃论·饮食劳倦所伤始为热中论》）更有气虚中阳不足感风者，“如鼻流清涕、恶风，或项、背、脊、膂强痛”（《脾胃论·君臣佐使法》）。可用小建中汤加羌活、防风、甘草，倍用黄芪，益气固卫，临卧服之。若不审脾胃元气强弱而滥施方药，“汗下时出”，损伤元气，必导致“诸病遂生”（《脾胃论·胃虚元气不足诸病所生论》）。若服祛风药，邪气已衰，“如病去，勿再服，以诸风之药，损人元气而益其病故也”（《脾胃论·饮食劳倦所伤始为热中论》）。体现了李东垣治疗外感风邪必须重视脾胃元气，辨证用药的特点。

（二）元气不足，肠腑病风

《素问·生气通天论》说：“春伤于风，夏生飧泄。”说明飧泄乃肠腑外感伏气为病。脾胃斡旋中焦，升清降浊，若脾胃元气不足，风邪可入客胃肠，使中焦升清失职。李东垣指出，风冷之邪乘虚入客胃肠，运化不及，湿气下流，则“水谷不化，泄泻注下，腹胁虚满，肠鸣疠痛”（《脾胃论·脾胃损在调饮食适寒温》），可用胃风汤治之。方中人参、白术益气健脾，川芎、桂枝升阳祛风，茯苓祛湿利尿，当归、白芍和营缓痛，合为益气升阳渗湿和营止泻之方。

亦有土木失和，清阳不升而致者。李东垣说：“胆气春升，则余脏从之；胆气不升，则飧泄、肠澼不一而起矣。”（《脾胃论·脾胃虚实传变论》）认为甲胆之气升发有助脾胃清阳上升；若胆失春升，影响脾胃升清，谷气下流，故生飧泄。所以东垣说，“如飧泄及泄不止，以风药升阳”，用升阳除湿汤。其方二术、茯苓益气补脾胜湿，防风升举清阳，白芍平木缓急，即能调和土木，治疗内风泄泻。

又有血枯津燥，肠腑失濡而病风秘者，其症腹胀、矢气、大便燥结，乃血燥生风，其病在肠。治以养血滋燥，息风通腑，方如活血润燥丸（《兰室秘藏》）。用当归、皂角仁、桃仁、麻仁养血润燥，配伍防风、羌活升清阳，大黄降下通腑而入阳明。其法与一般润下方不同，特点在于用升阳风药，使脾胃元气上升，则清升浊降，辛能致津液通气，津液流行而燥结可愈，亦血行风自灭之一端尔。

（三）胃失升清，经络病风

胃足阳明经脉夹口环唇，上面抵目下。若胃虚元气不足，清阳失升，或受外邪，或火盛，或津耗，可致阳明经络气血失调而病风证。

李东垣说："治虚风证，能食，麻木，牙关急搐，目内蠕瞤，胃中有风，独面肿。"(《脾胃论·调理脾胃治验治法用药若不明升降浮沉差互反损论》）治用胃风汤。《素问·平人气象论》说："面肿曰风。"此证乃胃虚清阳失升，风邪入客阳明经络所致。故用苍术、大枣、生姜、炙甘草补中安胃，葛根、升麻、柴胡升发胃中清阳，干姜、草豆蔻温胃去寒，麻黄、羌活、蔓荆、藁本、白芷、当归辛香芳烈，祛风和血通络，黄柏制阴分伏火监制诸药之温，共为益胃升阳祛风通络之方。

又如"口㖞颊腮急紧，胃中火盛，必汗不止而小便数也"(《脾胃论·调理脾胃治验治法用药若不明升降浮沉差互反损论》)，治以清阳汤。口角歪斜，面颊腮部急紧，乃《金匮要略·中风历节病脉证并治》所谓"邪气反缓，正气即急，正气引邪，㖞僻不遂"。本证乃上盛下虚风证。风寒上盛中络，故口㖞颊紧；胃火上熏，故胸以上汗出；元气虚而失摄，则小便频数。方用当归、桂枝、红花、苏木辛温散寒，和血通络，配合火熨以缓风急；黄柏、生甘草以清泄胃热之上盛；又用黄芪、炙甘草补中益气，葛根、升麻升清，共奏益气升清、和血通络清热之效，取用酒煎使药力上行外达，鼓舞胃气以祛邪。以"清阳"名汤者，取其恢复胃中清阳之气而愈风病。

（四）胃虚本病，眩运偏风

李东垣认为，脾胃亏虚，本气不足，致火盛湿阻，湿热扰动肝风，形成内生风病。他指出："食入则困倦，精神昏冒而欲睡者，脾亏弱也。且心火大盛，左迁入于肝木之分，风湿相搏，一身尽痛，其脉洪大而弦，时缓，或为眩运战摇，或为麻木不仁，此皆风也。”（《脾胃论·胃虚则脏腑经络无所受气而俱病论》）此所谓“风湿相搏”，非外受风湿，乃脾湿肝风，为内所生。脾胃元气不足，湿气下流，阴火上乘，郁于有形血脉中，肝木得火气而扰动，故生内风。脉洪大为热，弦为风，缓为湿。治疗“当先于阴分补其阳气升腾，行其阳道而走空窍，次加寒水之药降其阴火……脾胃俱旺而复于中焦之本位，则阴阳气平也”（《脾胃论·胃虚则脏腑经络无所受气而俱病论》）。故临床治疗眩运、麻木不仁等内风证，有从脾胃入手，用益气升阳泻火和血而取效者。医案俱在，可以索验。

李东垣还说：“胃虚则胆及小肠温热生长之气俱不足，（湿热）伏留于有形血脉之中，为热病为中风。”（《脾胃论·胃虚则脏腑经络无所受气而俱病论》）指出中风偏瘫由胃虚导致，属内风。如所创安胃汤，“治因饮食汗出，日久心中虚，风虚邪，令人半身不遂，风偏风痿痹之证，当先除其汗，慓悍之气按而收之”（《脾胃论·调理脾胃治验治法用药若不明升降浮沉差互反损论》）。汗乃心之液，《素问·生气通天论》说：“汗出偏沮，使人偏枯。”食入头面汗多，日久津伤，津伤无以化血，故心中空虚；心主血脉，脉络失荣，则有偏瘫麻痹中风之变。其病本在胃热，清阳失运，故首宜治其汗。药用黄连、生甘草清胃火，五味子、乌梅以敛汗；合炙甘草则酸甘化阴，以复胃阴心液；复用升麻引诸药入阳明，并恢复脾胃升清之职。此为泄热养阴升阳防治中风别树一法。王履说：“中风者，非外来风邪，乃本气病也。凡人年愈四旬，气衰之际，或因忧喜忿怒伤其气，多有此疾，壮岁之时无有也。若肥盛则间有之，亦是形盛气衰而如此。”（《医经溯洄集》）此即后世谓东垣论中风乃本气自病，非外风卒中之所本。

（五）摄养避风，防患未然

李东垣认为脾胃不足，诸病所由生。而饮食不节则伤胃，形体劳役则伤脾，所以他强调说：“饮食起居之际，可不慎哉。”（《脾胃论·脾胃虚实传变论》）而风为六淫之首，百病之长，故人尤宜注意摄养，保元气，慎避风邪，以防患于未然。凡“遇天气变更，风寒阴晦，宜预避之；大抵宜温暖，避风寒，省语，少劳役为上”。他指出避风的具体方法：“忌浴当风，汗当风，须以手摩汗孔合，方许见风，必无中风、中寒之疾。”若“遇卒风暴寒，衣服不能御者，则宜争努周身之气以当之，气弱不能御者病。”“如衣薄而气短，则添衣，于无风处居止。”“如衣厚不通风处居止；而气短，则宜减衣摩汗孔合，于漫风处居止。”（《脾胃论·摄养》）总之，省言，不过度劳役，适寒温，避风邪，对预防风病都有切实可行的价值。

（六）结语

李东垣关于风病证治的学术思想，建立在他的以脾胃元气盛衰为病机的理论基础之上。元气不足，卫外失固，易感风邪。在外则为表风，在腑则病肠风、飧泄，在经络则为阳明经络风病。治疗当益元气，祛风邪。同时，脾胃元气虚衰，则内蕴湿热，化生内风，为眩晕，为震颤，为麻痹，为口㖞，为偏瘫失语等。其治疗当审虚实，益元气，泻阴火，和血润枯燥，以息内风。其以脾胃为中心的调治方法，为风病证治独树一帜，值得深入学习研究。

七、李东垣运用柴胡的探讨

医有“柴胡在脏主血，在经主气”（《本草从新》）之说，并随配伍不同，用途各异。李东垣临证喜用柴胡。单就《兰室秘藏》22门中，涉及数十病种，制方计280首，其中使用柴胡者竟达130方之多，接近所制方之半数，说明李东垣对柴胡运用之广泛与灵活。今就其配方应用，分析柴胡用法如下。

（一）疏风散热

柴胡味苦，性平、微寒，可疏风散热。张元素说：“柴胡性味俱轻，阳也，升也，苦寒以发散表热。”李东垣制解表升麻汤（《兰室秘藏》），治遍身壮热、骨节疼痛等风寒外束之症，即以柴胡、升麻、羌活、防风、当归、甘草等解表疏风散寒解热。又如时邪感冒，风热乘肺，出现汗出、发热、肩背痛等症，李东垣说：“当泄风热，以通气防风汤主之。”即以柴胡和羌活、防风等以疏风散寒解热。后世柴葛解肌汤、柴胡升麻汤用柴胡，皆效此法。

（二）和解少阳

自张仲景用小柴胡汤治伤寒邪入少阳、往来寒热等症，后世皆宗之。故张元素说：“柴胡主寒热往来。”（《本草纲目》）李东垣认为：“足少阳胆经行身之侧，在太阳、阳明之间，病则往来寒热，口苦胸胁痛，只宜和解。”（《脾胃论·用药宜禁论》）故主用小柴胡汤。不独如此，他如风湿之邪客太阳，若又犯少阳，其“用太阳经药，更加柴胡”（《脾胃论·羌活胜湿汤》），以解少阳之邪。又如治久疟，热多寒少不止，用加味四君汤，即四君子汤加柴胡、黄芩、薄荷、生姜、大枣，其中柴胡、黄芩并用以和解寒热。后世如《证治准绳》柴胡橘皮汤治诸疟，即仿此以柴胡为主药。

（三）祛风胜湿

李东垣认为风能胜湿，故凡湿热、寒湿之邪侵犯人体所致之筋骨疼痛等症，皆喜用柴胡，以柴胡作为风药，能祛风胜湿止痛，与他药相伍，相得益彰。如苍术汤治湿热腰腿疼痛，即以苍术、柴胡、防风、黄柏为方。又如苍术复煎散治“寒湿相合，脑户痛，恶寒，项筋脊骨强，肩背胛眼痛，膝髌痛，无力行步，身沉重”，以白术、苍术合柴胡、羌活、藁本、泽泻、黄柏等煎服取微汗治之。或因脾虚内湿，不思饮食，腹痛、泄泻、小便黄、四肢困倦等，用升阳除湿汤，方以柴胡、升麻、羌活、防风、苍术祛风升阳胜湿，益智仁、神曲、麦芽等健脾，猪苓、泽泻渗湿，合收胜湿运脾之功。

（四）祛风止痛

高颠之上，唯风可到。故凡风邪上扰，偏正头痛，年深不愈者，用清空膏。其方以柴胡、川芎、羌活、防风祛风止痛，佐黄芩、黄连清热，炙甘草和诸药。然若“偏正头痛服之不愈，减羌活、防风、川芎一半，加柴胡一倍”。足见祛风止痛，重在柴胡。他如细辛散治偏头痛，安神汤治头痛目眩等，皆用柴胡，每与细辛、川芎、羌活等风药同用。

（五）发散郁火

劳倦伤脾，心火下陷于脾土之中，郁而不伸，则往往有五心烦热，肌表如火燎等内伤虚热之症。《内经》云："火郁发之。"故东垣每用风药柴胡发散郁火，并与升麻、葛根、防风等药配伍，以助发越之功。同时又佐芍药敛之，以防止发散太过，如火郁汤、柴胡升麻汤皆属此用法。东垣又屡用柴胡、羌活、防风散火，并配黄芩、黄连、知母、黄柏、生地、红花等泻火、养血、和血之药，以治暴发眼赤、肿痛、畏光之眼病，方如救苦汤。

（六）升发胆气

胆为甲木，属春，主少阳生发之气。东垣认为胆气升发，则诸脏腑功能亦正常；若胆失条达升发，则影响中州脾胃，清阳不升，谷气下流，而生飧泄、肠澼等病。而柴胡入少阳经，能助胆气升发，则亦有助于脾胃之气的旺盛，补中益气汤中用柴胡意即在此。又如清暑益气汤中用柴胡，李东垣说："少阳行春令，生万化之根蒂也，更少加柴胡，使诸经右迁，生发阴阳之气，以滋春之和气也。"（《脾胃论·清暑益气汤》）方中用柴胡升发胆气，并常与人参、黄芪、甘草等益气药配伍，则阳生气壮。又如治妇人经水不止、项急、脊骨强痛之柴胡调经汤，亦取柴胡助少阳清气升浮，则血不至下陷，而经漏亦止。

（七）疏泄肝木

《本经》谓柴胡治“邪气、肠胃积聚”。张仲景的四逆散以柴胡合芍药、枳实疏肝气之郁以治气厥，故后世凡肝经郁滞必用柴胡以疏肝气。李东垣在《脾胃论·随时加减用药法》中说：“胁下痛或缩急加柴胡二分或三分。”“如胁下急或痛甚，俱加柴胡、甘草。”即取柴胡泻肝之用。他还说：“肝木妄行，胸胁痛，口苦舌干。”“往来寒热而呕，多怒，四肢满闭，淋溲便难，转筋，腹中急痛，此所不胜乘之也。”此即肝木乘脾之证。治以柴胡为君，配合肉桂、芍药、防风等，盖木得桂则死，桂枝为泻肝要药，故合用之以成疏肝泻木之功。

（八）升举阴精

《神农本草经》谓柴胡“明目益精”。李东垣则用柴胡升举阴气，引阴精上行。如熟干地黄丸，治血弱阴虚火旺，偏头胀闷，瞳子散大，视物昏花，方以二地、生脉、地骨皮、当归益阴养血，黄芩、黄连、枳壳清热下气，柴胡升举阴气以达于目。又如羌活退翳丸治白翳内障，方以四物养肝血，知母、黄柏、丹皮等泻阴火，附子振奋阳气去阴霾，并谓“翳在小眦加柴胡、羌活，用同熟干地黄丸”。更有益阴肾气丸，即六味地黄汤加柴胡、五味子、当归、朱砂为衣，蜜丸，东垣说：“此壮水之主，以镇阳光。”其于补阴方中加柴胡，即升举阴气以涵肝阳。此用法与后世谓柴胡劫阴之说大相径庭《素问·五常政大论》有云：“阴精所奉其人寿。”然则阴精何以能上奉？此必得阳气之升乃能上奉，观此则柴胡实有助阴精升举上奉之功。《本经疏证》说："柴胡于仲冬根生白蒻，是静中有动也。识此义，则所云能达阴中之阳者，何止举阳之透阴而出哉？即举阴之包阳而藏者，悉皆托出矣，必阳上彻而阴未能须臾与离，用此升举乃为无弊。盖柴胡非徒畅阳，实能举阴。"此论阐明柴胡既能升阳，亦能升举阴气。盖阴阳不可相离，但用法之妙在乎必与养阴益血之药为伍，则阳升而阴随之。否则独用柴胡不用阴药，将无阴可升。故又云："若阴气已虚者，阳方无依而欲越，更用升阳，是速其毙耳。"然而高鼓峰论滋阴肾气丸、滋肾生肝饮等方中用柴胡，总执疏肝为说（《医宗己任编》），实未得东垣制方本义，亦未得柴胡运用之妙义。

（九）和血调经

自《伤寒论》第144条有"妇人中风……热入血室……小柴胡汤主之"之法，后世咸宗之。李东垣遂认为柴胡有解血中邪热之效。其所制泻血汤，治疗发热昼少夜多，不恶寒，病不在表，二便如常，病不在脏腑，认为昼病在气，夜病在血，此证"是足太阳膀胱血中浮热"，"知在经络也，夜发多而昼发少是邪气下陷之深也，此杂证当从热入血室而论之"。方以地黄、蒲黄、当归、丹参、桃仁、防己和血凉血，配伍柴胡、羌活以解血中之热邪，甘草和诸药。肝为女科先天，主藏血，性疏泄，柴胡善疏肝，故李东垣又以之与血药相伍，用为调经药，如所创柴胡丁香汤，"治妇人年三十岁，临经先腰脐痛甚，则腹中亦痛，经缩两三日"。方用柴胡为君，配伍当归、地黄和血，佐丁香、全蝎、羌活、防风散寒止痛，共收调经之效。故李时珍认为："柴胡治妇人热入血室，经水不调。"（《本草纲目》）即指此用法。

（十）消坚散结

李东垣认为柴胡能散结，凡瘰疬、马刀、痈疮肿毒多用之。特别邪结于腋少阳部位更为必用之品。如散肿溃坚汤、柴胡通经汤等，每以柴胡与连翘、黄芩等合用，以收清火散结消肿之效。连翘为"十二经疮中之药，不可无也，能散诸血结气聚"；东垣又说"柴胡功同连翘"，故结聚痈肿不在少阳者，亦用之。如黄芪肉桂柴胡煎酒汤，治附骨痈，坚硬漫肿，既用柴胡、连翘等散结，复有黄芪、肉桂等益气温阳，以治寒性痈肿。

（十一）引经报使

李东垣视柴胡为少阳、厥阴引经药。如所制龙胆泻肝汤，治"阴部时复热痒及臊臭"，方中"泽泻、车前子、木通淡渗之味……以撤肝中邪气；肝主血，用当归以滋肝中血不足也"；而"柴胡入肝为引用"。又如柴胡胜湿汤，治外肾冷，湿热阴痿，亦用柴胡引药至厥阴经中，盖以厥阴经绕阴器也。又如固真丸，治妇女寒湿白带不止，脐腹阴中冷痛，目中溜火，视物䀮䀮等症，方以煅白石脂、煅龙骨收涩燥湿，干姜温阳祛寒，黄柏苦燥去其伏热，当归和血，"以柴胡为本经之使，以芍药五分导之……此用药之法备矣"。

（十二）结语

柴胡味苦，性平、微寒，被《本经》推为良药。其能伍气药治经络之气，可同血药调脏腑之血。妙在配伍得宜，巧于组方适用。在表疏风散热，在上祛风止痛。和解少阳，治在外感；发越郁火，用于内伤。祛风胜湿，外湿、内湿咸宜；和血调经，血热血滞可医。升发胆气，为升阳之法，每与益气之药同施；升举阴精，有益阴之助，须同滋阴之味为伍。能疏泄肝木，为肝郁所不舍；可消坚散结，在疡医之选裁。引经报使，能入少阳厥阴，东垣心法，务必细心体味。

八、论李东垣风药运用心法

风药即祛风解表药，其应用已有数千年的历史，早在《神农本草经》中就已记载多种。历代医家对其应用积累了丰富的经验，应用风药机会较多，风药应用是中医学中值得深入发掘、认真研究的一个领域。兹将李东垣运用风药的心法整理介绍如下。

（一）风药概念

风药即祛风药。称祛风药为风药者肇始金元医家张元素。其谓“羌活气微温，味甘苦，治肢节疼痛，手足太阳（经）风药也”（《医学启源·药类法象》）。其弟子李东垣发挥说：“如风湿相搏，一身尽痛，加羌活、防风、藁本根……升麻、苍术……所以然者，为风药已能胜湿。”（《脾胃论·饮食劳倦所伤始为热中论》）指羌活、防风、藁本、升麻、苍术等皆为风药。故凡辛温解表、祛风散寒药，诸如麻黄、桂枝、细辛、白芷、荆芥、川芎、辛夷、苍耳、紫苏、香薷、生姜、葱白等皆属风药。李东垣又说："如春时有疾，于所用药内，加清凉风药。"（《脾胃论·脾胃将理法》）由此可见，凡辛凉解表，祛风散热者，诸如薄荷、蔓荆子、柴胡、升麻、葛根、牛蒡子、桑叶、菊花、蝉蜕、荷叶、浮萍、僵蚕等亦属风药。风药气轻味薄属阳，合于春温夏热，春生夏长，有助肝气升浮，心气温热，有益气升阳、祛风胜湿等多种功用。李东垣说："味之薄者，诸风药是也，此助春夏之升浮者也。"（《内外伤辨惑论》），即指此而言。今人谈风药，每将乌蛇、全蝎、地龙、蜈蚣等列入，按此皆虫类搜风药，与本类风药不同。风药于临床应用较广，后世多有发展。其运用于风病，余每会心焉。

（二）李东垣风药临证运用

李东垣重视脾胃元气，在临床中擅用升发阳气的药物，这就是所谓风药。诸如柴胡、升麻、葛根、防风、羌活、独活、川芎、细辛、藁本等。研究他对于此类药物的运用心法，有助于深入了解其学术思想，对现今临床扩展风药运用亦有现实指导意义。

1. 祛风解表

风药气轻味薄，具有疏散风寒、发汗解表的作用。李东垣常用以治疗外感风寒在表的疾病。如治疗外受风寒湿邪所致头痛、鼻塞、流涕、喷嚏之"太阳经嚏药"方（《兰室秘藏》），用防风、羌活、红豆，为细末，鼻内嗅之。即用防风、羌活祛风散寒解表，合红豆渗湿，共奏祛除外感风寒湿邪之功。又如黄芪汤，“治表虚恶风寒”（《兰室秘藏》），用麻黄、白芷、藁本、升麻、柴胡祛风散寒，黄芪、当归补气血，橘皮、青皮、草豆蔻行气，黄柏少许监制药温，甘草调和诸药。

2. 升散祛风

诸风药除具有一般发汗解表的作用之外，李东垣认为还具有上升头顶以祛风邪的特点。他说：“凡头痛皆以风药治之者，总其大体而言之也。高巅之上，惟风可到。故味之薄者，阴中之阳，乃自地升天者也。”（《内外伤辨惑论》）说明风药味辛，能上达颠顶，升散祛风，治疗头面诸疾。如风在太阳则用羌活、川芎、防风；在少阳则用柴胡；在阳明则用升麻、葛根、白芷；在太阴则用苍术；在少阴则用独活、细辛；在厥阴则用藁本等。他所制的清空膏治疗偏正头痛及风湿热气上壅损目，就是用羌活、防风、川芎祛太阳风邪，柴胡祛少阳风邪，佐黄连清热燥湿，甘草和诸药，共奏升散祛风、清热燥湿之功。

3. 升发胆气

李东垣认为胆为甲木属春，主少阳升发之气。胆气升发，则各脏腑的活动功能亦正常。若胆失升发条达之气，影响脾胃清阳不升，谷气下流，就会发生飧泄、肠澼之类的疾病。而风药柴胡等就能助肝胆生发之气，其所创补中益气汤治疗脾胃中气不足所致诸症，方中除用人参、黄芪、白术、甘草等补脾益气药外，更少加柴胡，即用之以助胆气升发，则有助于脾胃升清。又如清暑益气汤中用柴胡，李东垣说：“少阳行春令，生万化之根蒂也，更少加柴胡，使诸经右迁，生发阴阳之气，以滋春之和气也。”（《脾胃论 · 饮食劳倦所伤始为热中论》）说明用柴胡升发胆气，协同人参、黄芪、甘草等益气药，则阳升气壮。其他如枳术丸治痞消食和胃，用白术枳实为末，荷叶烧饭为丸，其中荷叶一味，“中央空虚，象震卦之体，震者，动也，人感之生足少阳甲胆也；甲胆者，风也，生万化之根蒂也”（《内外伤辨惑论》）。荷叶清香使胆气条达升发，中焦清气因之上腾，脾胃消磨水谷之气倍增，则可消食滞之患，亦可愈飧泄之疾。今贤龚士澄先生说：“嗣经长期临证体验，方知细辛性味功用类似薄荷而胜于薄荷，入肝辛散以达木郁之效近似柴胡而健于柴胡。”（《医林小品 · 运用细辛的体会》）也是体会到风药生发条达胆气的作用。

4. 升发脾阳

脾胃气虚，清阳不升，则湿气下流，李东垣往往用风药以升发脾胃清阳之气。他说：“补之以辛甘温热之剂，及味之薄者，诸风药是也，此助春夏之升浮者也。”（《内外伤辨惑论》）此所谓春夏，原指肝心。然春升夏长皆从胃中出，即风药能助脾胃升清，故有益于心肝。如目为肝所主，其内障之疾，“得之脾胃元气衰弱，心火与三焦俱盛”所致，用冲和养胃汤（《兰室秘藏》）治疗，方中用黄芪、人参、白术、茯苓、甘草益气，配防风、升麻、葛根、羌活、柴胡、干姜等升发脾阳，当归、芍药、五味子益血敛阴，黄芩、黄连泻火，如此则清阳升、阴火降，目障可除。对于脾胃气虚、清阳不升者，东垣每将升阳风药与益气健脾之药同用，如补脾胃泻阴火升阳汤、升阳益胃汤等，都体现了这一用药心法。说明升阳风药与甘温益气药联合使用，能使阳升气壮，补中益气汤为其代表名方。

5. 发越郁火

李东垣指出，若脾胃气虚，又过食生冷之物，致使阳气郁遏于中焦，形成郁火，而见“四肢发热、肌热、筋痹热，骨髓中热、发困、热如燎、扪之烙手”（《脾胃论·升阳散火汤》）等内伤热证，其治宜采用火郁发之的方法，投以升阳散火汤。其方以升麻、柴胡、羌活、独活、葛根、防风等风药发越郁火；配伍人参、炙甘草甘温益气；白芍、生甘草酸甘敛阴，以防风药过燥。如此则阳升火散而热除。若因七情耗损元气，以致阴火内生，或血虚之人，血不敛摄阳气而生内热，其脉皆虚数。皆为阴火郁伏于血脉之中，其证有类白虎汤证，而区别处在于此证口不渴，或渴而不喜冷饮，可用“风药升阳，以发郁火，则数脉峻退矣”（《脾胃论·君臣佐使法》）。凡此之类，皆为风药发越郁火的范例。

6. 风药胜湿

医谚云：“治湿不利小便非其治也。”然若脾胃气虚之人，又感受湿邪，若仅“用淡渗之剂以除之，病虽即已，是降之又降，是复益其阴而重竭其阳。”故李东垣认为，“必用升阳风药即差”，如羌活、独活、升麻、柴胡、藁本、川芎、防风等。因为“寒湿之胜……得阳气升腾而去矣”（《内外伤辨惑论》）。故凡湿邪为患，李东垣每用羌活、独活、升麻、柴胡、防风、川芎等风药取效，使湿去而不伤阳。其所制清神益气汤就是在益气健脾、清热滋肾的同时，又配伍升麻、防风、生姜助风胜湿，用来治疗湿郁发黄。若中气不足，又患“风湿相搏，一身尽痛”，可在服补中益气汤之后，再用“羌活、防风、藁本根……升麻、苍术”煎服，病即悉除。

7. 行滞止痛

六气淫邪、七情内伤、饮食劳倦、跌打损伤等因素导致机体气血阻滞，经络不通，皆可发生疼痛。用风药治痛，《本经》载之于前，仲景用之于后。用风药治痛，后世有更多发挥，如李东垣拈痛汤，治疗湿热相搏，肢节烦痛，肩背沉重，或遍身疼痛，或脚气肿痛，脚膝生疮、脓水不绝，及湿热发黄，脉沉实紧数动滑者，用羌活、防风、升麻、葛根、苍术等风药配伍茵陈、白术、黄芩、苦参、知母、当归、猪苓、泽泻、甘草等清热利湿药，效颇佳。方中所用风药除有胜湿作用外，主要用于行滞止痛。又如苍术复煎散，治疗“寒湿相合，脑痛……肩背胛眼痛，膝髌痛”（《兰室秘藏》），用黄柏、苍术、白术、泽泻燥湿邪，红花活血，柴胡、藁本、升麻、羌活风药胜湿，亦主要用于行滞止痛。

8. 活血消瘀

临证运用活血化瘀药治疗瘀血证已成共识。然而在瘀血证中亦可应用风药，很多风药具有活血消瘀作用，却为一般医家所疏忽。风药能活血消瘀，首见于药物学文献记载。如麻黄能“破癥坚积聚”（《神农本草经》）；荆芥“破结聚气，下瘀血”（《神农本草经》）；藁本“主妇人疝瘕”（《神农本草经》）；柴胡“饮食积聚……推陈致新”（《神农本草经》），桂枝能“通血脉”（《名医别录》）；葛根可“破血”（《日华子本草》）；升麻“消斑疹，行瘀血”（《本草纲目》）；羌活“散痈疽败血”（《主治秘诀》）等。

人以气血为本。气血本相偕行，气行则血行，血瘀气亦滞。女子尤以血为本，调理气血为妇科疾病治疗之大法。仲景有温经汤（吴茱萸、当归、川芎、芍药、人参、桂枝、阿胶、丹皮、生姜、甘草、半夏、麦冬），治疗妇人由瘀血而引起的崩漏证。其方中有川芎、桂枝、生姜等风药与当归、芍药、牡丹皮血药同用，以增强温阳通气和血消瘀的作用。李东垣亦屡将风药与血药相伍，用于和血调经。如所创柴胡丁香汤，“治妇人年三十岁，临经先腰脐痛，甚则腹中亦痛，经缩三两日”（《兰室秘藏》），方用柴胡、羌活、防风与当归、生地、丁香、全蝎相合，理血气而调经止痛。又如破血散瘀汤，“治乘马损伤，跌其脊骨，恶血流于胁下，其痛苦楚，不能转侧，妨于饮食”（《兰室秘藏》），有当归、水蛭、苏木活血，连翘散结，麝香通窍闭，又配伍羌活、防风、桂枝、柴胡，亦起破结气、行瘀血之效。

9. 风药解毒

李东垣认为风药具有解毒作用。他说连翘为“十二经疮中圣药，不可无也”。而“柴胡功同连翘”，有解除少阳疮毒之效。又说“其防风一味辛温，若疮在膈以上，虽无手足太阳经证亦当用之，为能散结”。他所制救苦化坚汤治疗“瘰疬、马刀、侠瘿”；所制净液汤治疗“皮肤痒，腋下疮，背上疮”，方中多用羌活、独活、防风、桂枝、麻黄、柴胡、升麻等风药与连翘、黄连、黄柏、黄芩等解毒药同用，共奏解毒散结疗疮的功效。其所创治疗大头瘟的名方——普济消毒饮有升麻、柴胡、牛蒡子、薄荷等药，该方有散解邪毒的作用，也是如此用法。今人用之以治流行性腮腺炎、急性扁桃体炎等都有较好疗效。

（三）李东垣运用风药的配伍和数量

1. 风药配伍

风药之性多辛温香燥，故李东垣运用风药配伍组方是十分审慎的。他常配合当归、麦冬、五味子、麻仁等养阴血润燥之品，以防其燥伤津液。又常配人参、黄芪、白术、甘草等益气之品，以防其耗散元气。或佐以黄芩、黄连、黄柏等苦寒之品，泻阴火又制其温。并且在服用后，一旦中病，即勿过剂，盖"诸风之药损人元气而益其病故也"（《脾胃论·饮食劳倦所伤始为热中论》）。

2. 风药数量

李东垣用风药在味数与用量轻重方面，有一定的规律。凡用以升散祛风、发越郁火、升清渗湿时，每每多味风药同用，并且用药量稍大。如治头风痛的川芎散就是升麻、柴胡、羌活、防风、川芎、藁本同用，升阳达顶祛风。又治泄泻无度的升阳除湿汤也就是升麻、柴胡、羌活、防风、苍术同用，以升阳胜湿。如此数味，虽分走各经，但能起到协力达邪的作用。倘若为升发胆气、益气升阳而设，则不仅风药所用味数较少，而且用量也轻小。如枳术丸中只用荷叶一味，补中益气汤中只用升麻、柴胡二味；特别是通幽汤、安胃汤等只配用升麻一味，都体现了这种法度。所谓"脾胃不足之证，须少用升麻……更少加柴胡"（《脾胃论·清暑益气汤》），这样才能起到入经专一，使胆气生发，脾胃清气上升的作用。

九、朱丹溪中风证治学术思想探讨

朱丹溪为金元四大家之晚出者，临证经验丰富，且多创新之论。中风乃内科四大疑难重证之一，朱丹溪对此病有独特的学术见解。研究朱丹溪的中风证治规律，对于指导临床有积极意义。

（一）继承先贤之论，择善而从

关于中风病，一般认为唐宋以前医家皆主外风立论。朱丹溪说“岐伯、仲景、孙思邈之言风，大意似指外邪之感”（《局方发挥》）便是这一认识。朱丹溪不否认外风卒中，他说：“自今言之，外中风者，亦有，但极少耳。”（《丹溪治法心要·中风》）还说：“风病外感，善行数变，其病多实少虚，发表行滞，有何不可。”（《局方发挥》）所以中风而确有外风证候者，续命汤等亦有确切的疗效。朱丹溪认为，宋代而下，李东垣有“中血脉、中腑、中脏之理，观之甚好”“许学士谓气中者，亦有，此七情所伤”“河间作将息失宜，水不制火极是”。此诸家之说，皆从内风立论，其在临床中是实际存在的，然不可以此而尽弃前人之说。所以他又说：“又不可全谓将息失宜，而非外中也。”（《丹溪治法心要·中风》）基于这种实事求是的辩证思想，凡前贤之佳方效法，他能择善而从。如孙思邈治中风擅用荆沥、竹沥、姜汁，用于中风痰盛者甚良；丹溪亦喜用之，每每在治中风方中加入，并指出“气实能食，用荆沥，气虚少食，用竹沥”（《丹溪治法心要·中风》），用法较孙氏更为缜密。朱丹溪曾批评过张子和一味攻邪之偏，有“攻击宜详审，正气须保护”（《格致余论·张子和攻击注论》）之说，但对于张子和以汗、下、吐三法治疗中风却持平正之论，而谓“张子和三法的是邪气卒中，痰盛实热者可用，否则不可用也”（《丹溪治法心要·中风》）。他还说：“痰壅盛者，口眼歪斜者，不能言者，法当吐；轻者，醒者，瓜蒂散，稀涎散……探吐之引出风痰，然亦有虚而不可吐者。”这与张子和用吐法治中风初起之痰涎壅盛者，几乎一脉相承。

（二）阐发独特见解，创立新说

1. 气血亏虚为本，湿热风痰为标

《素问·阴阳应象大论》说人年至四十而阴气自半，起居衰矣。朱丹溪阐发道：“老人内虚脾弱，阴亏性急……阴虚难降则气郁而成痰。”（《格致余论·养老论》）说明人至老年，阴血已衰，痰火易炽。至于中风一病，亦因血虚气虚为本，内生湿热风痰为标。他说中风“大率主血虚，有痰以治痰为先，或虚夹火与湿，亦有死血留滞者”。其半身不遂，“在左属死血、无血”，“病若在左者，四物汤加桃仁、红花、竹沥、姜汁”治之，合为补血消瘀除痰法。若中风偏瘫“在右属痰，有热、有气”，“在右者，二陈汤、四君子等加竹沥、姜汁”（《金匮钩玄·中风》），合为益气除痰法。盖左为肝所主，肝藏一身之血，故左瘫主治在血；右为肺所主，肺主一身之气，故右瘫主治在气。丹溪此论一出，后世医家诸如李中梓、尤在泾等皆遵崇之。尤氏更有左瘫右痪之说，而柳宝诒谓“左瘫

属血虚，右痪属气虚”（《柳选四家医案·静香楼医案》），明显承袭丹溪说。中风初起以实证为主者，宜急掐水沟穴至醒，或以吐法引出风痰，再续服汤药。亦有“气虚卒倒，参芪补之”（《金匮钩玄·中风》），当急固欲脱之元气。丹溪论治中风，左右气血攸分，权衡标本缓急，治疗自立法度。

2. 结合体质脉证，辨证施治灵活

我国古代医家对于体质有较深入的认识，认为某些疾病及证型与不同体质存在着一定的内在联系，早在《内经》中即有这方面的专篇论述。如《灵枢·逆顺肥瘦》说肥人“其血黑以浊，其气涩以迟”，瘦人“其血清气滑，易脱于气，易损于血”。朱丹溪将这一学说用于中风的治疗，结合脉证进行施治。他说：“肥白人多痰湿，用附子、乌头行经；初中倒时，掐人中至醒，然后用去痰药，二陈、四君子、四物汤等加减用之。瘦人阴虚火热，四物汤加牛膝、竹沥、黄芩、黄柏，有痰加痰药。”（《丹溪治法心要·中风》）说明肥人体质患中风以气虚为本，痰湿风证为标；瘦人体质患中风以阴血不足为本，热痰风证为标。肥人中风，其治益气祛痰湿，不忘和血消瘀；瘦人中风，其治益血，养阴清火必兼祛痰。既有规律可循，又须灵活变通，施治据证而立。

朱丹溪还说：“凡中风之人，行动则筋痛者，是无血养筋，名曰筋枯，决不可治也。”又说：“脉浮而数，或浮而紧，缓而迟，皆风脉也。迟浮可治，大数而急者死。”这对中风辨证及预测后果有一定参考价值。

（三）观其圆机活法，医案可验

案一：一妇人年六十余，左瘫手足，不语健啖。防风、荆芥、羌活、南星、没药、乳香、木通、茯苓、厚朴、桔梗、甘草、麻黄、全蝎、红花，上末之，温酒调下，效（《古今医案按》作“酒下，未效”）。时春，脉伏微，以淡盐汤齑汁，每早一碗，吐之。至五日，仍以白术、陈皮、茯苓、甘草、厚朴、菖蒲，日进二贴。后以川芎、山栀、豆豉、瓜蒂、绿豆粉、齑汁、盐汤，吐甚快，不食。后以四君子汤服之，复以当归、酒芩、红花、木通、厚朴、鼠粘子、苍术、姜南星、牛膝、茯苓，酒糊丸，如桐子大，服十日后，夜间微汗，手足动而言。（《丹溪治法心要 · 中风》）

按：左瘫属血痰阻络中风。初用活血祛风祛痰法而未效。因其不语、脉伏而微，属闭证、实证，乃取张子和涌吐法，祛其上壅之风痰。三诊以化裁平胃散祛湿调胃开窍，进两级以护胃气。复用吐法再开痰闭，甚快。乃以健脾化湿、活血通络、清热化痰复方以进，终于使经络畅通，营卫和谐，得微汗而恢复动作并能言。

案二：一人近六十，奉膏粱，仲夏久患滞下，而又犯房劳，忽一日如厕，两手舒撒，两目开而无光，尿自出，汗下如雨，喉如锯，呼吸甚微，其脉大而无伦次，部伍可畏之甚，此阴先亏而阳暴绝也。急令煎人参膏，且与灸气海穴，艾炷如小指，至十八壮，右手能动；又三壮，唇微动。所煎膏亦成，遂与一盏，至半夜后，尽三盏，眼能动；尽二斤，方能言而索粥，尽五斤而利止；至十数斤而安。（《丹溪治法心要 ·

中风》）

按：脉大无伦，汗下如雨，此中风脱症。阴先亏而阳暴绝，亟宜固脱，故先急用灸法以回阳气。孙思邈尝说，中风之疾，“诸疗之要，在火艾为良。初得之时，当急下火。火下即定，比煮汤熟，已觉眼明，岂非大要”（《千金翼方·卷十七·中风下》）。朱丹溪此治，正属此法。紧接进人参膏以益气固本，即“气虚卒倒，参芪补之”之法。本案纯属气虚气脱证，救治颇为得力。“然参膏至十余斤，办之亦难矣。惟能办者，不可不知有此法。”（《古今医案按·中风》）

案三：中风证，口眼㖞斜，语言不正，口角流涎，或全身，或半身不遂，并皆治之。此皆因平日元气虚弱，而受外邪，兼酒色之过所致，用人参、防风、麻黄、羌活、升麻、桔梗、石膏、黄芩、荆芥、天麻、南星、薄、桂、葛根、赤芍药、杏仁、当归、川芎、白术、细辛、猪牙皂等分，姜、葱煎服，更加竹沥半盏同饮。加以艾火灸之（按《名医类案》载“灸风市、百会、曲池、绝骨、环跳、肩髃、三里”），得微汗而愈。（《丹溪治法心要·中风》）

按：朱丹溪立血气亏虚、痰热生风卒中之论，但亦不排除外风为诱发因素，本例即如是焉。故以人参、白术、天麻、当归、赤芍、川芎益气和血治其本，南星、桔梗、杏仁、竹沥、牙皂祛痰，石膏、黄芩清热，荆芥、防风、麻黄、羌活、升麻、薄荷、桂枝、葛根、细辛、姜、葱发表祛风治其标，并用灸法温通经络，合为标本兼顾之法。方使营卫和谐，经络疏畅，得微汗而愈。

（四）结语

对于中风病，朱丹溪既承认外风入中，又倡立气血亏虚、内生湿热风痰而卒中之说；同时也不排斥可由外风诱发所引起者。他既继承前人祛风发汗、涌吐风痰、艾灸经络等有效疗法；同时因认为中风属死血属痰，而主张用桃红四物、二陈、荆沥汤等方药，实为痰瘀同治法之先声。他的左血右气之说，未免胶执，但若结合患者体质，辨证灵活，对于痰瘀阻络而形成之中风，确有积极的临床实践价值。

十、古代名医治疗疫病验案析评

东汉末年，疫病流行。张仲景在《伤寒杂病论》序中说："余宗族素多，向余二百，建安纪元以来，犹未十稔，其死亡者，三分有二，伤寒十居其七。感往昔之沦丧，伤横夭之莫救，乃勤求古训，博采众方，撰用《素问》《九卷》《八十一难》《阴阳大论》《胎胪药录》，并平脉辨证，为《伤寒杂病论》合十六卷。""伤寒"原为疫病，仲景六经辨证即为疫病而作。

金代泰和年间，时遇饥荒，"大头天行"的疫病流行，医生多用泻剂治疗，但多枉死。唯李东垣废寝忘食，创制普济消毒饮，乃见奇效，活人无数。此后他创立以脾胃为主体的理论体系，倡言益气升阳泻阴火治法，创制一系列方剂。所以他的书亦为疫病而作。

明崇祯辛巳年，疫气大行，阖门传染。吴又可见时师以伤寒法治之，未有不殆者。乃静心穷理，临证亲验，著成《温疫论》，创制达原饮，普救疫病。历代名医治疗疫病之理论与治疗经验，值得认真学习继承。今疫病全球暴发，虽运气不齐，古今异轨，但中医持古剂力能抗疫。兹择录《续名医类案》中名医治疗疫病验案数则，并予以析评，以供后学临证参考。

案一

张子和曰：元光春，京师翰林应泰李屏山，得瘟疫症，头痛、身热、口干、小便赤涩。渠素嗜饮，医者便与酒症丸兼巴豆，利十余行。次日头痛诸病仍存，医者不识，复以辛温之剂解之，加之卧于暖炕，强食葱醋汤，图获一汗。岂知种种客热，叠发并作，目黄斑生，潮热吐泄，大喘大满，后虽用承气下之，已无及矣。至今议者纷纭，终不知热药之过，往往归罪于承气汤。用承气汤者，不知其病已危，犹复用药，学不明故也，良可罪也。然议者不归罪于酒症丸，亦可责也。夫瘟症在表不可下，况巴豆丸乎？巴豆不已，况复发以辛热之剂乎？彼随众毁誉者，皆妄议者也。（《续名医类案》卷五）

析评：张子和是金元时期四大家之一，善用汗、吐、下法治疗疾病，但必应用恰当，方不误事。本案患者得瘟疫症，头痛、身热、口干、小便赤涩，明是温热疫病，医者与酒症丸兼巴豆等温热剂下之，邪未除而阴伤已极。复以辛温之剂，更助温邪，致肝脾损伤，目黄斑生、吐泄等症迭出。又投承气汤下之，再伤其正。治疗不知辨证，一误再误，必致不救。此张子和所以痛心疾首也。张仲景所谓一逆尚引日，再逆促命期，良可为惋！文田先生云：“此证似当以绿豆解巴豆之毒，加存阴之品，庶有济耳。”绿豆可解巴豆之毒，然绿豆必浸水生磨绞汁频服，乃效。余父英航翁曾用生绿豆浆治愈疔疮走黄（脓毒败血症）及农药重度中毒高热昏迷者（见《朱氏中医世家学验秘传》），若用于瘟热疫症，亦应有良好作用。

案二

元时，江西泰和县瘟疫大作。有医者视病，中夜而归。忽遇神人骑马导从而来，医知非人，拜伏于地。神至前，叱曰：“汝何人也?”答曰：“某医人也。”神曰：“汝今医病用何药?”答曰：“随病冷热轻重，用药治之。”神曰：“不然。天医类用香苏散好。”医如其言，试之皆效。香附炒去皮、紫苏各二两，陈皮、甘草各一钱。上为粗末，每服三钱，水一盏，煎七分，去渣热服，不拘时，日三服。戒荤腥酒肉，无不应效。(《续名医类案》卷五)

析评：此案假借神灵之言，但关键在医者能“随病冷热轻重，用药治之”。香苏散味辛性温，此疫病当系寒疫，故用之而愈。

清《太医院秘藏膏丹丸散方剂》有御制平安丹，能预防或治疗感冒触秽风寒湿邪，及山岚瘴气、瘟疫邪毒、绞肠霍乱等病。方由麝香、灯草灰、猪牙皂、闹羊花、冰片、细辛、西牛黄、明雄黄、朱砂、草霜、大腹子、炒苍术、藿香、陈皮、制厚朴、五加皮、茯苓组成。共研极细面，用少许吹鼻中，或用三五分，白开水调服。此方麝香、冰片、细辛通窍解毒；西牛黄、朱砂、明雄黄清心，涤痰解毒；猪牙皂、闹羊花通窍涤痰搜风；苍术、藿香、陈皮、制厚朴、大腹子、五加皮芳香辟秽，化湿逐邪；草霜、灯草灰、茯苓解三焦结热，利尿祛湿。

诸药芳香苦温，解毒辟秽，合用能通窍醒神，解毒疗疮，治疗寒湿瘟疫，预防疾病传染等有强大作用，颇值得重视。

案三

孙文垣治何明吾，时疫食复，大便不通，呕恶，内热昏愦，或作梦语，循衣摸床，此热在心包络。以竹茹、麦冬、知母、山栀各一钱，陈皮、半夏曲、酸枣仁、枳实各八分，甘草三分，服之，夜半人事稍清。余热未散，用石膏三钱，知母二钱，竹茹、麦冬、生枣仁各一钱，天花粉、陈皮各七分，枳实、麦芽、半夏曲各六分，大便行而热退。（《续名医类案》卷五）

析评：孙文垣系明代名医。时疫而见大便不通，呕恶，内热昏愦，或作梦语，循衣摸床等症，诊为热在心包络。以知母、枳实清泄阳明热邪；山栀子、麦冬、枣仁清心包络而宁神；竹茹、陈皮、半夏曲、甘草清化痰热；服后人事稍清。再用白虎汤加减，大便行热退而安。是为辨证用药精准之功。

案四

程氏妇，乃夫殁于疫病。七日疫即至，大热头疼，口渴，胸胁并痛。医与小柴胡汤，夜忽梦夫交泄，而觉冷汗淫淫，四肢如解，神昏谵语，面如土色，舌若焦煤强硬。孙诊之，六脉沉弦而数，大小便俱秘，此亦阴阳易类也。疫后有是，危已极矣。与生脉汤加柴胡、黄芩、桂枝、甘草，煎成，将乃夫昔穿裤裆烧灰调下，两剂而神醒，体温汗敛，舌柔焦退。前方加枣仁、竹茹，四肢能运动，乃进粥汤。子女、妯娌、婢仆凡六人，次第而病，均以六神通解散，解汗而安。（《续名医类案》卷五）

析评：疫病症见大热头疼，口渴，胸胁并痛。医与小柴胡汤，表邪未解，致气阴两伤，衍为“冷汗淫淫，四肢如解，神昏谵语，面如土色，大小便俱秘，舌若焦煤强硬”，六脉沉弦而数。阴阳易病名载于《伤寒论》，乃阴阳感动、余毒相染所致，有烧裈散治法。本案治用生脉汤加柴胡、黄芩、桂枝、甘草煎汤送裤裆烧灰调服。其以生脉汤补益气阴，柴胡、桂枝解散未净之表邪，黄芩清热解毒，裤裆灰有调协阴阳之用，甘草调和诸药。两剂而神醒，体温汗敛，舌柔焦退。守方加枣仁、竹茹清热宁神而安。

六神通解散见《鲁府禁方》，由麻黄、甘草、黄芩、滑石、苍术、细辛组成，有辛温芳化、清热利湿解毒之效，适用于寒疫夹热证。

案五

一仆发热头疼，口渴腹痛，小便赤，大便泻，日夜不睡者六日。孙诊之曰：据脉汗后浮数，热不减，乃疫症也。以滑石三钱，青蒿、葛根、白芷、片芩各一钱半，炙甘草、升麻各五分，一帖即得睡，热减半，头疼除。惟小水赤，头晕，脚膝无力，此病后血虚之故。以四物汤加青蒿、酒芩、苡仁，服之而安。（《续名医类案》卷五）

析评：发热，头疼，口渴，腹痛，小便赤，大便泻，日夜不睡已六日，汗出后，热不减，脉浮数，诊为感受时疫。此外受风寒疫邪，内伏湿热也。治用青蒿、葛根、白芷、升麻疏散风寒疫邪；滑石、片芩清利湿热。而葛根、片芩、甘草乃葛根芩连汤之半，能治疗太阳阳明证；葛根、白芷、升麻为风药，可以胜湿治泻；且诸风药与黄芩配伍又有解毒作用。药与证符，覆杯则效。再以四物汤养血扶正，加青蒿、酒芩、薏苡仁续清湿热余邪而愈。孙文垣辨证之精准，方药之贴切，值得回味。

案六

缪仲淳治史鹤亭太史，丁亥春患瘟疫，头疼身热，口渴，吐白沫，昼夜不休。医误谓太史初罢官归，妄投解郁行气药不效。又与四物汤益甚。诸医谢去，谓其必死。迎缪至，病二十余日，家人具以前方告。缪曰："误矣。瘟疫者，四时不正，伤寒之谓，发于春，故谓之瘟疫。不解又不下，使邪热弥留肠胃间，幸元气未尽，故不死。"亟索淡豆豉约二合许炒香，麦冬一两许，知母数钱，石膏两许，一剂大汗而解。时大便尚未通，史问故。曰："昨汗如雨，邪尽矣。第久病津液未回，故大便不通。肠胃燥，非有邪也。今可食甘蔗三二株，兼多饮麦冬汤。"不三日，去燥粪六十余块而愈。（《续名医类案》卷五）

析评：缪仲淳为明嘉靖至天启时人，著《神农本草经疏》和《先醒斋广笔记》，是当时的名医。史鹤亭太史，丁亥春患瘟疫，头疼身热，口渴，吐白沫，昼夜不休。此证为阳明邪热炽盛，经医误治，病已二十余日。此系瘟疫，非伤寒，未见传经。乃予大剂量石膏、麦冬、知母，合淡豆豉煎汤，一剂大汗而解。因津伤肠胃燥，大便不通，饮甘蔗汁、麦冬汤，使液增肠润便通而痊。读本案当知：一，案谓"四时不正，伤寒之谓，发于春，故谓之瘟疫"，说明瘟疫属于外感伏气传染病；二，案又云"邪热弥留肠胃间，幸元气未尽，故不死"，说明元气是人体抵抗疫病之关键；三，本案用药妙在石膏合淡豆豉，生石膏辛寒，淡豆豉辛微温，二者配合，善清透邪热而得汗，对高热无汗，每有卓效。本案因邪热弥留肠胃间，故用善于清泄阳明邪热的石膏合豆豉外透。若邪热入营，叶天士所谓“入营犹可透热转气”（《外感温热论》）。近代医家张镜人则取生地与豆豉同用，其取《肘后方》黑膏（生地、豆豉、猪脂、雄黄、麝香等）主治温毒发斑而来，用于温热病劫烁真阴，发热、神昏谵语等症。育阴而不滞邪，透邪而不伤正。前贤这些经验是值得认真学习的。

案七

吴又可治朱海畴，年四十五岁，患疫得下症，四肢不举，身卧如塑，目闭口张，舌上苔刺。问其所苦，不能答。因问其子，两三日所服何药？云：承气汤三剂，每剂投大黄一钱许，不效，更无他策，惟待日而已。诊得脉尚有神，下症悉具，药浅病深也。先投大黄一两五钱，目有时而稍动。再投，舌刺无芒，口渐开，能言。三剂，舌苔稍去，神思稍爽。四日，服柴胡清燥汤，五日，复生芒刺，烦热又加，再下之。七日，又投承气汤、养荣汤，肢体自能稍动。计半月，共服大黄十二两而愈。又数日，始进糜粥，调理两月平复。凡治千人，所遇此等不过三四人而已，姑存案以备参酌耳。（《续名医类案》卷五）

析评：吴又可乃明末治疗疫病名医，创制达原饮（槟榔、厚朴、草果、知母、芍药、黄芩、甘草）治疗瘟疫邪入募原，症见憎寒壮热、头痛身痛、舌苔白等，活人无算。其所著《温疫论》有“统论疫有九传治法”，其中有“急证急攻”一节：“温疫发热一二日，舌上白胎如积粉，早服达原饮一剂，午前舌变黄色，随见胸膈满痛，大渴烦躁，此伏邪即溃，邪毒传胃也。达原饮加大黄下之。烦渴少减，热去六七，午后复加烦躁发热，通舌变黑生刺，鼻如烟煤，此邪毒最重，复瘀到胃，急投大承气汤。傍晚大下，至夜半热退，次早鼻黑胎刺如失，此一日之间而有三变。数日之法，一日行之，因其毒甚，传变亦速，用药不得不紧。”以此论观本案，患疫四肢不举，身卧如僵，目闭口张，舌上苔刺，不能答话。诊为热结下症，然初用大黄量轻而症重无效，后加大剂量，服至半月，共服大黄十二两而愈。吴又可谓“凡治千人，所遇此等不过三四人而已”，可见执成方治疗疫病，医者权衡，临证变通，非常重要。

案八

陆养愚治费西村患时疫，头疼身热，口渴气喘，下午热潮更甚。或以藿香正气散投之，烦躁特甚，舌心焦黑，谵语发斑。又与柴苓汤，更加呕哕，且自汗不止。脉之浮数而微。曰：此少阳阳明合病之虚热也。用白虎汤加人参、黄、葛、柴、灯心、竹叶，热减十分之七，汗亦稍止。后以人参、麦冬、五味、黄芩、山栀、甘草，二剂，斑亦渐退。（《续名医类案》卷五）

析评：陆养愚名陆岳，明代医家。此案病者患时疫，症见头疼身热、口渴气喘、下午热潮更甚，是为少阳阳明合病之邪热所致。治疗应清解少阳阳明之邪热，而医者用藿香正气散辛温芳化，反助热邪，乃致阳明之邪热更盛，烦躁特甚，舌心焦黑，谵语发斑。又与柴苓汤，更加呕哕，且自汗不止，是阳明津气损伤之候。转拟白虎汤加人参、黄芪大清阳明邪热而保津气；柴胡、葛根以外透少阳阳明之热邪；灯心草、竹叶清心热以醒神。药符病机，病减十分之七。后以人参、麦冬、五味子生脉饮益气阴，扶正气；黄芩、山栀子、甘草续清余热，二剂而愈。此案说明：一，六经辨证亦适用于疫病的辨证，灵活应用《伤寒论》方也可以治疗疫病；二，方符病机，取效必速。

案九

杨乘六治一人病疫，大热大渴，唇焦目赤，两颧娇红，语言谬妄，神思昏沉，手冷过肘，足冷过膝，其舌黑滑而胖，其脉洪大而空。曰："此戴阳症也。外热内寒，虽身热如烙，不离覆盖；口渴引饮，不耐寒凉；面色虽红，却娇嫩而游移不定；舌苔虽黑，却浮胖而滋润不枯。症类白虎，然白虎症未有厥冷上过肘下过膝者。"遂以大剂八味饮加人参，浓煎数碗，探冷与服，诸症乃退。继以理中、附子、六君、归、芍，调理而愈。先有用白虎者，幸未服之。(《续名医类案》卷五)

析评：杨乘六，清代医家，撰《临证验舌法》等。患者病疫，大热大渴，唇焦目赤，两颧娇红，语言谬妄，此外假阳热也；神思昏沉，手冷过肘，足冷过膝，其舌黑滑而胖，其脉洪大而空，乃内真阴寒也。案中分析病机殊为中肯。

戴阳证始见于《伤寒论 · 辨厥阴病脉证并治》。症见面红颧赤，兼下利完谷、手足厥冷、脉微欲绝，是下寒上热证。本证多由肾命火衰、虚阳上浮所致，亦称阴盛格阳证。里寒外热，本案是也。皆宜回阳救逆通脉，如通脉四逆汤（炙甘草、附子、干姜）等。

八味回阳饮，别名回阳饮。主治伤寒脉虚将绝、阴阳将脱等症，有回阳救逆之效。方由人参、附子、干姜、当归、熟地、甘草、白术、黄芪组成。《喉科种福》用之治疗白喉，其痛甚，其无白色处，色紫红，脉沉紧者之下寒上热证。此方即以通脉四逆汤，回阳救逆通脉，加人参、白术、黄芪补气，当归、熟地补血而成。故有回阳救逆补气补血之妙。然必热药凉用，以免拒格不纳。药中病机，故获速效。若误作热证用白虎汤治疗，则祸不旋踵矣！然此乃疫病变证治法，医家别具手眼，救人命于顷刻，后学不可不知。

案十

程元祖，春瘟食复，人事昏沉，内热口渴，舌如焦煤，胁痛耳聋，身热如火，僵硬不能转，脉数，左数右洪大而数。以柴胡、石膏各五钱，黄芩、知母、葛根各二钱，山栀子、枳实各三钱，甘草五分，进三帖，额上微汗，腹中雷鸣，大便行三次，皆清水，热仍不退，右寸稍软。前方加人参七分，又二帖，汗出热退。身仍僵，口仍渴，耳仍聋，泻亦不止，汗亦不收，勺粒不进者，已十三日。以人参、麦冬、白芍、石斛各一钱，五味子十一粒，当归八分，桂枝三分，黄柏、甘草各五分投之，左脉已弱，咳嗽，人事渐爽，粥饮稍进，泻止，稍可转身，大有生气。以四物汤加苡仁、甘草、陈皮、白术、石斛、百合、贝母，调理一月而瘳。(《续名医类案》卷五)

析评：本案治疗，颇费思考。患者春瘟食复，人事昏沉，内热口渴，舌如焦煤，身热如火，似属阳明证；胁痛耳聋，僵硬不能转，似少阳证。脉数，左数右洪大而数，少阳阳明热盛之征。用柴胡、黄芩、山栀子和解少阳，石膏、知母、葛根、枳实清泄阳明，甘草和诸药。然进三帖热仍不退，何也？右寸脉稍软，此系气不足也。按仲景小柴胡汤原有人参，又人参白虎汤用人参，皆虑气虚。故加人参又二帖，得汗出热退，可见扶正祛邪之重要。但身僵、口渴、耳聋、泻不止、汗不收，勺粒不进，经十三日不减，何也？其必津气大虚，不能胜邪。故转用人参、麦冬、石斛、五味子多味酸甘补气阴以复脉扶正；当归补血；桂枝、白芍和营止汗；黄柏泄余热；甘草调和诸药。方药对症，乃得转机，大有生气。末以补血健脾清肺，调理一月而愈。由是可见治疗疫病，必精细分析病情变化，权衡邪正轻重而随机立法处方，果断应变，是为关键。

十一、张锡纯脑神说述论

张锡纯乃清末民国初年著名医家。当时西方医学传入我国，为图中医药学之发展，张锡纯毕生致力于衷中参西的工作，著成《医学衷中参西录》。他认为："是知脏腑之妙用，但以理推测，不能尽得；但据迹象考验，亦不能尽得。欲为中华医学进化者，贵合中西之法而细细研究也。"（《医学衷中参西录·醒脾升陷汤》）主张会同中医的宏观逻辑推理与西医的微观解剖实验方法来共同研究脏腑的功能。如古医书中对脑论述不详，张氏乃发挥之。他对脑神的论述有独特的学术见解，本文仅就此予以讨论。

（一）脑主元神识神说

1. 脑主元神说

中医学理论在中华传统文化基础上建立起来，其中涉及中医心理学"神"的丰富内容。张锡纯指出，西医"谓人神明皆在于脑而与心无涉"，中医则认为不仅脑主藏神，而且与心相关。“《内经》谓‘心者，君主之官，神明出焉’。又谓‘神游上丹田，在泥丸宫下’。夫脑之中心点，即泥丸宫也。古字思字作恖，上从囟，即顶门骨。徐氏《说文》释此字谓‘自囟至心，如丝相贯不绝’，是知心与脑相辅而成思。”（《医学衷中参西录·定心汤》）如此融会中西之说，乃谓“人之神明，原在心与脑两处”（《医学衷中参西录·荡痰加甘遂汤》），并认为神有元神与识神之别。元神乃先天所生，识神乃后天所发。“元神者，无思无虑，自然虚灵也；识神者，有思有虑，灵而不虚也。”（《医学衷中参西录·人身神明论》）“人之元神藏于脑，人之识神发于心。识神者，思虑之神也。”（《医学衷中参西录·论心病治法》）其将《内经》之神明确分为“元神”与“识神”，使中医对神的认识更加清晰，在中医心理学中具有重要意义。他还从思虑过度消耗心阴，心火因而亢盛，故见怔忡等病变，从而说明心发识神。故说：“人常思虑，其心必多热，以人之神明属阳，思虑多者，其神之阳常常由心发露，遂致心机因热亢进，其人恒多迷惑。”（《医学衷中参西录·论心病治法》）揭示脑府所主“神之阳，常常由心发露”，于是说“西医新异之理，原多在中医包括之中”（《医学衷中参西录·论中医原寓西医之理沟通中西非难事》）。由此，他不否认脾主思。他说：“《内经》所谓脾主思者，非谓脾自能思也。盖脾属土，土主安静，人安静而后能深思，此《大学》所谓安而后能虑也。至西人谓思发于脑部，《内经》早寓其理。《素问·脉要精微论》曰：头者，精明之府。夫头之中心点在脑，头为精明之府，即脑为精明之府矣。既曰精明，岂有不能思之理？然亦非脑之自能思也……原心脑相辅而成，又须助以脾土镇静之力也。”（《医学衷中参西录·资生汤》）他是从“形神相因”，心理与生理相统一的角度来认识脑主精神思维功能的。脑府、神明、心理病变常通过五脏生理病变表现于外，故张氏虽然接受西医脑神说，但仍衷于《内经》五神藏理论。由于中医藏象学说的系统思想框定，作为奇恒之腑的脑的功能是包括在藏象学说的五大系统之中的。

2. 脑主知觉运动说

《灵枢·经筋》说：“左络于右，故伤（脑）左角，右足不用，命曰维筋相交。”王清任说：“人左半身经络上头面从右行，右半身经络上头面从左行，有左右交互之义。”（《医林改错·口眼歪斜辨》）脑左侧筋伤则右足不用颇似对神经系统椎体交叉的认识，意识到肢体知觉运动功能是受脑主持的，惜前人尚未明确阐发。张锡纯说：“西人谓人之知觉运动，皆脑气筋（东人名脑髓神经）主之。”（《医学衷中参西录·定心汤》）张氏不否认此说。但是由于衷于藏象学说的整体观念，在论及知觉、运动功能障碍的病因机理时，他仍从脏腑立论。如小儿慢惊风、痫、痉等病，症见神志昏迷、肢体抽搐等，多属西医脑部疾病。张锡纯论其机理引“王勉能氏谓：‘小儿慢惊风证，其脾胃虚寒，气血不能上朝脑中，既有贫血之病，又兼寒饮填胸，其阴寒之气，上冲脑部，激动其脑髓神经，故发痫痉’，实为通论”（《医学衷中参西录·论脑贫血治法》）。其他如中风，谓“此证若手足渐觉不遂，口眼渐形歪斜，是其脑髓神经已为充血所累……盖血管所出之血，若黏滞其左边司运动之神经，其右边手足即不遂；若黏滞其右边神经，而左边手足即不遂”（《医学衷中参西录·镇肝熄风汤》），而血液上充外溢之原因，则责之于肝。若“肝火肝气使不上冲脑部，则神经无所扰害，自不失其司运动之功能”（《医学衷中参西录·镇肝熄风汤》），对中风本质有较明晰的理解。他又指出：“痫风之证，皆因脑髓神经失其所司，而有非常之变动。”（《医学衷中参西录·痫风兼脑充血》）这就表明张氏认为临床失神、动风等知觉运动功能病变，其病位必然累及脑髓神经而发生，明显参取西说。

3. 脑神赖大气、血液、肾精奉养说

脑主元神知觉运动，但脑髓必赖脏腑大气、心血、肾精以奉养之，才能发挥其正常的职能。因“脑髓之质原为神经之本源”（《医学衷中参西录·论脑贫血治法》），若物质既乏，能量何来？张锡纯指出，临床见“其神昏健忘者，大气因下陷，不能上达于脑，而脑髓神经无所凭借也”（《医学衷中参西录·升陷汤》），是大气虚陷，脑失所养也。又说：“若气之上升者过少，又可使脑部贫血，无以养其脑髓神经，亦可至于昏厥。是以《内经》又谓‘上气不足，脑为之不满，耳为之苦鸣，头为之倾，目为之眩’。”（《医学衷中参西录·镇肝熄风汤》）此论气血俱虚致脑失所养也。他还说：“《内经》论人身有四海，而脑为髓之海。人之色欲过度者，其脑髓必空……人之脑髓空者，其人亦必头重目眩，甚或卒然昏厥，知觉运动俱废。”（《医学衷中参西录·论脑贫血治法》）此论精亏以致髓海失养也。然而脏腑气血津液对脑髓不仅仅是滋养作用，若脏腑功能失调，亦能影响脑府元神病变。如“因思虑过度，暗生内热，其心脏之血，消耗日甚，以致心火肝气，上冲头部，扰乱神经，致神经失其所司，知觉错乱”（《医学衷中参西录·调气养神汤》)，治疗以安神养心、调肝清热为法。这便进一步说明了脑府元神与脏腑气血之间的“神形相因”、心理与生理的辩证统一。

(二) 脑病治疗的整体观

张锡纯接受西医脑髓神经主精神、知觉运动等功能说，然而由于奇恒之腑的脑在藏象学说中从属于五脏，心身活动辩证统一，故其对于脑病治疗仍然采用中医整体观，每从脏腑诊治，且临床疗效卓著。

1. 脑病求治于心

心为火脏，体阴用阳，心火偏胜，或炼津成痰，上扰于脑，则神明紊乱。如癫狂，属于精神疾患，然而张锡纯指出：“脑气筋伤，可使神明颠倒狂乱；心有所伤，亦可使神明颠倒狂乱也。曾治一少妇癫狂，强灌以药，不能下咽，遂俾以朴硝代盐，每饮食之，病人不知，月余而愈。诚以朴硝咸寒属水，为心脏对官之药，以水胜火，以寒胜热，能使心中之火热，消解无余。”(《医学衷中参西录·荡痰加甘遂汤》) 朴硝咸寒属水，寒水胜心火，心热解，则识神清灵，即脑神病从心论治之例。

2. 脑病求治于大气

大气积于胸中，能撑持全身，为诸气之纲领，心思脑力，莫不赖乎此气。此气亏虚，心思脑力顿减。有神昏健忘，因大气下陷不能上奉于脑所致者，可用升陷汤，升举大气以养脑。张锡纯还指出：“其人常觉头重目眩，精神昏愦，或面黄昏白，或呼吸短气，或心中怔忡，其头与目或间有作疼之时……

其剧者亦可卒然昏仆，肢体痿废或偏枯，其脉象微弱，或至数兼迟。西人但谓脑中血少，不能荣养脑筋，以致脑失其司知觉，司运动之机能。”这种“脑贫血治法，固当滋补其血，尤当峻补其胸中宗气，以助其血上行，持此以论古方，则补血汤重用黄耆以补气，少用当归以补血者，可为治脑贫血之的方矣”（《医学衷中参西录·论贫血治法》）。他又说：“因脑部贫血以成内中风者，原当峻补其胸中大气，俾大气充足，自能助血上升，且能斡旋其脑部……因气血虚者，其经络多瘀滞，此于偏枯痿废亦颇有关系，加此通气活血之品，以化其经络之瘀滞，则偏枯痿废者，自易愈也。”（《医学衷中参西录·加味补血汤》）其所谓脑贫血证当包括贫血、一过性脑缺血、脑动脉痉挛、脑血栓形成等全身或脑部病变，属于中医的虚劳、厥证、中风范畴。用升补大气并配以补血或通气活血药，实为治疗此等脑病之良法。

3. 脑病求治于肝

肝藏相火，而主疏泄，若肝失条达之性，以致气郁火旺，逆而上冲头脑，将导致言语失常，悲伤哭泣，谓之神魂错乱；或瘛疭发搐，谓为引动内风；或猝倒偏枯，谓之类风卒中。病皆由肝经发轫，脑府受累，故见非常之变动。故虽为脑病，必从肝论治。如一儿受风瘛疭，张氏谓其“因春暖衣厚，肝有郁热，因外感激发其热上冲脑部，排挤脑髓神经失其运动之常度，是以发搐。法当清其肝热，散其外感，兼治以镇安神经之药，其病自愈”（《医学衷中参西录·受风瘛疭》）。又如一青年，因愤郁久之，以致神经错乱，“此乃肝火屡动，牵引冲气、胃气相并上冲，更挟痰涎上冲以滞塞于喉间，并冲激其脑部，是以其神经错乱而精神言语皆失其常也……此当治以降胃、敛冲、镇肝之剂，更兼用凉润滋阴之品，以养肝血，清肝热”（《医学衷中参西录·神经错乱》）。此乃精神疾病从肝论治也。又如高血压致脑卒中者，每因“肝木失和，风自肝起，又加以肺气不降，肾气不摄，冲气、胃气又复上逆，于斯脏腑之气化皆上升太过，而血之上注于脑者，亦因之太过，致充塞血管而累及神经，其甚者，致令神经失其所司，至昏厥不省人事”（《医学衷中参西录·镇肝熄风汤》），乃创制著名之镇肝熄风汤，潜镇气血以安脑。

4. 脑病求治于肾

脑为髓海，肾藏精生髓养脑，阴液养脑髓，《内经》原有明训。《灵枢·决气》说：“淖泽注于骨，骨属屈伸，泄泽，补益脑髓。”张锡纯认为，若房室不节，精液消耗，则肾精无以养脑，“其人亦必头重目眩，甚或卒然昏厥，知觉运动俱废……治之者，宜用峻补肾精之剂，加鹿角胶以通督脉……还精补脑之功，自能收效于数旬中也”（《医学衷中参西录·论脑贫血治法》）。诸如脑神衰弱、痿废等病，常从此法论治。

5. 脑病求治于脾

脾主后天气血生化，脾气升清，斡旋上下，《灵枢·动输》说：“胃气上注于肺，其悍气上冲头者，循咽上走空窍，循眼系入络脑。”脾胃相表里，阳运则健，血气上输，脑得其养，元神安泰。其有小儿吐泻交作，肌肤灼热，昏睡露睛，间发抽搐，甚或角弓反张，脉微细欲无，属慢脾风病。此乃脾胃虚寒，真寒假热重证。张锡纯论其病机说：“其昏睡露睛者，因眼胞属脾胃，其脾胃如此虚寒，眼胞必然紧缩，是以虽睡时而眼犹微睁也。其肢体抽掣者，因气血亏损，不能上达于脑，以濡润斡旋其脑髓神经，是以神经失其常司而肢体有时抽掣也。此当投以温暖之剂，健补脾胃以消其寒饮，诸病当自愈。”（《医学衷中参西录·慢脾风》）方如逐寒荡惊汤、加味理中地黄汤等。今之结核性脑膜炎可见此等证治。

6. 脑病求治于阳明

胃腑阳明经络与脑府相连。经络既相贯通，疾病亦受影响。如伤寒热病邪入阳明胃腑，常有神昏谵语，张锡纯论其机理说：“盖胃腑之热上蒸，则脑中之元神，心中之识神皆受其累，是以神昏谵语，不省人事……若斯者，可投以大剂白虎汤……其大便燥结之甚者，可酌用大、小承气汤，其神昏谵语自愈也。”（《医学衷中参西录·论伤寒温病神昏谵语之原因及治法》）临床之流脑、乙脑，虽为脑病，皆可见阳明证候，故有此等治法。

（三）脑病治疗方药新识

张锡纯明确论述了精神、知觉、运动等功能失调病位在脑府，故而立方选药常能确切阐明其病位实质。如所创养脑利肢汤，明谓治疗脑病肢废。又如愈痫丸，谓“此丸不但治痫疯，又善治神经之病”（《医学衷中参西录·论治痫疯》）。如论药物谓“蜈蚣最善搜风，贯串经络脏腑，无所不至，调安神经又具特长（因其节节有脑，是以善理神经）”（《医学衷中参西录·逐风汤》）；又谓“鹿之角原生于头顶督脉之上，督脉为脑髓之来源，故鹿角胶之性善补脑髓……甘松者，为其能助心房运动有力，以多输血于脑，且又为调养神经之要品，能引诸药至脑以调养其神经也……马钱子者，取其能瞤动脑髓神经，使之灵活也”（《医学衷中参西录·加味补血汤》）；又谓冰片“易上升至脑以清脑之毒”（《医学衷中参西录·治霍乱方》）；又谓“治脑膜炎证，羚羊角最佳；而以治筋惕不安，亦羚羊角最效，以其上可清脑，下可息肝风之萌动”（《医学衷中参西录·伤寒兼脑膜炎》）。脑清则神清，脑宁则风息。凡此方药，皆谓其对脑府的直接治疗作用，乃从临床实践对中医方药作用实质之阐明。且其所论药物温凉补泻之作用与传统理论不悖。

（四）结语

张锡纯持衷中参西的基本观点，在关于脑髓元神的生理、疾病论治的学术思想方面，吸取西说，承认脑府主神明、知觉、运动等功能，并指出凡精神失常、知觉障碍、运动失调等皆系病脑府所致，说明了癫、狂、痫、中风、惊风、慢脾风等风病的病位所在。然而他主要立足于中医传统藏象学说，故不废“心主神明”乃至“脾主思”之论。从心理与身理“神形相因”的基本观点谓中医之理包括西医之理。在脑病论治方面，采用中医因机要点，以脏腑整体辨证观指导临床，故凡脑病仍从脏腑气血失衡立论，且疗效卓著。这充分说明中医藏象学说系统论的实践价值。张锡纯所创治脑病专方及其所论某些药物对脑病的直接疗效，为丰富藏象学说，促进对奇恒之腑脑的深入认识，做出了可贵的贡献。

十二、论《性命圭旨全书》之玉液炼形法

《性命圭旨全书》传为尹真人所述。真人虽为道家之称谓，而此书对儒家与释家丹功之说亦有兼收者，流传较广。书中内容精粗并存，尚待刮垢磨光。本文仅就该书玉液炼形法揭其旨要。

（一）玉液炼形功法

练此功法时需宽衣松带，正坐，排除杂念，清心凝神，用精神主导，以意领气，“照在玄膺一窍”，即舌下金津、玉液穴，“少顷则津液满口”（如仍无津液，可以舌搅之），“如井水然，微漱数遍，徐徐以意引下重楼，渐达膻中、鸠尾、中脘、神阙，至气海而止。就从气海分开两路，至左右大腿，从膝至三里下脚背，至大拇指，又转入涌泉；再由脚跟脚弯循大腿而上，至尾闾合作一处，过肾堂、夹脊、双关，分送两肩、两膀、两臂，至手背，由中指转手掌；一齐旋回过手腕，由胸旁历腮后，从脑灌顶；复下明堂、上腭，以舌迎之，至玄膺而止。此为一转毕”。稍停，又照前行功，可三遍。日行三五次。在整个行功过程中，同时以目反观，照察气与津液的运行。

（二）功能作用

《性命圭旨全书》认为，促人寿夭者，每由疾病。若人身之气与津液循环阻滞，“则为瘀痰、为壅血，而一身脉络不能相通，使生疾病”，必损身形。人体原本形神相因，形亡则神

亡，形健则神旺，于是乃有长寿之望。本法强调通过炼液以强身形，认为“玄膺一窍，乃是津液之海，生化之源。灌溉一身，皆本于此”。而“目之所至，心亦至焉。心之所至，气亦至焉”“液中有气，气中有液。液气相生，日充月盛，为金液之基，作润身之宝。况能穿关透节，无处不到”。本法以意领气，气率津液，始于舌下，沿任脉下行，交足阳经而下，又转足阴经而上，再交督脉上行；复交手阳经、转手阴经上行贯脑顶，交督脉，复下明堂还于玄膺，是为一周。接近经历了一大周天的循环。本法自奇经至正经，正经至奇经，无处不达。故行此功则意至气至、气充液盛可滋脏腑，润肌肤，透关节，荡浊秽，防病养生。口津唾液，被道家称为“金浆玉醴”，能“润泽肢体。故修养家咽津纳气，谓之清水灌灵根。人能终日不唾，则精气常留，颜色不槁”（《本草纲目 · 口津唾》）。如老人唾液腺内分泌素功能减弱，唾液减少，故常有口干咽燥、消化力弱、神疲、便秘等精枯神衰的现象。唾液有助消化、解毒、增强免疫等功能。咽津功则使唾液分泌增多，起调整唾液内分泌素的作用。因而含玉口中以咽津，不但凉津沃肺，而且有抗衰老的作用。此法自守意而起，气液充沛运行，上达头顶，则髓海得养，精充神益健。故歌曰：“华池神水频吞咽，紫府元君直上奔。常使炁冲关节透，自然精满谷神存。”谷神指天谷之神，即脑府元神，为人身主宰。咽津化精，炼精化气，炼气化神。神健则形愈康宁，乃收防病健身延年之效。

（三）本法练功注意事项

1. 排除杂念，精神清净专一，所谓“炼液如泉曾有诀，安心是药更无方”。

2. 必精而勤，立志坚，信道笃，日日行功不辍。所谓“彻首彻尾，甚易行，甚有验。小而试之，可以祛病延年；大而用之，可以超凡入圣。在学者用功深浅如何耳”。

3. 本法若与退藏救护功夫同炼，则更相得益彰。该功夫不属本文讨论范围，故不赘述。

十三、“延年九转法”及其机理探讨

气功导引在老年康复医学中占有重要位置。“延年九转法”乃摩腹导引功，为清人方开所传（《颐身集》），此法简便易行。按法行之不辍，日久潜收效益，对于多种慢性疾病、老年病之康复及人体保健均有积极意义。然该法无作用机理阐明，练之者依样画葫芦，而不晓其妙义所在，乃轻而忽之，以致泯没其现实作用。笔者今述其功法，并对此法功理以藏象学说进行初步探讨，则练功者知其所以然，能更好地发挥主观效应。

（一）延年九转法介绍

1. 预备

矮枕平席，仰卧齐足，凝神闭目，排除杂念，自然呼吸，天凉可盖衣被 。

2. 摩腹法

（1）以两手食指、中指、无名指之指头相交，并以指腹按触剑突下心窝部（即胃之上脘），然后由左顺摩圆转（即顺时针方向）21 次。

（2）以两手中间三指指腹由心窝部顺摩而下，且摩且走，过脐、摩至耻骨。

（3）以两手中间三指由耻骨处分开向两侧分摩而上，且摩且走，呈弧形复回至心窝部，两手指交接。

（4）仍按第（2）（3）步动作，重复 21 次。

（5）以右手掌由左绕脐摩腹（即顺时针方向）21 次。

（6）以左手掌由右绕脐摩腹（即逆时针方向）21 次。

（7）以左手将左侧胁部（左第 12 肋软骨下方的软组织处）大拇指向前，四指托后，轻捏定；然后用右手食、中、无名三指指腹自左乳下直推至左侧少腹下横骨而止，重复 21 次。

（8）以右手将右侧胁部（右第 12 肋软骨下方的软组织处）大拇指向前，四指托后轻捏定，然后用左手食、中、无名三指指腹自右乳下直推至右侧少腹下横骨而止，重复 21 次。（图 4）

以上八法做完为一度，初做可三度，三日后可五度，再三日后可行七度。

（9）以上三、五、七度推摩完毕，遂坐起盘足，两足十趾稍钩曲，两拳空握，拇指在内；分别按在两膝上，将胸自左转向前。复由右向后摇转 21 次。稍停，又照前从右向左摇转 21 次。

自左转时，即将胸肩摇，超出左膝，向前摇伏膝上；向右即摇，超出右膝，向前摇伏膝上，即弓腰后撤。总以摇转幅度较大为妙。不可急摇，亦勿著力。

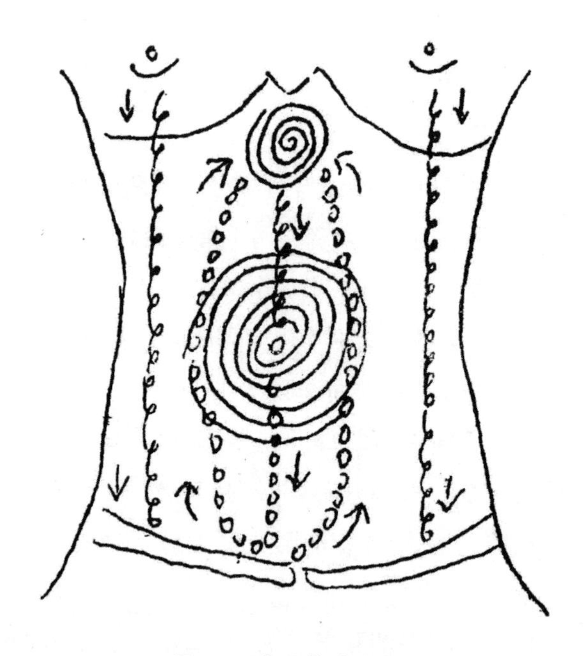

图4　延年九转功法图

3. 行功时间次数

每日清晨起床前做，为早课；中午做，为午课；晚卧前做，为晚课，每日三课为常。若遇有事，早晚两课必不可少。无论冗忙与否，不可间断。

（二）延年九转功法机理探讨

方开谓："本功以动化静，以静运动，合乎阴阳，顺乎五行，发其生机，神其变化，故能通和上下，分理阴阳，去旧生新，充实五脏，驱外感之诸邪，消内生之百症。补不足，泻有余，消长之道，妙应无穷，何须借药烧丹，自有却病延年之实效耳。"其蕴含中医藏象学说之理，乃全息理论之运用。

1. 视脐腹为机体脏腑之全息

天地人古称三才。《灵枢 · 岁露》说："人与天地相参也，与日月相应也。"人为万物之灵，而具有天地的全息。本功法则溯源于这一思想，以整个脐腹为单位小块，视为人体脏腑乃至天地自然的全息（图 5）。在自然四时节序中，春去秋来，寒来暑往。春生之气自东来，从地萌动而万物滋生；秋肃之气自西来，从天而降故万物华实；夏主火热而长养，气应南方之火，夏至一阴生；冬主寒水而闭藏，气应北方之水，冬至一阳生。自然运动不息而有序，故生化无有穷尽。其在人亦应之，表现为脏腑气机升降。《素问 · 刺禁论》说："肝生于左，肺藏于右，心部于表，肾治于里。"肝属春木，其气从左而升；肺属秋金，其气从右而降；心在上为火热；肾居下为寒水。阳升阴降，水火相交，脾土斡旋于其中。故脐腹可视为机体之缩影，而具有人体脏腑之全息。延年九转法以脐为中心，推摩腹部，导气运行，使五脏气血循行有序，合乎阴阳，顺乎五行，

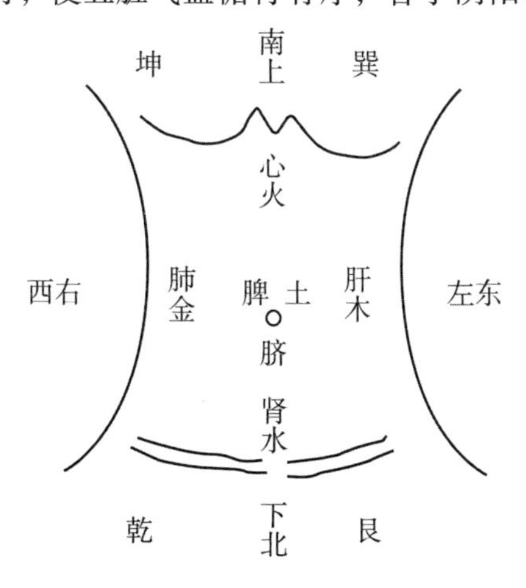

图 5　人体脐腹全息图

而收祛病强身之效。

2. 延年九转法各式机理

此法第一式以手指按心窝顺左圆摩之，乃健运心火之法。《易经》乾卦象说：“天行健，君子以自强不息。”《素问·生气通天论》说：“阳气者，若天与日，失其所，则折寿而不彰，故天运当以日光明。”哲学以天象为例，认为天体运行周而复始则刚健有力，人效法于自然应自强不息。医学亦强调人体阳气如天日之行，不可或止，《素问·六节藏象论》说：“心者，生之本，神之变也……心为阳中之太阳，通于夏气。”故此式推运心阳，有助血液在全身的运行，可强健精神活力，对防治心血管疾病有积极作用。

第二式与第四式由心窝向下推摩过脐至耻骨，是导心火沿任脉下行交于肾，则心阳温暖肾阳而肾水不寒，有补肾强腰之功，助阳化气之力，对阳虚停饮，或尿频、小便不利皆有治疗效益。

第三式复由耻骨分开从两侧呈弧形向上推摩还至心窝，导肾水上济心火，则肾阴上济心阴而心阳不亢。《易经》六十四卦之最后两卦为既济与未济。心为离火在上，肾为坎水在下，卦形为䷿，即离上坎下，如是水火未济；在人体则虚火上炎，咽干口燥，心烦不寐，上热下寒，是为心肾不交。若坎上离下，卦形为䷾，是水火既济；在人体则阴阳相交，故此式能引阴济阳，宁心降火，补脑安神。

第五式与第六式分别绕脐由左向右，复由右向左摩之，使气机右升左降，左升右降。《素问·阴阳应象大论》说：“左右者，阴阳之道路也。”其逆时针方向摩转能使肝之清气从左而升，肺之清气从右而降，法乎自然之运动。然而人体因七情六欲而致病，则肝生逆气，肺生浊气，肝之逆气必平而降之，否则气滞胁痛，或火旺头痛、头晕、血压升高。肺之浊气必呼而吐之，否则气壅咳痰，或痰阻喘气，水道不利而成肿胀。故顺时针方向摩之，可助肺之浊气上呼而出，肝之逆气下降而平。此二式先降泄其浊气，后助升其清气，则肝气条达，肺气清肃，脾气健运，调燮阴阳。

第七式与第八式分别由左右两乳下直推至少腹横骨。其左自东南巽木使气下交至东北艮土，即巽上艮下䷴，效法渐卦。渐之卦义为渐进，卦辞说：“渐，女归吉，利贞。”女子出嫁须经一切婚嫁礼节的过程，是渐进，其卦爻吉祥有利。此式右自西南坤土使气下交至西北乾金，即坤上乾下，卦形为䷊，效法泰卦。泰卦辞说：“泰，小往大来，吉亨。”乾为天在下，坤为地在上，表象天地相交。地气重浊，由上下降；天气轻清，由下上升，乃阴阳沟通安泰之象。小即阴，大即阳，阴浊之邪气去而清阳之气来，吉祥亨通。故此二卦吉利吉亨，能使阴阳渐进安泰平秘。王充《论衡》说：“欲得长生，肠中常清；欲得不死，肠中无滓。”葛洪《抱朴子》说：“若要衍生，肠胃要清。”机体代谢之浊气多由肠腑排泄，此式能导浊气由上下降，使肠腑水道通利，二便通调，则无糟粕浊气滞留致病之苦。今人研究指出，消化道之细菌长期产生毒素进入人体血液，若肝脏不能有效地发挥解毒作用，其他组织、器官之细胞，特别是神经和心肌细胞将受到这些毒素的损害。久而久之，则引起人体衰老。此即人体衰老之“自身中毒说”。若保持大便通畅，则能减少肠中毒素进入血液。据观察，大便失调之老年患者，最易造成消化道功能紊乱或减退。冠心病、心绞痛、心肌梗死诸病之形成，乃与胃肠消化不及，大便不畅，痰浊不能及时顺利排泄有关。此式使浊气向下渐行，清气自然上升，故有利于身体之康泰祥和。

第九式分别左右摇转，使全身气血和调，阴阳混元一气。此式凡头、颈、腰椎、髋骨都得到活动，能强腰健骨，对于老年肥大性关节炎，如颈椎病、脊椎、腰椎骨质增生等有防治作用。

3. 手摩次数之含义

本功法诸式每度多以二十一次为准，其理安在？按本功既然内含卦义，则亦可从卦序求得解释。《易经》六十四卦中，其第二十一卦为噬嗑（离上震下☲☳）。噬嗑是上下腭咬合，将吃的东西咬碎。据孙振声说："这一卦的占断，是亨通，凡事不能亨通，必然中间有障碍，这一卦将中间的障碍咬碎，当然就亨通了。"（《易经今译》）由此推知，每度式做二十一次的推摩，就是为了清除脏腑经络中的障碍，即病理产物，从而使气血循环通畅，流水不腐，户枢不蠹，由此达到祛病强身之目的。其度数取三、五、七次，三、七为木火之生成数，为阳，主生发长养；五为土之生数，土生万物，故能生阳通气，有益脏腑之强健而延年，其式与度数，蕴含有运动量的概念。即以二十一乘三、五、七为适中。

4. 结语

本节介绍了延年九转功法度式，对其防病康复健身机理作了初步分析，此功系全息理论结合藏象学说在气功导引上的运用。文中析理结合了《易经》卦理，先贤王弼对认为八卦之卦义必指某具体事物的汉易有过正确的批评(《易略例》)，今人金景芳据之指出：“八卦代表事物的八种性质……事物的八种性质是抽象的，具有普遍意义。”（《周易讲座》）因此，本文引用卦义为释，具有宏观的科学内涵，至于其微观生理作用，尚待进一步探讨阐明。

十四、从药名入《诗》看商周时期的药物知识

作为中国文学光辉起点的《诗经》，不但反映商周时期的社会政治风俗民情，而且载以大量药名，反映了商周时期已具有相当丰富的药物知识。

《诗经》有许多药名记载，如《周南 · 芣苢》曰：“采采芣苢，薄言采之……采采芣苢，薄言捋之。”芣苢即车前草，嫩时可采来当菜，而“捋之”即取其子，则当药用。《毛传》言车前“宜怀任（妊）”，可能是用车前子利水治妊娠水肿。《韩诗》说：“食其实，宜子孙。”车前子利小便能实大便，常用以治小儿二便不调。其他诗句中如卷耳（苍耳）、茨（蒺藜）、荬（泽泻）、葛、薇（巢菜）、苹、苓（甘草）、芩（黄芩）、蓷（益母草）、如藘（茜草）、木瓜、苕（凌霄）、鸿（蟾蜍）、蜩（蝉）、蛇、赭、厉石等，其药名渐为后世所证实，说明商周时期对动植物乃至矿物等药用名称已集有较丰富的知识。

《诗经》中记载少数植物出产的地名。如《鄘风 · 桑中》曰：“爰采唐（菟丝子）矣？沬之乡矣。”“爰采麦矣？沬之北

矣。”“爰采葑（蔓菁）矣？沬之东矣。”说到卫国沬邑去采菟丝子，到沬邑之北去割麦，到沬邑之东去采蔓菁。《唐风·采苓》曰：“采苓采苓，首阳之巅。”“采苦采苦，首阳之下。”“采葑采葑，首阳之东。”苓即甘草，苦即荼，葑指菰根。分别到首阳山之上、之下、之东去采。由于先民活动的范围或记录所限，诗中未涉及更多的产地，但似可作为后世道地药材之说的滥觞。

不同植物因生长环境不同而异。《郑风·山有扶苏》曰：“山有扶苏，隰有荷华。”扶苏长在山上，荷花生在水中。《召南·采蘋》曰：“于以采蘋，南涧之滨。于以采藻，于彼行潦。”白蘋生在山涧的水边，水藻长在流水中。《王风·丘中》曰“丘中有麻”“丘中有麦”“丘中有李”，麻、麦、李都长在丘陵地。《秦风·东邻》曰：“阪有桑，隰有杨。”桑树长在坡地，杨树长在湿洼地。这对指导选择适宜土壤环境栽培相应植物药材有积极意义。

从植物生长的地方及其生态观察对植物类别已有初步认识。《大雅·旱麓》曰：“莫莫葛藟，施于条枚。”说繁盛的葛藟藤缠绕在树枝上。《唐风·葛生》曰：“葛生蒙楚。蔹蔓于野。”葛的藤蔓遮在紫荆树上，野葡萄的藤蔓延在地面，这都是蔓草。《小雅·頍弁》曰：“茑与女萝，施于松柏。”茑即寄生，女萝即松萝，是松柏树上的寄生植物，属寓木。《郑风·山有扶苏》曰：“山有乔松，隰有游龙。”松是乔木，游龙（红蓼草）是湿地所生之草。如此等等，认为植物有蔓草、湿草、灌木、寓木、乔木之分，这对后世药用植物分类学有积极的先导意义。

《诗经》对动植物外观形、色描述颇为别致。《小雅·隰桑》曰："隰桑有阿，其叶有难（音那）。""隰桑有阿，其叶有沃。""隰桑有阿，其叶有幽。"阿是美貌；难是盛貌；沃是光润貌；幽，幽邃，指黑。《卫风·氓》曰："桑之未落，其叶沃若。""桑之落矣，其黄而陨。"不同时候，桑叶的色泽荣枯都不同。《小雅·苕之华》曰："苕之华，芸其黄矣。""苕之华，其叶青青。"苕即陵苕，名紫葳，它的花是赤黄色的，叶绿青青。《卫风·硕人》曰："手如柔荑（音提），肤如凝脂，领如蝤蛴（天牛之幼虫），齿如瓠犀，螓首娥眉。"《集传》曰："茅之始生曰荑。"说齐公主庄姜的手像白嫩柔滑的茅芽，颈项如雪白柔长的蝤蛴，牙齿像葫芦籽洁白整齐，方额像小蝉头，秀眉像蛾须一般。虽然以物喻人，但亦反映对物的外观观察仔细。这对后世药物著作准确记载药物的形态以资鉴别药材有启迪作用。

先民对居住地与农垦种植地的选择重视气候的适宜和泉水的便利，故有"相其阴阳，观其流泉"（《大雅·公刘》）的诗句。气候直接影响动植物生长过程，如《小雅·黍苗》曰："芃芃黍苗，阴雨膏之。"由于阴雨滋润，黍苗才长得茂盛。《王风·中谷有蓷》曰："中谷有蓷，暵其干矣。"满山谷的益母草，因天旱而干枯了，显然植物生长受天气的影响。《小雅·出车》曰："春日迟迟，卉木萋萋，仓庚喈喈，采蘩祁祁。"春天日长，草木茂盛，黄鹂和鸣，妇女成群出来采白蒿，白蒿在春天生长最盛。《小雅·四月》曰："秋日凄凄，百卉具腓。"凉风一起，百草开始凋零。《豳风·七月》更具体地描绘了一些动植物的生长活动与季节的关系。"四月秀葽，五月鸣蜩。”四月远志草秀穗，五月蝉鸣连声。又说：“五月斯螽动股，六月莎鸡振羽，七月在野，八月在宇，九月在户，十月蟋蟀入我床下。”斯螽、莎鸡都指蟋蟀，随时变化而异名。此虫五月开始动两股，六月振翅鸣飞，七月在田野，八月在檐庭，九月在室中，十月入藏床下越冬。对蟋蟀的生长活动规律记叙得很详细。又说：“六月食郁（棠梨）及薁（酸李），七月亨葵及菽，八月剥枣，十月获稻……七月食瓜，八月断壶（葫芦），九月叔苴。”即六月吃棠梨、酸李，七月烹芹菜及大豆，食甜瓜，八月收红枣、摘葫芦，九月收青麻，十月收稻谷。各种谷物果菜成熟的季节讲得很确切。这对指导按时种植收采贮藏药物有积极意义。

商周之民已能明辨药物性味，用以治病。如《周礼·天官》说：“以五药疗之，以五味节之。”《资治通鉴》说伊尹作《汤液》，“明寒热温凉之性，酸苦辛甘咸淡之味”。《诗·邶风·谷风》曰：“谁谓荼苦？其甘如荠。”荼菜味苦，荠菜味甜，即其实例。《诗·鄘风·载驰》曰：“陟彼阿丘，言采其虻。”虻是贝母。穆公懦弱，不能救卫，心情抑郁，到丘地去采贝母以解郁结，这是对贝母作用的最早记载。《卫风·伯兮》曰：“焉得谖草？言树之背。愿言思伯，使我心痗。”思夫之妇想找到谖草（萱草），把它栽在北檐下，因为萱草能治疗忧思病。酒的饮用当时较普遍。《小雅·鹿鸣》曰：“我有旨酒，以燕乐嘉宾之心。”以酒招待嘉宾而欢愉，表明酒有提神兴奋的作用。《小雅·宾之初筵》曰：“宾既醉止，载号载呶（多言），乱我笾豆，屡舞僛僛（倾斜貌）。”说明饮酒过量，又昏神败性，叫号、多言，扰乱礼仪，手舞足蹈、步态不稳，这是乙醇中毒现象。《豳风 · 七月》曰："十月获稻，为此春酒，以介寿眉。"用谷酿春酒，饮之以求长寿，说明谷酒的和血滋补作用。《周颂 · 载芟》曰："有菽有馨，胡考之宁。"胡考即寿考，说菽酒馨香，能补养老人，使寿考安宁。酒虽有益于身体，应饮之有法。《周颂 · 丝衣》曰："旨酒思柔，不吴不敖，胡考之休。"说旨酒是柔和的，饮时不能喧哗，不要傲气，才能得益，而有长寿的幸福。对动植物及其制剂的药用认识，是先民从长期的生活医疗实践中逐渐积累起来的。《诗经》是我国古代药物学专著问世以前的宝贵文献。

先有商周时期丰富的药物知识，才有以后《神农本草经》的问世。《诗经》以大量药名入诗，可以证实之。

十五、柯逢时与武昌医馆

柯逢时，名巽菴（1845—1912），清代武昌县灵乡人。清之武昌县，即民国时之湖北鄂城县，中华人民共和国成立后沿用，今为鄂州市，灵乡划属黄石市大冶县管辖。柯逢时系清光绪九年（1883）进士，入翰林院为庶吉士，授编修，官至江西巡抚及土税大臣。曾担任《武昌县志》编修。

湖北省会武汉居长江流域的中心，为九省通衢。清光绪年间，洋务运动兴起。张之洞于光绪二十八年（1902）创办武昌师范学堂，所授课程除普通学科外，尚设卫生学（《中国近代学制史料》）。历来以师徒为传授方式的中医教育受这一新潮的影响而开始兴办学堂。当时开创湖北中医学校教育者即柯逢时。当时，柯逢时居武昌督抚堤，私人出资设立武昌医馆，以讲授中国传统医药学。医馆馆务由黄陂县孝廉肖延平先生主持。医馆聘请鄂省医界名宿讲学。如四川巫山冉雪峰先生（中华人民共和国成立后担任全国政协委员，中国中医研究学术委员会副主任委员兼高干、外宾治疗室主任等职）其时悬壶于汉口，被聘为教习之一（《冉雪峰先生学术思想和治疗经验》）。医馆招收年轻优秀文童入馆学习，不收学费及书籍杂费。讲授以经典医著为主，如《内经》《难经》《神农本草经》《伤寒论》《金匮要略》等；旁涉历代名家医著，如唐代孙思邈之《千金要方》，宋代钱乙之《小儿药证直诀》、许叔微之《本事方》、庞安常之《伤寒总病论》，金元刘完素之《素问玄机原病式》、李东垣之《脾胃论》、朱震亨之《格致余论》，明代李中梓之《医宗必读》、李时珍之《濒湖脉学》、喻昌之《医门法律》，清代傅山之《傅青主女科》、吴有性之《温疫论》、吴瑭之《温病条辨》、汪讱庵《医方集解》等，强调熟记原文，亦要求融会贯通。每月中考课一次，考试仿《医学问对》体例，略变制而出题。医馆学子成绩优良者，奖以书籍文具，以资鼓励。医馆设制三年。又开设诊堂，以接待慕名求治的患者。以此，诊堂成为高年学子的临床实习场所。学子侍诊，看教习如何应用中医药理论于实践之中。因条件所限，其时未开设病床留观患者。然而屡有复诊者，学子们可从中观察临床医疗效果，从而提高他们的学习兴趣与临证应变能力。每位侍诊学子都要书写临证实录与体会，并定期约会交流看法，类似今之病案讨论。观其教学特色，注重培养学生意象思维能力、增强熟读记忆能力及动手诊治能力。鄂州市太和镇柯梅阁先生（清末秀才，于中华人民共和国成立初期去世）

乃当时学子之一（《冉雪峰研究·悼冉雪峰先生词》），后成为太和镇一带之名医。举此可见其教学成果之一斑。

清宣统三年（1911）闰六月，武汉三镇霍乱流行，死者沿街阖里。教馆中之教习为汉上名宿，故病者前来求治亦多。教习们不辞辛苦，极力救治。冉雪峰先生曾回忆说：“清光绪末（按当系宣统之记误），是年闰六月，两月余不雨，野无青草，街傍树木，过半枯萎，气候酷热，是疫流行武汉三镇，死人以万计……是年予治好霍乱三百余人。”（《冉雪峰医案》）医馆声名一时为武汉民众所赞誉。

柯逢时常至医馆与教习、学子一起商研医学，并与学者宜都杨守敬等人过从甚密，互相交流善本医书，出资校刊翻印医书。现保留下来的有唐慎微《经史证类大观本草》《大观本草札记》《本草衍义》《伤寒论》《伤寒总病论》《类证增注伤寒百问歌》《伤寒补亡论》《活幼新书》等共集成《武昌医学馆丛书八种》（《中国图书联合目录》）。其中《大观本草札记》为柯逢时手撰。同时，他还喜欢搜求秘本医书，如杨上善《黄帝内经太素》一书，北宋以后散佚，经杨守敬从日本获得唐写卷子本，影抄而归，柯逢时得以留观之，并亲自手校多年，其抄本后被袁忠节取去付印，肖延平曾借袁忠节的影印本以校刊《黄帝内经太素》。中华人民共和国成立后，人民卫生出版社据此影印发行，此本是研究《内经》的重要参考著作。然据刘禹生《世载堂杂忆》曰：“（杨）守敬居武昌长堤，与柯逢时邻近。杨得宋刻《大观本草》，视为孤本。逢时许重价代售，请阅书一昼夜即还。柯新自江西巡抚归，吏人甚众，尽一日夜之力，抄全书无遗漏。书还杨，曰：闻坊间已有刻本。

不数月，而《大观本草》出售矣！杨恨之刺骨。至移家避道，终身不相见。乡人曰：杨一生只上过柯巽庵大当。”观此，柯为藏书，似有巧取失礼之嫌，导致好友与之成仇。1911 年辛亥鼎革，政局动荡，1912 年宣统退位。辛亥起义后，新军仍部分起用清廷官员。柯逢时被举为鄂督，然不愿就职，抑郁而终。馆务遂停业，医学札记、稿本等亦随之散佚。

笔者考证武昌医馆开馆之时间上限当在 1902 年，即张之洞创办武昌师范学堂之后；下限当在 1907 年，因据王席国等人研究，冉雪峰于 1907 年被聘为武昌医馆教习（《冉雪峰研究·悼冉雪峰先生词》）。其闭馆时间当不晚于 1912 年。

柯逢时为江西巡抚时，大量搜刮民财，当时百姓恨之入骨，有“逢君之恶，罪不容于死；时日曷丧，予及尔偕亡”之嵌名联，横批“执柯伐柯”，然从开创湖北之中医学校教育言，其事亦不可没。今特辑片段资料，以供编辑湖北中医教育史之工作者，有以采览云。

卷中

医　话

第一章

医经类

一、博闻强识，疏通知远

《礼记·典礼上》曰：“博闻强识而让，敦善行而不怠。谓之君子。”《礼记·经解》说：“入其国，其教可知也……疏通知远，书教也。”《隋书·经籍志》吸取上文文意而后说：“夫史官者，必求博闻强识，疏通知远之士。”“是故前言往行，无不识也；天文地理，无不察也；人事之纪，无不达也。”其对治史学者提出很高的要求。读这几句话，使笔者联想到从事中医学者，亦应有如是的要求。君不见《素问·气交变大论》说：“《上经》曰：夫道者，上知天文，下知地理，中知人事，可以长久，此之谓也。”理学宗师朱熹说：“问渠那得清如许，为有源头活水来。”任何一门文化知识都有其理论思想基础和源头。中医学者应深刻领会中医理论体系产生形成的历史文化背景，指导中医思想体系构建形成的宇宙哲学观内涵，把握中医生理病理观点及其建构形成过程。中医学理论思想及临床实践体系，深深根植于中华天文、气象、历法、地理、物候等文化土壤基础之中。中医是以防治心身疾病、保护生命健康为宗旨的医学文化，中医学者需要了解掌握各类知识。唯如此，方免治误，方有创新，方有所成。“疏通知远”是先秦人运用历史知识的一种表现形式，并不仅仅限于《书》。有学者认为，“疏通知远”可以包含两个意思。一个是依据自己的历史知识观察当前的历史动向，另一个是依据自己的历史知识，提出自己对未来的想法。我认为古代的中医大家是这样做的。试看张仲景运用医药历史文献《素问》《九卷》《胎胪药录》等书中的理论，观察当时伤寒疫病流行情况，从而制定出六经辨证治疗新方法，其功伟矣！仲景《伤寒杂病论·序》说：“孔子曰：生而知之者上；学则亚之；多闻博识，知之次也。余宿尚方术，请事斯语。”亦强调博识多闻。自其以下，孙思邈、李时珍、张介宾皆如此矣！

二、比类推理

《素问·征四失论》说：“不知比类，足以自乱，不足以自明。”比类即类比，是根据两个（或两类）对象之间在某些方面的相似或相同而推出在其他方面也可能相似或相同的一种逻辑方法。《内经》取象比类符合逻辑类比的释理方法，常被历代名医使用。如张洁古以枳术丸治痞，消食和胃，用白术、枳实为末，荷叶烧饭为丸。李东垣说，其中荷叶一味，“中央空虚，象震卦之体，震者，动也，人感之生足少阳甲胆也；甲胆者，风也，生化万物之根蒂也”（《内外伤辨惑论》）。荷叶清香，能入少阳使胆气条达升发，则中焦清气因之上腾，脾胃消磨水谷之气倍增，故可消食滞之患，亦可愈飧泄之疾。此其类比所得之结论。

李时珍善运用此种思维解释药理。如他访得一老妇人，用水杨枝叶煎洗治疗痘疮，可助透发灌浆。李时珍认为："若内服助气血药，借此升之，其效更速，风寒亦不得而阻之矣……盖黄钟一动，而蛰虫启户，东风一吹，而坚冰解冻，同一春也，群书皆无此法，故详著之。"（《本草纲目·卷三十五·水杨》）以黄钟律、东风吹等温气春来之象，说明水杨枝叶具有温化升透的作用。又如他说："凡藤蔓之属，象人之筋，所以多治筋病。旋花根细如筋可啖……时珍自京师还，见北土车夫每载之，云暮归煎汤饮，可补损伤，则益气续筋之说尤可征矣。"（《本草纲目·卷十八·旋花》）又谓："蝎产于东方，色青属木，足厥阴经药也，故治厥阴经病。诸风掉眩搐掣，疟疾寒热，耳聋无闻，皆属厥阴风木。故东垣李杲云：凡疝气带下，皆属于风。蝎乃治风要药，俱宜加而用之。"（《本草纲目·卷四十·蝎》）

民国张锡纯亦善于运用此种思维。如其论茵陈："茵陈者，青蒿之嫩苗也。秋日青蒿结子，落地发生，贴地大如钱，至冬霜雪满地，萌芽无恙，甫经立春即勃然生长……其气微香，其味微辛微苦，秉少阳最初之气，是以凉而能散……为其禀少阳初生之气，是以善清肝胆之热，兼理肝胆之郁，热消郁开，胆汁入小肠之路毫无阻隔也。"（《医学衷中参西录·茵陈解》）

取象比类的逻辑思维为古代中医学家阐明药理、开发药用起到积极的作用。虽然其不能满足今人对药物微观的认识，但是为开发运用药物提供思路，对药物之药理研究提供科研课题有积极作用。

三、不知《易》，不足以言太医

孙思邈说："不知《易》，不足以言太医。"孙思邈以《易》论阴阳之道，而为医家讲阴阳之源头，万事当探本求源，故有此语。

四、一阴一阳之谓道

《易·系辞》说："一阴一阳之谓道。"《素问·阴阳应象大论》说："阴阳者，天地之道也。"可见二者都认为阴阳是宇宙对立统一的法则。《易·系辞》又说："易与天地准，故能弥伦天地之道。"即《易》以天地之阴阳运动规律为准则，故包含了天地间万物变化之道理。《素问·阴阳应象大论》说："阴阳者，万物之纲纪，变化之父母，生杀之本始，神明之府也。"其义与《易》类同。故中医学理，放之四海而皆准，历数千年而不衰，其所含奥义将被今后科学阐明。

五、阴阳合德

《易·系辞》说："阳卦多阴，阴卦多阳。"又说："阴阳合德，刚柔有体。"体现哲学之中和思想。道德律与自然律相一致。《内经》受其影响，重视阴阳调和。如《素问·生气通天论》说："凡阴阳之要，阳密乃固。两者不和，若春无秋，若冬无夏；因而和之，是谓圣度。故阳强不能密，阴气乃绝。

阴平阳密，精神乃治。”进而拟定疾病诊断之总纲是“善诊者，察色按脉，先别阴阳”（《素问·阴阳应象大论》），治疗之总则是“谨察阴阳所在而调之，以平为期”（《素问·至真要大论》），这种平和的学术思想贯穿于中医医疗的全过程。

六、能治未病是上工

战国时期楚人有《鹖冠子》一书，属先秦道家著作。《鹖冠子·世贤》记载：“魏文侯问扁鹊：子昆弟三人其孰最善为医？扁鹊曰：长兄最善，中兄次之，扁鹊最为下。魏文侯曰：可得闻邪？扁鹊曰：长兄于病视神，未有形而除之，故名不出于家。中兄治病，其在毫毛，故名不出于闾。若扁鹊者，镵血脉，投毒药，副肌肤，闲而名出闻于诸侯。”其意：长兄治病，望其神色，治病于发作之前，不使病发。他的名气虽然不出家门，其实最高明。二哥治病，治病初起在皮毛之时，不使加重而愈。人以为他只能治轻微的小病，他的名气不出本乡里，实际医技仅次于长兄。而扁鹊治病，所治患者病情已经严重，在经脉上放血、在皮肤上敷毒药，人以为他能治疗好重病，名气因此传遍诸侯，其实这是最次等的。

此文观点把能治疗未病者之医技推重为第一。故《素问·四气调神大论》强调：“圣人不治已病治未病，不治已乱治未乱。”《灵枢·逆顺》曰：“上工，刺其未生者也；其次，刺其未盛者也……故曰：上工治未病，不治已病，此之谓也。”《素问·八正神明论》曰：“上工救其萌芽，必先见三部九候之气，尽调不败而救之，故曰上工。下工救其已成，救其已败。”《内经》继承并弘扬了《鹖冠子》这一观点。《难经》谓“望而知之谓之神”，扁鹊是把“长兄于病视神，未有形而除之”作为神医看待的。

《难经·七十七难》说：“所谓治未病者，见肝之病，则知肝当传之与脾，故先实其脾气，无令得受肝之邪。”张仲景《金匮要略·脏腑经络先后病脉证》中亦说：“夫治未病者，见肝之病，知肝传脾，当先实脾。”将已病防变亦纳入治未病范畴，相当于扁鹊之二兄疗病，已病防变。

据此，内伤伏气致病学术强调“消除伏气于萌芽，注重先期防治”的学术观点，符合中医典籍“上工治未病”精神。这一观点对于今日防病治病，推进全民健康，具有积极意义。

七、阳气者，若天与日

《内经》成书深受古代哲学思想的影响。《易·彖传》说：“大哉乾元，万物资始，乃统天……至哉坤元，万物资生，乃顺承天。”乾者阳也，万物发生之本。元阳之气涵盖一切，主宰宇宙。坤者阴也，万物资生之本，为元阴之气，不能单独流通，要顺承天的功能。此论说明阴阳二者，阳为主导。故又说“天行健”，“大哉乾乎，刚健中正”。《素问·生气通天论》则说：“阳气者，若天与日，失其所，则折寿而不彰，故天运当以日光明。”《素问·阴阳应象大论》又说：“阳生阴长，阳杀阴藏”。如此亦见阴阳二气之中，阳为主导，医易同义。故宋代窦材《扁鹊心书·须识扶阳》说：“为医者，要知保扶阳气为本……亦可保百余年寿矣。”明代张介宾说：“天之大宝，只此一丸红日；人之大宝，只此一息真阳。”又说：“故凡欲保重生命者，尤当爱惜阳气。”（《类经附翼 · 大宝论》）而强调温补扶阳治法在养生与疾病治疗中之重要意义。可见中医学术与中华文化的密切关系。

八、七损八益

《素问 · 阴阳应象大论》说：“帝曰：法阴阳奈何？岐伯曰：阳胜则身热。腠理闭，喘粗为之俯仰，汗不出而热，齿干以烦冤，腹满死，能冬不能夏。阴胜则身寒，汗出，身常清，数栗而寒，寒则厥，厥则腹满死，能夏不能冬。此阴阳更胜之变，病之形能也。帝曰：调此二者奈何？岐伯曰：能知七损八益，则二者可调。不知用此，则早衰之节也。”此论机体阴阳失调时所产生的不同症状，唯“能知七损八益”，保持阴阳协调，才不致生病导致早衰。本论较早提出“七损八益”一词，自后注家对此有多种不同的诠释，读者莫衷一是。如王冰注：“用谓房色也。女子以七七为天癸之终，丈夫以八八为天癸之极……然阴七可损，则海满而血自下；阳八宜益，交会而泄精。”若血下是损，泄精何以谓益？此注不切。以后张隐庵、高士宗等亦以女血男精为注，说法稍有出入而已。至 1973 年长沙马王堆出土竹简《天下至道谈》，文献中有“七损”“八益”关于性保健方法的论述，因为此文献早于《内经》，遂被讲述《内经》的学者广泛采用。然而保持阴阳协调的方法绝不止某个方面，故此竹简“七损”“八益”之说不能涵盖《素问 · 阴阳应象大论》关于阴阳消长及其对人体密切影响的原旨大义。

及观《灵枢・九宫八风》有“九宫图”（图6），论证“八风”发病原理，它是《洛书》在医学领域中的具体应用。《洛书》是我国史前人类用符号表示对天文、历法、气候、物候等内容的象数图，表达了在相应的时间、空间、区域的阴阳消长状态以及与此相关事物的五行属性及其运动规律。其成为《内经》作者构建中医学理论的重要参证。《灵枢・九宫八风》“九宫图”结构与“洛书”布局表意一致。

东南 阴 巽 立 洛 四 夏	南 上 离 夏 天 九 至	西南 玄 坤 立 委 二 秋
东 仓 震 春 门 三 分	中央 五 招摇	西 仓 兑 秋 果 七 分
东北 天 艮 立 留 八 春	北 叶 坎 冬 蛰 一 至	西北 新 乾 立 洛 六 冬

图6 《灵枢・九宫八风》九宫图

此图“七”是西方仓果宫兑卦位。时值秋分，自然气候将由热转凉，阳气渐衰阴气渐长；天气肃杀，万物萧条，落木渐脱。自“七”向下左旋至“八”，“八”是东北方天留宫艮卦位。时值立春，此时自然气候将由寒转温，阳气渐长，阴气渐退。此为发陈，天地俱兴，万物将荣。故“七”“八”对举不同的两个时空区位。“七损八益”表述自然气候在“七”“八”这两个特定的季节中阴阳消长盛衰变化的状态。阳损则死，阳来则生。“能知七损八益，则二者可调”，意谓能掌握四季阴阳消长变化规律，并使人体适应其寒温变化，则机体阴平阳秘，疾病不生，健康长寿。《素问 · 四气调神大论》说：“夫四时阴阳者，万物之根本也。所以圣人春夏养阳，秋冬养阴，以从其根，故与万物沉浮于生长之门。逆其根，则伐其本，坏其真矣。故阴阳四时者，万物之终始也，死生之本也，逆之则灾害生，从之则苛疾不起，是谓得道。”掌握气候阴阳变化规律，顺应四时养生，则阴阳二气协调，二文意义一致。然则经谓“七损八益”，为何不说“七益八损”？损者指该时阳气减少，益者指该时阳气增长。可见在阴阳二气之中，顺阳者多长生，顺阴者多消亡，阳为主导的学术思想，又蕴含其中矣！

九、水下留于膀胱则为尿与气

《灵枢 · 五癃津液别》说：“天暑衣厚，则腠理开，故汗出……天寒则腠理闭，气塞不行，水下留于膀胱，则为溺与气。”本节论述寒暑气温变化对人体水液代谢的影响。体内水液代谢主要途径有二：一为化汗，从皮肤排泄；一为化尿，从前阴排出。次要渠道亦有二：一者随呼吸而蒸腾，是气中夹水；二者随大便以泻下，为粪中夹湿。《内经》论天热衣厚，则腠理开发，故汗液外泄。天寒则腠理密闭，水津不从皮肤外泄，而下注膀胱，故多尿。然则膀胱乃太阳经，为一身之藩篱。膀胱中之津液经肾阳气化，浊中之浊者从尿道而出，是为尿；浊中之清者，复假三焦之道而上腾，由肺布达，充实于卫，温分肉，充皮肤以御寒。盖气为无形之水，水为有形之气，二者原相偕行。其由肺达于皮肤者，在天热时为可见之汗，在天寒时为无形之气。其由肺上出鼻窍者，天热时为不可见之气，天寒时则可见呼出之水气甚为明显。故《内经》明言天寒为尿与气也。马元台注此文谓“前尿与后气（屁）”，其不达经旨也明。

十、因于气为肿，四维相代

《素问·生气通天论》说：“因于气，为肿。四维相代，阳气乃竭。”对于此文解释，历代注家多有不同。笔者认为，弄清“气”与“四维”二词，是正确理解此句经文的关键。

什么是“气”？高士宗说：“气犹风也。”（《黄帝素问直解》）是谓“气”为六淫中之风邪。联系上文有“因于寒……因于暑……因于湿”，则此为因于风，便是风、寒、暑、湿外邪，文义一贯。再者，不直言因于风，此风即气，气之动便是风。《素问·阴阳应象大论》说：“阳之气，以天地之疾风名之。”《素问·六微旨大论》说：“故气……迟速往复，风所由生。”张隐庵注：“风者，天地之动气。”（《黄帝内经素问集注》）以上所论皆可证之。风邪伤人发肿，以头面肿为特点。如《素问·太阴阳明论》说：“伤于风者，上先受之。”《素问 · 平人气象论》说：“面肿曰风。”因风为阳邪，首面为阳，以阳从阳，此属亲和特性。故面肿者，多从风论治，治以辛散，方如荆防败毒散、普济消毒饮、麻杏苡甘汤等。

什么是“四维”?《淮南子 · 天文训》说：“日冬至，日出东南维，入西南维……夏至，出东北维，入西北维。”则东南、西南、东北、西北四隅即四维。《小学绀珠 · 卷二》载：“四维：东南，巽；东北，艮；西南，坤；西北，乾。”巽、艮、坤、乾四卦正值东南、东北、西南、西北之位。故张隐庵在注《素问 · 五常政大论》“卑监之纪……其眚四维”时说：“其灾眚当在四维，乃乾、坤、艮、巽之方也。”可见四维原义乃方位之词颇明。四维应用于医学，首见古医经《大要》。其论说：“彼春之暖，为夏之暑；彼秋之忿，为冬之怒。谨按四维，斥候皆归，其终可见，其始可知。”（原书佚，引见《素问 · 至真要大论》）高士宗说：“谨按气交之四维，气交之候，犹斥候也。”即以四维分别配春夏之交，夏秋之交，秋冬之交，冬春之交时的气候。观察气交之时的气候变化，便可测知四季气候的胜复情况。故《素问 · 至真要大论》说：“寒暑温凉，盛衰之用，其在四维。”王冰说：“春夏秋冬，四正之气，在于四维之分也。”于此可见，四维原指四方交角之方位，医经则用以指代四季之交时的气候而言，为引申义。故本篇“四维相代”，乃概指四时凉寒温热之相代递变，而有风、暑、湿、寒淫邪之发生。与下文“春伤于风……夏伤于暑……秋伤于湿……冬伤于寒……四时之气，更伤五脏”含义一致。

六淫首犯肌表，证候各异。寒邪伤人，高热无汗；暑邪伤人，汗出心烦；湿邪伤人，头重如裹；风邪伤人，头面肿痛等。此篇就其主要特征而言。若风、暑、湿、寒四时邪气伤人，由表入里，进而更伤五脏，皆可导致机体阳气竭绝而亡。这就从病理方面进一步论证了保养阳气的重要性。所以，“四维相代，阳气乃竭，”为总结“因于寒”“因于暑”“因于湿”“因于气”四句之论，而不可单与“因于气，为肿”作一句读。而王冰将四维注为筋骨血肉，张介宾注为四肢等，皆不符合经文本义。

十一、阴精所奉其人寿，阳精所降其人夭

《素问·五常政大论》曰：“阴精所奉其人寿，阳精所降其人夭。”按经义原论地势高低，气温之寒热对人寿命的影响。谓气温寒冷西北之地，人阳气内藏，精奉于上，寿命较长；气候炎热东南之地，人阳气外耗，精降于下，寿命较短。后世医家则引申其义，应用于临床作为指导治疗之依据。如李东垣立足脾胃气机升降以释之。乃谓：“阴精所奉，谓脾胃既和，谷气上升，春夏令行，故其人寿；阳精所降，谓脾胃不和，谷气下流，收藏令行，故其人夭。”（《脾胃论·脾胃虚实传变论》）故李东垣临床重视益气升阳，而创用补中益气汤等方。而李中梓则谓阴精者，肾阴也，肾之阴精上奉，故得永年，则须六味地黄丸以滋阴；阳精者，脾阳也，脾之阳气下陷，以致夭折，当须补中益气汤以升阳。此谓六味滋阴，补中升阳，实窥得天地阴阳升降之奥妙。诸贤之论，乃发挥《内经》“人与天地相参”之秘旨乎？

十二、风痱辨惑

前贤刘河间谓："喑痱，足不履用，音声不出者，地黄饮子主之。"（《黄帝素问宣明论方·诸证门》）沈金鳌说："内夺而厥，则为喑痱，可见中风之证，皆由肾脉之气不能上循喉咙，夹舌本，故不能言……肾不足宜地黄饮子。"（《杂病源流犀烛》）沈氏认为喑痱是中风。近贤秦伯未称喑痱为痱风，谓痱风"似脊髓神经病变，河间称为风痱，主以地黄饮子。此方加减治疗晚期梅毒脊髓痨和不同原因之脊髓炎，收到良好效果"（《内经类证》）。

《灵枢·热病》说："痱之为病也，身无痛者，四肢不收，智乱不甚，其言微，知可治；甚则不能言，不可治也。"楼英说："痱，废也。痱即偏枯之邪气深者。痱与偏枯是二疾，以其身半无气荣运，故名偏枯；以其手足废而不收，故名痱。或偏废，或全废，皆曰痱也。"（《医学纲目》）偏枯是中风，楼英认为与痱是两种不同疾病。隋代巢元方承《内经》所称之"痱"论而发挥之，称痱为"风痱"。其《诸病源候论·卷一·风痱候》说："风痱之状，身体无痛，四肢不收，神智不乱，一臂不随者，风痱也。时能言者，可治；不能言者，不可治。"明代张介宾注："痱亦风痱，犹言废也。"又注："智乱不甚，其言微有知者，神气未为全去，犹可治也；神失则无能为矣。"（《类经·卷十四·六经病解》）若病甚则意识丧失，不知人或舌强不语，甚则瘫痪。《内经》称为厥。《素问·脉解》说："内夺而厥，则为喑痱。此肾虚也，少阴不至者，厥也。”主要症状为舌强不语，体废不用。巢元方称此病证为“风癔”。《诸病源候论·卷一·风癔候》说：“风邪之气，或先中于阴，病发于五脏者，其状奄忽不知人，喉里噫噫然有声，舌强不能言。发汗身软者，可治；眼下及鼻人中左右上白者，可治；一黑一赤，吐津者，不可治；汗不出体直者，七日死。”唐代孙思邈则名之为“风懿”。并将其归为风病范畴。《备急千金要方·诸风》说：“风懿者，奄忽不知人，咽中塞，窒窒然（巢元方作噫噫然有声），舌强不能言，病在脏腑，先入阴，后入阳……发其汗，身转软者生；汗不出身直者，七日死。”又说：“风逐脉流入脏，使人卒瘖，缓纵，噤，痉，致死。风入阳经则狂，入阴经则癫。阳邪入阴，病则静。阴邪入阳，病则怒。”此阶段神志时时不清，舌瘖，或缓纵瘫痪，或强直而痉。或影响神志，为癫为狂，是风痱引发的精神病变。上引古代文献，凡瘖痱、风痱、风癔、风懿皆为对脑动脉粥样硬化不同时期症状及其病机的具体论述。所以楼英说风痱与偏枯是两种不同的疾病。

然而痱可发展成为中风偏枯。刘河间据此而论中风说：“所以中风瘫痪者，非谓肝木之风实甚而卒中之也，亦非外中于风尔。由乎将息失宜，而心火暴盛，肾水虚衰不能制之，则阴虚阳实而热气怫郁，心神昏冒，筋骨不用，而卒倒无所知也。”（《素问玄机原病式》）其谓肾阴虚不能上济心阳，以致热气怫郁，上冒心神而成卒仆中风之症。故治宜养阴回阳以固肾气，佐以开泄痰浊以祛标邪，方如地黄饮子。

地黄饮子可以治疗风痱，可以治疗中风，可以治疗脊髓炎，是异病同治。如同伤寒少阳证应用小柴胡汤，妇人热入血室可以用之，黄疸亦可用之。但不能认为少阳证是黄疸，风痱亦不是中风。

十三、辩“寸口脉短者曰头痛，长者曰足胫痛”

或问：《素问 · 平人气象论》说“欲知寸口太过与不及，寸口之脉中手短者曰头痛；寸口脉中手长者，曰足胫痛”如何理解？

答曰：寸口脉太过者为邪气实，寸口脉不及者为正气虚。寸口脉短，短则气衰，为气血不足，则上部失荣，故头痛。寸口脉长，长则气盛，为实邪客于下，故足胫痛。

此文以虚实对举短长而言病机及症状。故高士宗《黄帝素问直解》注：“脉气短者，短则气虚，不及于上，故头痛，头痛正虚于上也……脉气长者，长则气盛，太过于下，故足胫痛，足胫痛，邪实于下也。”所以临床上头痛有气血不足者，有肝肾阴虚者，皆为虚证。足胫痛有风寒邪客者，亦有湿热邪客者，有痰湿流注者，亦有瘀血阻络者，皆为实证。

然则《素问 · 脉要精微论》说：“夫脉者，血之府也，长则气治，短则气病。”王冰注：“夫脉长为气和故治，短为不足故病。”此又以长短区别正常与病态。故读《内经》一要就本篇深入体会，二要于全书前后合参，才能掌握其要义。再临床诊治患者，若见长脉、短脉，其每有兼夹，或长、大、紧、数，或短、小、细、涩，则可于细微中辨其阴阳虚实，从而确立治法，进而选方疗病。

十四、辨“逆之伤肺，冬为飧泄”与“春伤于风，夏生飧泄”

或问：《素问·四气调神大论》之“逆之则伤肺，冬为飧泄，奉藏者少”与《素问·阴阳应象大论》“春伤于风，夏生飧泄”，针对这二种不同的说法应该怎么理解？

答曰：《素问·四气调神大论》说“逆之则伤肺，冬为飧泄，奉藏者少”，此论四时养生必符节气。如秋气容平，必早卧早起，无外其志，以养秋收之道。若逆而行之，则伤肺气。肺属金，金气虚而不生其子，即金不生水，则肾气虚，故奉藏者少。肾司二便，失其固摄之权，致冬发飧泄。

而《素问·阴阳应象大论》谓“春伤于风，夏生飧泄”。王冰注：“风中于表，则内应于肝，肝气乘脾故飧泄。”按《素问·生气通天论》云：“春伤于风，邪气留连，乃为洞泄。”此谓春受邪气，留伏于胃肠，肝脾失调，至夏发飧泄，是外感伏气所致杂病。若“冬伤于寒，春必病温”，是外感伏气所致热病。此为外感伏气致病之先声。

由此可见虽皆云飧泄，而病机不同，一在肺肾，一在肝脾。一属虚，一属实，则其治法必然大异。前者可选四神丸，后者如痛泻要方合抑青丸。

十五、论“在气为柔，在脏为肝”

或问：《素问·五运行大论》“神……在气为柔，在脏为肝”如何理解？

答曰：《素问·五运行大论》说“神在天为风，在地为木，在体为筋，在气为柔，在脏为肝”，此论以五行类推，自然在天气为风，在地气为木，在脏为肝，在体为筋。高士宗注：“在气为柔，风木之气柔和也。”（《黄帝素问直解》）风木之气柔和，故肝气应之以柔和为顺。故曰：“其性为暄，其德为和，其用为动。”若动怒气而不柔，则伤肝，“其变摧拉，其眚为陨”。故叶天士尝谓“肝为刚脏，非柔润不能调和也”（《临证指南·卷一·中风》），又说“治肝体用，润剂和阳”（《临证指南·卷二·吐血》）。肝体阴用阳，不宜刚剂克伐，主张以润剂滋养，育阴和阳，养血息风。选药如生地、阿胶、当归、天冬、麦冬、白芍、枸杞子、五味子、沙苑子、酸枣仁、何首乌等，调和体用。

十六、关于“脾本虚证无实证”说

有大师谓“脾本虚证无实证”，这是一个较为庞大的论题，脾多虚证，亦多实证，仅举数证以论脾有实证。

1. 食积

仲景称之为宿食。即食物停滞，变为食积，便为伏邪，而产生一系列食积证候，并诱发多种疾病。罗东逸云：“食填太阴，则抑阻少阳之火，碍其升路；食填胃口，则阻膻中之气，碍其降路。”（《内经博议》）治疗不能补脾，故张仲景有承气汤治疗宿食法，今人多用消导法。

2. 痰饮

李中梓说："脾为生痰之源。"（《医宗必读》）尤在泾云："痰者食物所化，饮者水饮所成。故痰质稠而饮质稀也。"（《金匮要略心典》）痰饮生成之后亦为伏邪，可以变生多种疾病。痰饮之邪"随气升降，无处不到，为喘为嗽，为呕为泻，为眩晕心嘈，为怔忡惊悸，为寒热肿痛，为痞满隔塞。或胸胁辘辘如雷鸣；或浑身习习如虫行；或身中结核，不红不肿；或颈项成块，似疬非疬；或塞于咽喉，状若梅核；或出于咯吐，形若桃胶；或胸臆间如有二气交纽；或背心常作一点冰冷；或皮间赤肿如火；或心下寒痛如冰；或一肢肿硬麻木；或胁梢癖积成形；或骨节刺痛无常；或腰腿酸刺无力；或吐冷涎、绿水、黑汁；或梦烟火剑戟丛生；或大小便脓；或关格不通；或走马喉痹；或齿痛耳鸣；以至劳瘵癫痫；失音瘫痪，妇人经闭带下；小儿惊风搐搦；甚或无端见鬼，似祟非祟，悉属痰候"（《医述》引王隐君）。其治疗必逐痰饮，如十枣汤、甘遂半夏汤，或以温药和之。

3. 水气

《内经》五运有太过、不及，土运太过曰敦阜，不及曰卑监。《素问·五常正大论》曰："敦阜之纪……其病腹满，四肢不举，大风迅至，邪伤脾也。"此述脾实证也。《素问·至真要大论》曰："诸湿肿满，皆属于脾。"《金匮要略·水气病脉证并治》曰："脾水者，其腹大，四肢苦重，津液不生，但苦少气，小便难。"脾湿流于皮肤则为水肿，散溢于脏腑、胸胁、腹腔则为水气肿满等病。治疗必祛水湿之邪。方如桂枝去芍药加麻辛附子汤、枳术汤，后世有东垣中满分消丸、实脾饮等。

4. 瘀血

脾主益气生血，《灵枢 · 本神》曰："脾藏营。"若脾失营运，血气停滞，变生瘀血，亦为伏邪，致百病丛生。如痞积于左胁下称为肥气，或为疟母，实为脾肿大。仲景有鳖甲煎丸，破瘀消癥。以上简论说明脾存在诸多实证。

十七、关于"脾无阴虚"说

有大师谓"脾无阴虚"，其实不然。《素问 · 著至教论》强调医道之"阴阳表里上下雌雄相输应"，故脏腑别列阴阳。然则阴阳数之可十，推之可百，故脾为阴，胃为阳；而胃又有胃阴胃阳，脾必分脾阴脾阳。《灵枢 · 本神》曰："脾藏营。"元代朱丹溪说："脾土之阴受伤，转输之官失职。"（《格致余论 · 鼓胀论》）清代曹庭栋说："胃阳弱而百病生，脾阴足则万邪息。"（《老老恒言 · 慎药》）唐容川说："调治脾胃，须分阴阳。李东垣后，重脾胃者，但知宜补脾阳，而不知滋养脾阴。脾阳不足，水谷固不化；脾阴不足，水谷仍不化也。譬如釜中煮饭，釜底无火固不熟，釜中无水亦不熟也。"（《血证论 · 男女异同论》）又说："经云脾统血，血之运行上下，全赖乎脾。脾阳虚则不能统血，脾阴虚又不能滋生血脉。"（《血证论 · 脏腑病机论》）诸论指出了脾阴不足会影响脾运化水谷以及统血生血的功能。《蒲辅周医疗经验》说："脾阴虚，手足烦热，口干不欲饮，烦满，不思食。"提示脾的阴虚内热以运化无力为主要症状。

《素问·刺法论》曰："欲令脾实，气无滞饱，无久坐，食无太酸，无食一切生物，宜甘宜淡。"此乃甘淡补脾说之先河。滋补脾阴药如山药、薏苡仁、茯苓、扁豆、芡实、莲子等。清代吴澄从理脾阴着手治疗虚损，独创中和理阴汤（人参、燕窝、山药、扁豆、莲子肉、老米）、理脾阴正方（人参、白芍、山药、扁豆、茯苓、莲肉、甘草、紫河车、橘红、荷叶、老米）等，独具特色。又如《慎柔五书》云："损病六脉俱数，声哑，口中生疮，昼夜发热无间。经云：数则脾气虚，此真阴虚也……须用四君加黄芪、山药、莲肉、白芍、五味子、麦冬，煎，去头煎不用，止服第二煎、第三煎，此为养脾阴秘法也。"后世医家对脾阴虚的证治各有薪传。

第二章

方药类

一、论古人制方之原则

古人制方之原则讲究君臣佐使，最早见于《内经》。《素问·至真要大论》谓："主病之谓君，佐君之谓臣，应臣之谓使。"如《伤寒论》中麻黄汤，君臣佐使颇为严密。然《伤寒论》中有小青龙汤，则难言何药为君，何药为臣。张元素尝说"力大者为君"，而小青龙汤八味药用量相当。故莫枚士在其《研经言》中谓："古经方必有主药，无之者，小青龙汤是也。"然则小青龙汤主治外寒内饮之证，其散外寒者，有麻黄、桂枝；其化内饮者，有干姜、细辛、半夏、五味子，芍药、甘草和营调中。故是方乃对证而发，亦为有制之师。由是观之，后世制方，效法于小青龙汤者，不乏其例。如小续命汤治中风，针对六经形证而设，药味涉及六经。又如丹溪越鞠丸，统治六郁，香附、苍术、川芎、神曲、栀子等份为丸，皆属此类。其他如《千金方》白薇丸治月水不利无子，《圣济总录》治一切中风瘫痪痿痹痰厥之大活络丸等大方，亦难以君臣佐使释其方义。但是其组方合理，方符病机，临证用之应验，故又不可以杂滥视之。

二、谈制方大小

《素问·至真要大论》曾论及临病制方的规矩，说：“君一臣二，制之小也；君一臣三佐五，制之中也；君一臣三佐九，制之大也。”一张处方三味药是小制，九味药是中制，十三味药是大制。故俗有“药过十三味，医生无底气”，亦有“药过十二三，大夫不必沾”之说。及观张仲景方，小承气汤三味药是小制，桂枝芍药知母汤九味药是中制，温经汤十二味药是大制，其所制汤剂用药味数无有出其右者。只是丸剂如薯蓣丸药用二十一味，鳖甲煎丸药用二十三味。然皆药符病机，组合严密，体现理法方药的严谨性。张仲景严格遵循《素问》制方原则而实施于临床，疗效卓著。故韩懋说：“处方正不必多品，但看仲景方何等简净。”（《韩氏医通·处方章第四》）历代医家皆遵仲景为方祖，视为经方。

《旧唐书·许胤宗传》记载，许胤宗造黄芪防风汤熏蒸治疗柳太后中风不语得愈，其谓：“古之名手，唯是别脉，脉既精别，然后识病。夫病之于药，有正相当者，唯须单用一味，直攻彼病，药力既纯，病即立愈。今人不能别脉，莫识病源，以情臆度，多安药味。譬之于猎，未知兔所，多发人马，空地遮围，或冀一人偶然逢也。如此疗疾，不亦疏乎！假令一药偶然当病，复共他味相和，君臣相制，气势不行，所以难差。”许氏“广络原野”说为医家正确施方，避免乱投药饵，多安药味，已于千年前敲响警钟！

张介宾说：“凡看病施治，贵乎精一。盖天下之病，变态虽多，其本则一。天下之方，活法虽多，对证则一。故凡治病之道，必确知为寒，则竟散其寒，确知为热，则竟清其热，一拔其本，诸证尽除矣。故《内经》曰：治病必求其本。是以凡诊病者，必须先探病本，然后用药。若见有未的，宁为少待，再加详察，既得其要，但用一味二味便可拔之，即或深固，则五六味七八味亦已多矣。然虽用至七八味，亦不过帮助之，导引之，而其意则一也，方为高手。”（《景岳全书·传忠录》）强调“其本则一”，是本于阴阳；强调“对证则一”，是必符病机。今有汤剂处方，动则一二十味，甚者二三十味，徐灵胎所谓“药虽切中，而立方无法，谓之有药无方”（《医学源流论·方药离合论》）。医家未能精审病情，多开药味，大包围，见一症发一药，毫无君臣佐使，侥幸取胜，不足为法。如此广络原野，岂不为许胤宗所窃笑焉！

当然，对于某些疑难杂症，顽固性疾病，虚实相兼，寒热错杂者，用大剂复方治疗，可相机而行，如乌梅丸是复方之典范。《备急千金要方》汤方大多精纯简要，后人应用者多；而丸散方有大方、复方，后世沿用者则较少。其实，《备急千金要方》诸方多从仲景方衍化而来，张璐谓“苟不知《金匮》之渊源，无以推《千金》之发派”（《千金方衍义·肺劳第三》）。故《千金》大方其组方机巧尚须深入研究，其与杂沓凑合者不可同日而语。再者，大方应谨防药过病所，若不顾及胃气，浪投药饵是不可取的。

三、中医治病持方约可分为三大类

中医治病持方约可分为三大类。一曰辨证论治，立法处方，如古今诸名方麻黄汤（《伤寒论》）、归脾汤（《济生方》）等；二曰治病专方，如鳖甲煎丸（《金匮要略》）治疟母、阳和汤治阴疽（《外科证治全生集》）等；三曰单方治病，如青蒿一握绞汁治疟疾（《肘后方》），乳煎荜茇方治疗唐太宗病痢疾立瘥（《独异志》）等。今世盛行专科专方治病，追求一方统治某科某病，于医者固然省事，于病者未必尽痊。更有一知半解者，执专药以牟利，鲜有不误人者矣。

四、由单味用药向复方用药转化是医疗的一大进步

余蹑足医林50余年，初执方治病，按图索骥，未敢擅越雷池。后临证渐多，读经读案亦多，渐有所悟。窃思神农之初，必以单味药物治病；自伊尹创制汤方以后，复方始盛行。则初识药味性能，是先民之发明；后组药成方以疗病，是医疗之发展。如香附，汉唐时不用，明代以后盛行，且先是单味独用，后渐入复方中用之。由单方而复方，是药物应用发展之规律。且复方疗效往往高于单方用药，故应认为复方用药是医疗的一大进步。然而俗有“单方一味，气死名医”之说，应用单方亦有出奇制胜者。为此，余喜用复方，同时亦不废单方治病。清人张璐尝说：“临病制方，原非着意师古，譬如善于弈

者，下手辄成谱式，与医者之投剂不殊。”（《张氏医通》）故运用成方，可活用，不可呆用，重在巧用，也是从必然王国走向自由王国的过程。

五、单方一味气死名医说

单方一味，气死名医，其说也久。如《槎苍小乘》载：“（宋）徽宗宠妃苦痰嗽，终夕不寐，面浮如盘。诏医李防御用药。令供状，三日不愈，当诛。李忧技穷，与妻对泣。忽闻外间叫说：‘咳嗽药，一文一帖，契了今夜睡得。’李使人市药十贴。其色浅碧，用淡齑水滴麻油数点调服。李疑草药性犷，或使脏腑滑泄，并三为一，自试之。既而无他。于是取三贴合为一，携入禁庭授妃。请分两服，是夕嗽止，比晓面肿亦消。上喜，赐金帛，值万缗。李念病即安，倘索方无以对，令俟前卖药人过，邀饮，以百金赂其方。乃蚌粉一物，新瓦炒，令通红，伴青黛少许耳。叩其从来，说：‘壮而从军，老而停汰，顷见主帅有此方，故剽得之。以其易办，姑借以度余生，无他长也。’李给之终身。”本方世称黛蛤散，用于肝火犯肺、干咳少痰者，殊有功效。清代名医陈修园《医学从众录》之青黛蛤粉丸，更加瓜蒌、贝母二味，殆从此方变出。单方简易，能愈皇妃之病，并救太医性命。

证诸临床，每每有验。余之兄嫂手腕跌伤肿痛，服某伤医之药几日收效不佳。余视之，嘱不必服药，于路边采鲜马鞭草一把，洗净切碎，加酒、醋同捣，敷于患处，两日平服如故。又如一患者胃病幽门狭窄，脘腹胀，服胃动力药吗丁啉不效。

服中药又恐呕吐加胀，医者向余索法。乃告以莱菔子 30g 炒研为末，酒调敷脐，于方中又加少许小茴香末，敷药 1 小时后，即肠转矢气频频，胀遂大消。患者说此法特效，竟胜过口服诸药。又如一老翁患癃闭，小便点滴难解，因贫无力延医购药，乃自取嫩藕箭数枚，小乌鱼 1 尾，共熬汤，服后尿行，并不再发。又如一小女童患尿崩症，渴饮尿频无度，经中西医治疗不效，后专用干菜豆荚煎水代茶，饮之数日竟愈。此等单方能治大病，简验廉便，可嘉也。

然中医应用单方，亦须辨其寒热虚实。如肝病转氨酶增高，用茵陈蒿可以降酶，威灵仙可以降酶，茜草可以降酶，且三者皆清热利湿之品。人谓五味子降酶有殊效，并有五味子糖浆市售，但是湿热盛者，用之则不效，反助其邪，以其温酸收敛故也，肝虚者用之有效。此即《素问·五脏生成论》所谓“肝欲酸”；《金匮要略·脏腑经络先后病脉证》所谓“夫肝之病，补用酸，助用焦苦，益用甘味调之……肝虚则用此法，实则不在用之”。所以单方亦有其适应范围。徐灵胎说：“凡人所患之症，止一二端，则以一药治之，药专则力浓，自有奇效。若病兼数症，则必合数药而成方。至后世药品日增，单方日多，有效有不效矣。夫外内之感，其中自有传变之道，虚实之殊，久暂之别，深浅之分。夫人性各殊，天时各异，此非守经达权者不能治。若皆以单方治之，则药性专而无制，偏而不醇，有利必有害。故医者不可以此尝试，此经方之所以为贵也。然参考以广识见，且为急救之备；或为专攻之法，是亦不可不知者也。”（《医学源流论·单方论》）其论颇为中肯。

六、论细辛用不过钱说

细辛用不过钱（或用不过五分）之说流传甚广，影响亦大。究其根源当始自宋代陈承。陈承为宋代医官，曾探察囚犯死于狱中者，乃服细辛末一钱自杀。此事李时珍引于《本草纲目》中。由是可见单服细辛粉剂者，量不可超过一钱。至于汤剂则不然。试观《伤寒杂病论》中，仲景用细辛于小青龙汤、麻黄附子细辛汤、射干麻黄汤等，莫不与麻黄等药用量相当，在一至三两，相当于今之3～10g。其用于丸剂如乌梅丸、赤丸中，所含细辛则每服量甚少。余用细辛，则遵仲景法，用治脏腑官窍病在3～10g，若用治风寒湿痹，则在6～15g，未有不良反应。况细辛味辛而善走，疏风调气祛痛之功颇佳。今贤龚士澄先生尝说："细辛性味功用类似薄荷而胜于薄荷，入肝辛散以达木郁之效近似柴胡而捷于柴胡。"（《医林小品》）其体验所得，深符事理。今人不辨丸散剂及汤剂之用量，不考医经，而道听途说，因此畏细辛而不敢放胆用之，良可叹惋。

七、马钱子之应用

马钱子又称番木鳖。马钱子苦寒，《本草纲目》谓其无毒，实为有毒。其毒性反应为用量过大可致头昏、抽搐。马钱子虽为毒药，亦为良药。其治疗痿证、痛证确有殊功。余曾治一婴，难产而生，已2个月余。满月时发现右上肢痿软不知动作，经理疗1个月，不效，他无所苦。就治于余，乃用枳马二仙丹（枳壳2份，制马钱粉1份），每日服2次，每次服0.1g，连服4天后，患肢稍知动，半个月后能大动，未用他药，后生长发育正常。此方原出自清代《外科十三方》，治疗损伤、骨折，以马钱子、枳壳二味研末，备用。引药：伤在头面者用白芷，胸膈用川芎，腰部用杜仲，腿部用牛膝、桂枝为引。先将引药泡酒中，或煎汤，于临卧时调药末服，重者三钱，不得过量，外加麝香二至三厘；轻者则服一二钱，且不加麝香。小儿酌减。或以酒或以尿调此药末敷患处，“即能止痛愈伤，神验无似”。余取之内服，严格掌握剂量，无不良反应。

再如痹病中，无论寒热，皆可加入马钱子，可增强通痹祛痛效果。明代《鲁府禁方》曰：“治寒湿气作，脚腿痛，番木鳖子一两，两头尖三钱，共为细末，每服四分，空心烧酒调下。未止，次日再加二分，三服觉有汗，即效。”王洪绪尝谓“马钱子善祛深入骨骱之风寒”（《外科证治全生集》）。究之马钱子性寒，如何祛寒？其寒温之性至今尚无定论。张锡纯说“其能润动脑髓神经使之灵活”，又说“其开通经络，透达关节之力，实远胜于它药也”（《医学衷中参西录》）。论其功用，此言颇是。余并认为马钱子善深入奇经脉络，通络祛痹。余治疗腰腿痹拟水木健跷汤（《朱氏中医世家学验秘传》），亦用制马钱子。

据《中华本草》记载，马钱子含有番木鳖碱，成人用量5～10mg即可发生中毒现象，30mg可致死亡。若炮制后，丸散剂壮人1日用量0.2～0.6g，大剂量0.9g。余将其入汤剂，1剂药用3g，未见不良反应。体质弱者应减量，孕妇不宜用。

其制法有用油炒、砂炒等，书载要刮去皮毛。余用之乃干炒，至马钱子内焦黄如咖啡色，嗅之香，味略苦，即可，皮毛已经炭化。

马钱子还有散结、解毒之功。如古方治喉痹，以番木鳖（马钱子）1个，青木香、山豆根等份，为末吹（《医方摘要》）。今人治肿瘤诸方亦多用之。如贾堃所创之平消丹（《癌瘤中医防治研究》），内用马钱子治疗多种癌瘤。湖南名医谭礼初，1940年正月上旬治疗彭某。患者年三十余，3个月前被犬咬，狂叫，抓壁，求诊于谭老。谭以衣扇风，患者卷缩成团。嘱家属取水豆腐二斤，包裹捣烂的23颗马钱子入钵内，置锅中蒸一小时。去渣得黄色药水二碗。强力夹持将患者仰卧，灌入一碗，患者渐次无力狂叫。再将余药灌完，患者呈昏睡状态。三小时后患者醒来，下红黄色冻状粪便半瓷盆。谭老嘱煮粥，煎人参水。患者饮人参水，继言饥饿，就食粥一碗。是夜入睡，翌晨起床，病霍然痊愈。（《望诊切脉实录》）此案应用马钱子量竟达23颗，超过规定量20余倍，治愈重症，然亦险矣！

马钱子中毒轻度表现为肌肉轻微抽筋，或发紧，舌麻，头晕，吞咽不利，恐惧感，肢体颤动等。中度则以上症状加重，全身发紧，呼吸加快，抽搐明显，甚者角弓反张，两手握固等。重度至神志昏迷，呼吸窒息，瞳孔散大，心搏骤停死亡。故掌握剂量非常必要，中毒必即时救治。为安全起见，服用马钱子制剂，以先煎好绿豆汤备用为宜。录刘传玲马钱子中毒救护案一则，以供参考。

李某，女，47岁，2014年5月14日诊。患类风湿关节炎，双手指关节对称疼痛，多方诊治效果均欠佳，自拟“马钱子胶囊”，每次0.3g，每日0.9g。服用前，先将生绿豆120g，生甘草50g，煎汁备用。开始2天未有不适，诸症减轻。服药5天，出现面部轻度发麻，牙关稍紧，颈项部肌肉紧张，口干、心悸，继则出现头晕、恶心、肌肉抽搐，有窒息感。急取之前预备好的绿豆甘草汁服下。半小时后，面部麻木感逐渐消失，颈部强硬减轻，心悸、头晕、恶心、肌肉抽搐、窒息感等症状缓解。后又以肉桂9g，煎汤内服，3小时后，各种症状基本消失。一周后身体亦无不适，且双手指关节、腕肘肩膝关节疼痛消失，屈肘抬肩行走均正常，晨僵症状消失，效果稳定。（原载于《中国中医药报·临床》2020－06－12）

八、半夏、天南星的生用

半夏、天南星、滴水珠、禹白附、蒟蒻都属天南星科植物，故其作用有类似之处。历代本草著作记载上药都说有毒，如《本经》说半夏“味辛，平，有毒”，《名医别录》说：“半夏，生微寒，熟温，有毒。”《吴普本草》言天南星“辛，有毒”。《江西草药》说滴水珠“性温，味辛，有小毒”。《四川中药志》谓禹白附“性大温，味辛甘，有毒”。《江西草药》言蒟蒻“苦辛，温，有毒”。故用之者非常谨慎。后世医家又发明了许多炮制方法，来解除其毒性，达到安全用药的目的。然而由于炮制过当，诸药的药效不免有许多耗损。余尝考古人用药方法，上古用药并不炮制。如张仲景先师用半夏，凡半夏泻心汤、生姜泻心汤、甘草泻心汤、小陷胸汤等方中用半夏，只注明“洗”，即洗去泥土，不做其他加工炮制。至后世用生半夏，如孙思邈“用之汤洗，令滑尽”（《千金翼方·卷三·本草中》）也是生用，未经特殊炮制。后人见仲师小半夏汤、半夏干姜散、生姜半夏汤等方中，每每半夏、生姜或干姜同用，认为生姜可制半夏毒，故用生半夏必配以姜，其实不然。如小陷胸汤、瓜蒌薤白半夏汤、半夏麻黄丸等方内用半夏，并不同时用姜。诚然半夏生嚼之麻舌激喉，但若煮过则变生为熟，并无麻舌激喉之弊。至于半夏麻黄丸，干姜人参半夏丸，不经烹煮，只是为末，然而前方炼蜜为丸，后方以生姜汁糊为丸，蜜和生姜汁确可缓生半夏之毒，吞服时如小豆大三丸，或如梧子大十丸，量均较小（汤方生半夏一般用半至二升，以一升折合六钱，即18g计算，半至二升为9~36g）。

天南星《神农本草经》名虎掌，仲景未用。宋代《济生方》有星附汤：生附子，生天南星各一两，木香五钱，为末，每用四钱，用姜九片煎水服。又有《太平惠民和剂局方》三生饮治中风，用生南星一两，生川乌、生附子各五钱，木香一钱，为末，每服五钱，姜十五片，水煎服。其他如青州白子丸治中风，半夏、南星、白附子、川乌皆生用，为末，入绢袋内代出粉，日晒夜露，春五、夏三、秋七、冬十日，再晒干研细，糯米粥浆为丸，绿豆大，姜汤下，五至十五丸。南星与半夏同科，用法相类似。于此可以窥见前贤应用生半夏、生南星之心法。

余于临床，初执医时受习说影响，半夏、南星不敢生用。后研习医经，观摩群书渐多，似有所悟。乃取生半夏30g，水煎半个小时，取汁100mL自饮之。味如米泔，或似啤酒，无何不适。又试取生南星45g，水煎半个小时，取汁100mL，又饮之。味同生半夏煎汁，亦无何不适，仅有一点舌干而已。由是，余于临床开方需此二药时，常生用之，或单用，或合用，未见有何副作用，实属安全之品，故敢为直言也。半夏之性味，《神农本草经》谓“辛平”，《名医别录》谓“生微寒，熟温”。若用姜制，反变为温燥之性。半夏生啖，则麻舌，若水煮熟饮之，则平和而无激喉之弊。

以半夏治不寐，首见于《灵枢·邪客》，有半夏秫米汤。半夏之叶萌生于五月，得夏之半，一阴初生，由阴出阳，故经用之治阳不入阴，阳跷脉满，目不得瞑。使用半夏安神，必用重剂，吴鞠通有“一两降逆，二两安神”（《温病条辨》）之论。半夏燥痰而又辛滑，能治失眠，亦主多寐；能治呕吐，亦主哽噎；能治溏泄，亦主便秘。半夏以治疗肠胃病为长。南星主风痰，如中风、癫狂、痉挛、肌痿、失眠、多寐、噩梦、梦游、痛痒、麻痹等，以治疗经络病为长。即善治精神、神经疾病，既能平其亢进，又能振奋其虚衰。王肯堂以半夏补心，沈金鳌用胆南星补肾，古人将半夏、胆南星列入补剂，实以半夏、胆南星妙具燮理阴阳、双向调整之功，入补剂多见宏效。《金匮要略·血痹虚劳病脉证并治》言“虚劳里急，诸不足，黄芪建中汤主之”其文后加减法谓“及疗肺虚损不足，补气加半夏三两”。在应用阴阳双补之黄芪建中汤治疗“诸不足”时，若“肺虚损不足，补气加半夏”，因半夏有辛开温胃、燥湿健脾作用，加入黄芪建中汤后，将增强原方补虚的功效。半夏入温寒燥润、升降散敛之剂中，屡建奇功，不必因其生啖麻舌而畏用之。

今人生用或重用半夏亦不乏其例。如尚学瑞先生用以治疗癌肿，认为痰瘀互结，每取生半夏伍以他药。治疗脑瘤：生半夏30～50g（先煎1小时），配伍生地50g，僵蚕、地龙各10g，党参20g，苍术、茯苓各12g，蜈蚣2条。水煎服，随症加减。肺癌：生半夏30g（先煎1小时），配伍生地25g，随症加入太子参、赤芍、丹参、麦冬、桃仁、五味子等，煎服。无特殊症状时，可用生半夏60g，生地30g，鲜枇杷叶200g，同煎2小时，每日1剂，常服。治疗肿块：生半夏、生地各50g，水煎2小时，日3服。亦可合胆南星、白芥子、浙贝母、穿山甲、白术、当归等。治疗多囊肝、多囊肾：生半夏50g（煎2小时），日分3次服。亦可加入随症方中。（《中国中医药报》）

2006年，浙江东阳市金希聪先生，年八十余，以其大著《医林仗义》赠余。细观摩之，乃先生毕生应用生半夏、生南星、滴水珠（滴水珠又名心叶半夏，药房一般无售）之纪实。或分用，或两物合用，皆生用。多取煮水饮之，一日用量在30～90g，治病证竟达二百余种。先生还将三味药各制成注射针剂使用，诚善用三生者也，几达出神入化之境！金先生与原中国中医研究院岳美中教授友善，时相唱酬，金先生合编为《岳金唱和集》。余观之皆风韵雅言，益信金先生之言不吾欺也。

九、鸡内金善消蛋积

《袖珍方》消导酒积用鸡内金与葛根等份为末，面糊丸，每服50粒，酒送下。《本草纲目》记载之。世并用以治疗疮疡、食积、结石等。余在 20 世纪 70 年代随公社工程队为医生，赴车湾修水利，住向家湾某农户家。有子 10 岁，体质偏瘦，不能吃鸡蛋，无论蒸、炸、煎、煮，进服即嗳溲气，已经数年。乃疏一方：鸡内金、山药各 100g，焙黄研粉，每服 5g，每日 3 次。药粉吃完，再吃鸡蛋，便觉平复。由是可见鸡内金善消蛋积。

第三章

临证类

一、治病必防微杜渐

《素问·阴阳应象大论》说："善治者，治皮毛；其次治筋脉，其次治六腑；其次治五脏。治五脏者，半死半生也。"故徐灵胎说："盖病之始入，风寒既浅，气血脏腑未伤，自然治之甚易；至于邪气深入，则邪气与正气相乱，欲攻邪则碍正；欲扶正则助邪，即使邪渐去，而正气已不支矣。若夫得病之后，更或劳动感风，伤气伤食，谓之病后加病，尤极危殆。所以人之患病，在客馆道途得者，往往难治。非所得之平凡独重也，乃既病之后，不能如在家之安适，而及早治之；又复劳动感冒，致病深入而难治也。故凡人少有不适，必当实时调治，断不可忽为小病，以致渐深；更不可勉强支持，使病更增，以贻无穷之害。"（《医学源流论·防微论》）其演绎殊为切当。至若张仲景谓："见肝之病，知肝传脾，当先实脾。"（《金匮要略·脏腑经络先后病脉证》）则是已病防变学术思想的体现，在临床上亦具有重要指导意义。《周易·系辞下》说："君子见几而作，不俟终日。"从事物几微的变化中预见先兆，随时采取相应的措施，防微杜渐。此乃忧患意识，为中华文化之精髓，亦为中医学临证论治的特色。余倡言内伤伏气致病，强调消除伏气于萌芽，注重先期防治，皆秉此大义。

二、疫病治疗必辨阴阳

《素问·刺法论》曰："五疫之至，皆相染易。"其不但指明疫病有传染性，而且将其分为五类，说明对疫病的防治已具有辨证的学术思想。

清代魏之琇《续名医类案》载："王宇泰曰：《圣散子》方，因东坡先生作序，由是天下神之。宋末辛未年永嘉瘟疫，服此方被害者，不可胜纪。余阅叶石林《避暑录》云：宣和间，此药盛行于京师，太学生信之尤笃，杀人无数，医顿废之。昔坡翁谪居黄州时，其地濒江多湿，而黄之居人，所感者，或因中湿而病，或因雨水浸淫而得，所以服此药而多效，是以通行于世，遗祸于无穷也。弘治癸丑年，吴中疫疠大作，吴邑令孙磐，令医人修合《圣散子》，遍地街衢并以其方刊行，病者服之，十无一生，率皆狂躁，昏瞀而卒。噫！孙公之意，本以活人，殊不知《圣散子》方中，有附子、良姜、吴茱萸、豆蔻、麻黄、藿香等剂，皆性味燥热，反助火邪，不死何待？若不辨阴阳二症，一概施治，杀人利于刀剑。有能广此说以告人，亦仁者之一端也。"

按：以上文原见明代俞弁《续医说》，转载于《续名医类案·疫》。圣散子方原载《苏沈良方》。宋元丰年间，黄州疫病流行，苏轼得圣散子方用于寒湿疫颇效，活人甚众。故《太平惠民和剂局方》收录之。苏轼在《论圣散子》一文中说："一切不问阴阳二感，或男子女人相易，状至危笃，速饮数剂，而汗出气通，饮食渐进，神宇完复，更不用诸药，连服取瘥。"(《苏沈良方》) 东坡名声甚大，庸医信之，莫辨阴阳，一概以之施治，故历代有误用之失。后贤王宇泰等认为对于疫病的治疗，不能执一方以应万变之邪，必辨明阴阳、寒热、虚实，然后施治，否则必然杀人误事，是非常有得之言。运气不齐，古今异轨，气候随年变化，今后必有不断演变之疫邪，医者欲立于不败之地，必须恪守经典之独特理论辨证，以应其变。

三、谈内伤伏气学术在慢性萎缩性胃炎治疗中的应用

西医学认为，慢性萎缩性胃炎以胃黏膜上皮和腺体萎缩、数目减少，胃黏膜变薄，黏膜基层增厚，或伴幽门腺化生和肠腺化生，或有不典型增生为特征的慢性消化系统疾病。常表现为上腹部隐痛、胀满、嗳气、食欲不振、消瘦、贫血等，无特异性，是一种多致病因素性疾病及癌前病变。内伤伏气学说认为，此病属于中医胃脘痛、痞证范畴，或系先天不足，或系后天失调，或因饮食失节，湿热邪气入客胃腑，久久潜伏，导致脾胃失职，气滞中焦，损伤胃膜所致，实为内伤伏气致病。应用内伤伏气致病学术观点，主张消除伏气于萌芽，先期防治，防止恶变，具有较好治疗效果。简要总结如下，谨与同道交流。

（一）病因病机

饮食不洁，食物邪毒（幽门螺杆菌）入客，久伏胃腑，损坏胃膜，是萎缩性胃炎的主要因素。或吃过夜剩饭、腌制泡菜、过硬食物、食速过快，吸烟、饮酒、药物刺激；或年纪增大，中气衰减，胃黏膜抗邪力减弱；或精神压力过大，或情志失常，焦虑、抑郁，致胃酸等分泌增多，破坏胃黏膜的屏障作用，诱发或加重萎缩性胃炎，此即内伤伏气致病。邪伏中焦，导致脾胃升降失司，湿热中阻，气滞于中脘，出现消化不良症状。因消化力减弱，化源不足，气血日少，进而体衰，甚者演变为胃癌。

（二）症状体征

萎缩性胃炎多数患者前期无明显症状，或有中上腹不适、饱胀、钝痛、烧灼痛等，也可呈食欲不振、嗳气、反酸、恶心、脘痞等消化不良症状。

体征多不明显，有时上腹轻压痛。舌质淡暗，或红瘦，或衬紫，舌苔白黄或腻，或无苔。脉缓，或弦，或弱，或濡，或数。面色苍白无华，全身虚弱，疲软，厌食，消瘦，或出现胃出血、胃溃疡、癌前病变等并发症。

（三）辨证治疗

1. 先期防治

主症：无临床明显症状，饮食大便如常，体检时发现幽门螺杆菌感染。

治法：先期防治，益气解毒，消除伏气于萌芽。

方药：自拟四君英蛇饮。

党参 10g，白术 10g，茯苓 10g，蒲公英 15g，射干 6g，白花蛇舌草 10g，炙甘草 6g。

水煎服，每日 1 剂。

方解：党参、白术、茯苓、炙甘草四君子健中益气，增强抗邪免疫能力。蒲公英味苦健胃，《外科证治全生集》中用单味蒲公英煅存性吞服治胃痛良效。其又有清热解毒作用，《医林纂要》谓“蒲公英能化热毒，解食毒”。射干味苦，性微寒，清热解毒，《珍珠囊》谓其能“治胃中痈疮”，可见射干对胃腑有抑菌、解毒作用。白花蛇舌草味苦、甘，性寒，清热解毒，亦用于治疗癌肿，可消除潜伏病邪。上药合为益气解毒、扶正祛邪之方，以消除伏气于萌芽阶段。

2. 湿热痞阻

主症：胃中脘痞满，或痛或胀，嗳气，嘈杂，或呕恶，饮食减少，苔薄白，或黄白相间，脉缓或弦或细。体检：幽门螺杆菌阳性，胃黏膜有肠上皮化生现象。

治法：健中理气，清热化湿解毒。

方药：加减半夏泻心汤。

党参 12g，半夏 10g，黄芩 10g，黄连 5g，蒲公英 15g，茯苓 10g，枳壳 6g，陈皮 10g，炙甘草 6g。

用法：每日 1 剂，水煎 3 次温服。

若泛酸重，加吴茱萸、瓦楞子制酸；伴胁肋胀痛，乃肝胃失和，更加柴胡、白芍疏肝；若胃脘内冷，口多涎，乃脾胃寒湿，去黄芩、黄连、蒲公英，加白术、高良姜、草豆蔻温胃祛寒；若胃脘刺痛，舌质衬紫或有瘀点，乃久痛络瘀，加延胡索、九香虫、五灵脂和血通络。

方解：饮食失洁，胃气乃伤。湿热错杂于中，内伤邪气久伏，导致气滞失于和降，故发脘痛、脘胀、嗳气、呕恶诸症。方以党参、甘草补益中气。补中不用术者，防其呆补满中，而用党参、茯苓、甘草通补胃脘之阳气，补而勿滞，叶天士善用此法。黄芩、黄连清热解毒，蒲公英健胃解毒，共同消除蛰伏之幽门螺杆菌。半夏、茯苓化湿。枳壳善利气，时珍说："气行则痞胀消，气通则刺痛止。"（《本草纲目》）张洁古指出："橘皮能散能泻，能温能补能和，化痰治嗽，顺气理中，调脾快膈，通五淋，疗酒病，其功当在诸药之上。"（《医学启源》）故用枳壳、陈皮化滞气，以助中焦恢复正常纳化功能。

3. 阴虚胃热

主症：形体消瘦，胃脘隐隐疼痛，心下灼热感，嗳气，嘈杂似饥，食欲减退，喜食酸物，口干咽燥，不欲饮，大便干燥，舌红瘦少津无苔，脉细数。

治法：养阴益胃，清化热毒。

方药：自拟养胃清化汤。

太子参 12g，山药 10g，沙参 12g，麦冬 12g，枇杷叶 12g，川楝子 10g，延胡索 10g，乌梅 10g，蒲公英 15g，白花蛇舌草 15g，甘草 6g。

用法：每日 1 剂，水煎 3 次温服。

方解：或为阴虚体质，或嗜食烟、酒、香辣、辛味，饮食失节，伏热内生，邪气久伏，导致气机失于和降，邪热入于血络，伤耗胃阴，灼伤胃黏膜。不欲食者责在胃，化源不足，故肌体消瘦；邪热灼胃则热痛；气逆则嗳气；口燥不欲饮、便干，乃气阴亏虚失濡之状。方以太子参、山药甘平益气而补脾阴；沙参、麦冬、枇杷叶甘寒养胃阴而降逆气；川楝子、延胡索入血络而祛痛；而心下疼热者，厥阴伏热也，川楝子可泻厥阴之热，乌梅入厥阴亦泻其热；又乌梅味酸，合甘药以生胃酸而增强食欲；蒲公英、白花蛇舌草、甘草清化热毒伏邪。上药合取益胃养阴、化解伏邪之效，可改善病灶血液循环，消除炎性细胞浸润，逆转萎缩的胃膜腺体，促进病理性组织向正常方向转化。

若便溏去麦冬、枇杷叶，加扁豆、木瓜；血瘀显著者，加三棱、赤芍等，甚者加刺猬皮、土鳖虫等。

（四）典型病例

1. 汪某，男，58 岁，公务员。患胃痛数年，经治疗服多种胃药，时好时发，未能根治。胃镜报告：糜烂性胃窦炎。查幽门螺杆菌值高达 1600。其症胃痛在中脘，痛发无时，伴嗳气，嘈杂，胃脘内烧热，大便通。舌苔白微黄，脉缓弦。中医诊断：胃脘痛。乃痰热痞阻胃腑，胃失和降所致。治宜健中理气，清热化湿，先期防治，消除伏气，以杜病变。予加减泻心汤：党参 12g，半夏 10g，黄芩 10g，黄连 5g，蒲公英 15g，茯苓 10g，枳壳 6g，陈皮 10g，炙甘草 6g，白花蛇舌草 15g。连服 1 个月，诸症减轻大半。复查幽门螺杆菌值 450。若饮食稍多则脘胀，上方再加厚朴 10g，又续服 1 个月，胃脘已无不适，再查幽门螺杆菌转阴。乃停药，数年胃病再未复发。

2. 尹某，男，43 岁。胃脘胀痛 1 年有余，已服胃药多种不减。其痛在中脘，伴嗳气，少纳，食入脘胀尤重。舌体大，质暗红，苔薄白，脉缓。胃镜报告：胃体黏膜充血粗糙，可见散在充血性红斑，附少许炎性分泌物。胃窦黏膜充血粗糙，大弯侧可见散在充血性红斑及2个突出黏膜组织呈慢性炎症，部分有肠上皮化生现象。西医诊断：充血性胃体胃窦炎；十二指肠球炎。中医诊为胃脘痛。乃湿热邪毒，阻滞中脘，气机失常所致。治宜健中理气，清热化湿，化除伏邪，以杜病变。用加减泻心汤：党参12g，半夏10g，黄芩10g，黄连5g，蒲公英15g，茯苓10g，枳壳6g，陈皮10g，炙甘草6g，厚朴10g，玄胡10g。服药4剂，胀痛减。续加僵蚕10g，5剂胀痛释。又续5剂为末，每剂6g，每日3剂。1个月服完后，胃镜复查：原胃窦突出的疣状增生物消失，胃体及十二指肠球部充血明显减轻，未见肠上皮化生。仍取加减泻心汤5剂为末，以巩固疗效。

3. 杨某，男，57岁，工人，住城关。喜抽烟，少饮酒，有时加夜班。长期患慢性浅表性胃炎，间服多种治胃痛西药、中成药，未能根治。近月来日渐消瘦，胃脘内不适加重，或胀，或隐痛，饮食稍多则痛，心下灼热感，嗳气，纳差，口干少饮，大便秘结。近期复查胃镜，诊断为慢性萎缩性胃炎伴胃黏膜肠上皮化生。患者得知萎缩性胃炎是癌前病变，速寻中医就诊。

刻诊症如上述，察其舌暗红衬紫，干薄黄苔，脉弦细数。此病胃痛，乃饮食不洁，邪毒内伏；脾胃气阴两虚，久病气滞，血络瘀阻所致。治以益气养阴，活血，清热解毒。用养胃清化汤原方，取14剂，每日1剂，水煎3次温服。严禁烟酒辛辣食物。

患者服药 2 周后，心下灼热感已除，则去乌梅，易三棱 6g，枳壳 6g；或食后不易消化，加麦芽、谷芽，随症增减。2 个月后，胃镜复查：病理诊断胃慢性浅表性胃炎。自觉胃热已除，疼痛很少，饮食增加，大便通畅，体力亦有所恢复。续守上方化裁：黄芪 15g，太子参 12g，山药 10g，沙参 12g，麦冬 12g，延胡索 10g，枳壳 6g，蒲公英 10g，炙甘草 6g，大枣 3 枚。7 剂。每周间日服药，巩固疗效。

（五）结语

内伤伏气学术认为慢性萎缩性胃炎，属于中医胃脘痛、痞证范畴，其病因虽较复杂，但饮食失节，湿热邪气入客胃腑，久久潜伏以致发病，是为伏邪无疑。其感染之初，无明显症状，故我们主张消除伏气于萌芽，先期防治，防止恶变，具有积极的临床意义。有体检发现幽门螺杆菌感染，而无临床症状者，予自拟四君英蛇饮防治。又有湿热痞阻、阴虚胃热等证，用加减半夏泻心汤、自拟养胃清化汤等。其方中选用蒲公英、射干、黄芩、黄连、白花蛇舌草等药，皆有对抗或抑制病原菌作用，组方有辨证与辨病相结合的思路，然而更偏重于辨证。

慢性萎缩性胃炎的中医辨证因人脉症而异，表现多样。本文虽然仅列举湿热痞阻与阴虚胃热两种主要证候，但从治疗湿热痞阻证的加减半夏泻心汤之增减应用中，可以灵活地体会实际包含有多种证型。除湿热痞阻证外，尚有肝胃失和证、脾胃寒湿证、血络瘀阻证等，然皆可以运用加减半夏泻心汤增减施治。如治疗肝胃失调证而加柴胡、白芍疏肝；治疗脾胃虚寒证去黄芩、黄连、蒲公英，加白术、高良姜、草豆蔻温胃祛寒；治疗久痛入络证，加延胡索、蓬莪术、五灵脂、九香虫等和血通络。可以获取泛应曲当、执简驭繁之效。慢性萎缩性胃炎多虚实夹杂证，用药不宜过度攻伐，恐损伤胃气，更难向愈。若阴虚胃热者，一般病程较长，必须有方有守，所谓病去如抽丝，告诫患者，增强向愈信心。

再要避免精神刺激，劳逸适度，注意饮食卫生与调护，定时定量进食，避免暴饮暴食，忌食粗糙和辛辣刺激性食物，少食含碱多的面条、馒头、奶油、黄油等能中和胃酸分泌的食物等，以保护胃黏膜。这些都是伏气致病先期预防的内容，有必要向患者讲明，争取配合治疗，达到早日康复的目的。

四、谈卵巢囊肿的证治

（一）概述

卵巢囊肿乃妇科常见的肿瘤，也是难治疾病之一，可发生于女性任何年龄，而以生育期最为常见。临床以良性者为多，发展缓慢。此病属于中医癥瘕、肠覃等范畴。其病初期囊肿小，多无症状。当囊肿增至中等大小时，可发生下腹不适或腹胀。妇科检查可在少腹两侧扪及囊性块状物，表面光滑，可推动。卵巢囊肿发展至一定时期可发生蒂扭转，破裂及感染并发症，则病情严重。故早期治疗，消除病患，防止发展恶化十分必要。

（二）因机要点

若外感六淫，或内伤七情，或饮食不节，或房劳产伤等导致脏腑功能失和，气血乖违，继而影响冲任气机阻滞，瘀血内停；或水湿内胜，痰热凝结，伏积于冲任二脉，阴络气血循行失常，聚久变异形成囊肿。《景岳全书・妇人规》说："瘀血留滞作癥，惟妇人有之，其证则或由经期，或由产后，凡内伤生冷，或外受风寒，或恚怒伤肝，气逆而血留；或忧思伤脾，气虚而血滞；或积劳积弱，气弱而不行，总由血动之时，余血未净，而一有所逆，则留滞日久，而渐以成癥矣。"

（三）辨治心法

囊肿生成或因湿热或因痰湿下注，或因气滞血瘀，湿热痰瘀，潜伏于冲、任孙络，先为小泡，日以益大，初无表现。然而湿热痰瘀乃体内产生之邪气，临床可视为内生伏邪。医者通过触诊或 B 超检查可早期发现。宜先期防治，消除伏气于萌芽，化解囊肿。囊肿多生长于宫颈或附件，此属冲、任二脉之所。冲、任脉隶于肝、肾，冲脉隶于阳明，囊肿形成与肝、脾、肾脏腑功能失调密切相关。故据其证情，应调理肝、脾、肾，和其气血，消除湿热痰瘀，恢复冲、任孙络气血正常运行，方可消除囊肿。

1. 早期消囊

腹部按诊或 B 超发现囊肿，无症状，舌红苔白或黄或腻，舌下或有瘀筋，脉缓或濡或滑或细。

治法：消除伏气于萌芽，清热化湿，消瘀散结。

方药：薏苡仁30g，附片6g，败酱草20g，生南星30g，红藤15g，虎杖15g。水煎服，每日1剂，1个月复查。

方解：本方从《金匮要略》薏苡附子败酱散加味而来。此方原治肠痈病在少腹，故可入下焦少腹冲、任孙络以化解邪气。方中薏苡仁清热除湿；败酱草化瘀散结，消肿解毒；生南星化痰散结；红藤清热解毒，活血散结；虎杖清热解毒，利湿，散瘀；少佐附子振奋阳气，以助祛邪散结，并防苦寒太过。合为清热化湿，散结消囊之方。

临证运用：有热重便秘者，加大黄；湿重者，加土茯苓、生半夏、苍术；有痰气者，加生南星、生牡蛎、昆布、海藻；瘀象显著者，加土鳖、五灵脂、蒲黄。

2. 肝郁血瘀

经前乳房胀痛，行经量少，色暗，舌红苔白，舌下或有瘀筋，脉弦。B超：卵巢一侧或两侧囊肿，伴乳腺增生。

治法：疏肝解郁，化痰消瘀。

方药：自拟柴胡消囊汤。

柴胡10g，当归10g，赤芍10g，川芎10g，香附10g，鹿角霜10g，浙贝母10g，夏枯草15g，瞿麦15g，薏苡仁30g，生牡蛎30g。

方解：方中柴胡、香附、川芎疏肝理气行血；瞿麦清热利水散结，善化囊肿；夏枯草、生牡蛎软坚散结；浙贝母清热化痰，开郁散结；薏苡仁清热除湿；当归、赤芍入冲任，养血活血；鹿角霜味咸，能入冲脉温阳散寒，软坚散结。合用之有疏肝和血，调理冲任，化痰散结消囊之效。

临证运用：若少腹痛或腰痛者，加徐长卿；若瘀象明显者，加大黄、桃仁、土鳖虫；若伴带下多者，加虎杖；若肢软乏力，纳食不佳者，去夏枯草、牡蛎，加黄芪、白术。

3. 冲任血瘀

月经衍期，行经量少，少腹胀痛，经漏难净，色瘀，舌苔红暗，苔白，脉弦细或涩。B超：卵巢单侧或双侧囊肿，或宫颈囊肿。

治法：通阳活血消囊。

方药：加味桂枝茯苓汤。

桂枝10g，茯苓10g，丹皮10g，赤芍10g，桃仁10g，五灵脂10g，蒲黄10g，小茴香6g，昆布15g，海藻15g。水煎服，每日1剂。

方解：桂枝茯苓丸原为《金匮要略》治疗妇人宿有癥病，故能入胞宫、冲任二脉，乃活血化瘀、消癥散结名方。能治怀妊漏下或少腹痛有癥块、腹挛急等症。方中桂枝温通经脉，“能于阴中宣阳”（《本经疏证》）；茯苓渗湿健脾，消痰利水，以助消癥之力；丹皮清热散血行瘀；桃仁尤能消散凝血；赤芍和血缓急止痛；加五灵脂、蒲黄活血祛瘀，散结止痛；小茴香味辛，性温，可散寒止痛；海藻、昆布软坚消痰。合用之具有通阳活血、化痰散结消囊之效。

临证运用：若湿热黄带者，加苍术、黄柏；若腰膝酸软者，加巴戟天、杜仲。

4. 血瘀胞系，膀胱失化

月经后期，小腹胀或疼痛，行经色暗，小便频数或不利，舌淡苔白，脉细。B超：卵巢囊肿，或有盆腔积液。

治法：温阳活血，化湿消囊。

方药：当归芍药五苓汤。

当归10g，赤芍10g，川芎10g，丹参10g，桂枝10g，茯苓10g，白术10g，泽泻15g，猪苓10g，九香虫5g。水煎，每日1剂。

方解：本方为当归芍药散与五苓散合用加味而成。当归芍药散原治妇人怀妊，腹中疠痛，方能养肝健脾祛湿，故能入冲任而起安胎之用。五苓散原为温阳化气行水之方。两方合用有和血祛湿之效，复加九香虫、丹参温阳行气和血。故全方能活血消瘀，温阳化湿，改善冲任二脉气血运行，而起消散囊肿之效。

临证运用：若脾肺气虚者，加黄芪、党参；若瘀重邪实者，加三棱、莪术。

（四）临床治验

例一：柳某，女，36岁，鄂州人。

2011年12月27日初诊：患者两年前体检发现子宫肌瘤及左侧卵巢囊肿，当年已行“子宫及左侧附件切除术”，现体检又发现右侧卵巢囊肿3.2cm×2.2cm。患者极其苦恼，前来求诊。刻诊，患者腰痛，已无月经，但双侧乳房每月胀痛。纳食尚可，大便秘结，小便利。脉沉弦细，舌红苔白。乃肝郁任脉不通，气血瘀阻所致。拟增味逍遥散：柴胡10g，当归10g，赤芍10g，川芎10g，白术10g，茯苓10g，昆布15g，虎杖15g，薏苡仁15g，徐长卿10g，炙甘草6g。7剂，水煎服，每日1剂。

2011年1月9日二诊：患者腰痛及乳胀减轻，大便仍稍干结。上方去茯苓、白术，加桃仁10g，土鳖虫10g，生军5g，14剂，水煎服，每日1剂。患者2011年2月复查B超囊肿消失。5月再次复查，右附件未见异常。

按：患者子宫肌瘤及左侧附件囊肿已作切除术，无月经，但乳房胀痛，并发右侧卵巢囊肿。此时虽无少腹疼痛，但气血郁结，已成伏邪。乃情志不遂，肝失调达，影响任脉脉络气血不畅而成。应当积极消癥，以杜绝囊肿增生、防止病情加重。治疗用柴胡散结汤加减。方用柴胡、川芎疏肝理气；白术、茯苓健脾化湿；当归、赤芍养血和血；昆布、虎杖入任脉，消肿散结；薏苡仁化湿消肿；徐长卿行气和血，除腰痛；甘草和诸药。服后诸症减轻。二诊因大便干结，故去白术、茯苓。加桃仁、土鳖虫、生军，乃仲景下瘀血汤，一则可以通便，二则加强消瘀散结之力。故服后囊肿消失而愈。

例二：邵某，女，34岁。

2012年3月19日初诊：患者形体中等，面色黄晦，近来右侧少腹胀，右腰骶胀痛，活动加重，月经两个月未行，饮食尚可，大便行通。脉弦微数，舌淡苔白。B超：左附件囊性包块5.2cm×2.2cm。此症为胞宫冲任孙络血气不通所致。拟方活血化瘀，消癥散结：桂枝6g，牡丹皮10g，赤芍10g，茯苓10g，桃仁10g，五灵脂10g，蒲黄10g，当归10g，川芎10g，延胡索10g，川牛膝10g，香附10g。7剂，水煎服，每日1剂。

3月26日二诊：服药3日后经行，3天干净，诸痛已释，便秘。脉舌如前，续治左侧附件囊性包块。上方去延胡索，加生南星30g，土鳖虫10g。14剂，水煎服，每日1剂。

4月12日三诊：服药无不适，白带少，用二诊方14剂，水煎服，每日1剂。1个月后B超复查，左侧附件囊性包块0.4cm×0.3cm。

按：患者冲任二脉脉络气血不畅，经血未能按期而至，瘀血内停，形成癥瘕。方用桂枝茯苓丸、佛手散合失笑散加味而成。方中佛手散养血调经；桂枝茯苓丸合失笑散活血化瘀通经，散结消囊；加入延胡索、川牛膝、香附能入冲任行气止腹痛，加强通经之力。合用之改善胞宫冲任二脉的气血运行，故月经即行而痛止。二诊去延胡索加土鳖虫，增强活血散结功力，连续进药，方能中鹄，故起消散囊肿之效。

五、连梅散治痢

痢疾有急性热痢及休息久痢之分。临证效方甚多。而独以黄连与乌梅治痢，其源久远。如《神农本草经》载黄连主“腹痛肠澼下痢”，《名医别录》载乌梅“止下痢”，皆独用也。梁代陶弘景之《补缺肘后方》治伤寒下痢，不能饮食，乃将黄连、乌梅两味药组方，共研蜜丸服。唐代孙思邈《备急千金要方》“下痢热诸治不瘥方”，亦用乌梅、黄连等分研末蜜丸，如梧子大，每服20丸，日三、夜二服，神效。宋代杨子建《护命方》治赤白久痢，并无寒热，而日久不止者，则用黄连、乌梅烧存性研末，每服6g，盐米汤送下。黄连用治急慢痢疾似无异议。至于乌梅，以其酸收，故有“实邪忌服”之戒，如《中药大辞典》即持是说。然观古人用法，治痢无问急慢、新久，二药皆可用之。近贤叶橘泉尝谓“乌梅为酸性制菌杀菌剂，治细菌性肠疾患如伤寒、霍乱、痢疾以及急性胃肠炎、消化不良性胃肠病、食物中毒与肠自家中毒、发热性疾患”（《实用经效单方》），即肯定乌梅治疗急性热病实证的功效。故此，余于临床治痢，取两味等份焙干研末，每服3g，每日三四服，常取佳效，乃名之曰连梅散。不用蜜，忌其甘缓之性。若嫌其酸苦难服，可装入胶囊吞之。或患痢而本实者，可用加减芍药汤送服；或患痢而体虚者，则用燮理汤送服。慢性结肠炎溏便夹赤白冻者，亦可用。并不以“实邪忌服”为戒，未见恋邪弊端。

六、消脂复肝丹治疗脂肪肝

今人因生活富裕，每多饮酒贪食肥浓厚味，使身体肥胖，大腹便便。血脂增高，出现高脂血症。或形成脂肪肝、胁肋胀痛、脘腹胀满、便秘等，严重影响身体健康。其病机为饮食不节伤脾，肝失疏泄，痰瘀阻滞，气血循行不畅所致。治宜健脾疏肝，行气活血，消痰消脂。自拟消脂复肝丹。组成药物：柴胡10g，白术10g，制何首乌10g，泽泻15g，枳椇子15g，贝母6g，木香6g，莪术6g，决明子10g，枳实10g，赤芍10g。用法：上药十倍剂量做水泛丸，每日3次，每次6g。

方义分析：病由长期食用高脂肪，高胆固醇，低蛋白的饮食或过量饮酒，以致大量脂肪沉积肝内；或因病毒性肝炎后期饮食不当，或因内分泌代谢疾病等导致肝代谢失常，脂肪在肝内过多积蓄而致。其病位在肝，本虚标实。本虚者，肝脾受损，脾虚失运，肝失疏泄，气血运行紊乱；标实者，水湿生痰，气滞血瘀，痰瘀互结，内阻肝脏脉络，形成肝体脂肪积聚，纤维增生。故方用首乌补肝；白术健脾；枳椇子补中，且善消酒毒，清热舒筋；泽泻利湿化痰，《神农本草经》谓其“久服轻身延年”；贝母解郁祛痰；木香、枳实疏肝；赤芍、莪术活血消积；决明子平肝利胆，通便以祛邪；且柴胡、枳实、赤芍为四逆散方，能疏肝调气；白术、枳实为枳术丸，治“心下坚，大如盘，边如旋盘”，以消肝肿；白术合泽泻为泽泻汤，善化痰饮；莪术，《本草纲目》谓其“专走肝家，散积聚恶血，疏痰食作痛”，《卫生家宝方》用之与木香为末服，淡醋下，治心腹痛时发，为良方；枳椇子为古人消酒解醒要药。合而为方，有健脾补肝、化痰消脂、行气活血、以复肝体之效。

现代药理研究表明，上方制何首乌能促进肠腔内胆固醇的水解和游离胆固醇的再脂化，并竞争胆固醇的位置，影响胆固醇与肠黏膜接触，以阻止其吸收；泽泻有降脂与抗脂肪肝、降血糖等作用；柴胡含亚油酸，能促进胆固醇的运输或代谢；赤芍、莪术活血抗凝，改善肝内血络循环；决明子降脂，阻滞胆固醇吸收，内含大黄醇等，利胆，缓和泻下，使浊邪由肠道以清除；枳实中的黏胶质能降低血清及肝中胆固醇含量。诸药合用，降脂消脂力量颇强，故可收消脂复肝之作用。于临床用之，轻者服药 1 个月，重者 1 ~ 2 个月，收效良好。

七、力平尿酸丸

西医学认为痛风系嘌呤代谢紊乱引起高尿酸血症的痛风性

关节炎。本病主要原因在于脾肾功能不健，三焦泌别失职。脾运不健，水谷不化精而反化浊，则湿浊内生；肾气不充，则三焦不畅，湿浊排泄不利。由是湿浊之邪潴留于三焦血脉之中，流布于骨节、肌腱、筋膜，闭塞经络，聚而生变。然而内生湿浊之邪潜伏时间较长，可以不出现明显症状。在体检时发现血尿酸增高，余称之为内伤伏邪。按治本病之原则，应降低血尿酸浓度，消灭伏邪于萌芽状态，可以阻止痛风病症发生。余拟力平尿酸丸：生地 12g，山萸肉 10g，杜仲 10g，怀牛膝 10g，附片 10g，丹参 10g，红花 10g，赤芍 10g，萆薢 15g，茯苓 10g，瞿麦 10g，赤小豆 10g。15 剂，水泛丸。每服 6g，每日 2~3 次。此方补肾活血，去浊利湿，有降低血尿酸作用。若年高肾虚明显者，加菟丝子、补骨脂、枸杞子；血尿酸过高者，去山萸肉、茯苓，易土茯苓 30g。

患者刘某，男，65 岁，高干。体检提示血尿酸 486mmol/L，自无明显不适。其人偏高，肌肉丰满，按脉左尺稍弱，舌质暗红，苔薄白。为之疏力平尿酸丸原方，服丸药 1 个月后，复查血尿酸值，报告已恢复至正常范畴。

八、调元通经汤之应用

余尝拟调元通经汤（《医垒心言》，组成：淫羊藿、仙茅、制何首乌、当归、鹿角霜、黄芪、桂枝、白芍、茯苓）治疗妇女闭经收效甚佳。该方有温督调元，补任通经之用。其有因督脉阳虚，冲任不足，气血亏虚，经脉失调之病，诸如月经后期者；或白带清稀，淋漓不断者；或病鼻衄久不愈者；或病风团瘙痒久不愈者；或病痹证腰腿酸疼者；或病风眩者；或病风痱者；或病中风后遗症偏瘫者；或病畏寒自汗不已者，皆有应用的机会。

现介绍门人柳莹芳主任医师用本方治疗的验案1则。

刘某，男，58岁。畏冷、乏力半年。足软乏力，畏冷，背部尤甚，易腰部酸痛；时发头晕，鼻塞，鼻根部酸痛，呼吸自觉不通畅，长期用风湿膏贴于鼻根部未能缓解。睡眠欠佳，纳食一般，二便可。既往“甲状腺结节”手术病史，术后甲状腺功能减退，口服西药优甲乐。

诊察：舌红苔白，脉沉。

辨证：此病督脉阳气不足，奇经失煦所致。

治法：调元通督，以煦奇经。

处方：方用调元通经汤原方，加防风10g，辛夷10g。服药7剂，每日1剂，水煎分3次温服。

二诊：服药1周，患者觉头目清明，体力好转，腰酸减轻，鼻根处不适感大减。继以7剂巩固，诸症如释。

按：督脉起自少腹下骨中央，循尾闾骨端向上行于腰背正中，循脊椎上行，至项后风府入脑内，再上颠循额中下鼻柱，过人中至唇系带龈交穴会于任脉。督脉为阳脉之海，统领阳气。督脉“主阳气通于肾命”“别走太阳，沟通项背贯脊膂，能为足太阳充养背阳，而为护外之屏障”（《奇经证治条辨·督脉》）。该患者“甲状腺结节”术后，督脉阳气损伤，奇经温煦不足，故畏冷，背部尤甚，易腰部酸痛。李时珍尝谓“鼻为命门之窍”（《本草纲目·卷三十四·辛夷》），患者又伴有头部、鼻根部督脉循行部位的相应症状。治疗必须调元通督，以煦奇经。乃借用调元通经汤使督阳温暖，阴阳调和，命门充盛，元气充沛，奇经得以温煦。复加防风、辛夷以祛鼻窍伏邪。药病相符，故获桴鼓相应。调元通经汤原方为治疗闭经而设，然因病机相同，故灵活用于本案亦能取效。《内经》所谓“谨守病机”，此异病同治之理。临证加减化裁，运用之妙，存乎一心。

九、荣发生发汤治斑秃

斑秃，中医名油风，陈实功认为：“油风乃血虚不能随气荣养肌肤，故毛发根空，脱落成片，皮肤光亮，痒如虫行，此皆风热乘虚攻注而然。”其制海艾汤。方用：海艾、菊花、薄荷、防风、藁本、藿香、甘松、蔓荆子、荆芥穗各两钱，用水五六碗，同药煎数滚，连渣共入敞口钵内，先将热气熏面，候汤温蘸洗之。留药照前再洗。并内服神应养真丹（熟地、当归、川芎、白芍、菟丝子、天麻、羌活、木瓜，《外科正宗》）。外洗方祛除风邪，内服方滋养肝肾，临床用之，有一定效果。

然而脱发一症，有肾虚、气血双虚、血热、风邪、湿热、虫毒所致，治疗应注重辨证。陈实功方以治肝肾为主。

余见有脾肾两虚、风邪外乘所致者，其症头发脱落如钱币，或椭圆形，脱发处头皮平滑光亮，头发纤细不泽，舌淡少苔，脉细弱。余拟荣发生发汤。

组成：制何首乌 15g，枸杞子 10g，桑椹子 15g，女贞子 15g，旱莲草 10g，党参 15g，当归 10g，茯苓 10g，天麻 15g，羌活 3g，炙甘草 6g。

用法：每日 1 剂，水煎分 3 次温服。另用毛姜 30g，以酒 100mL 浸之，取药液搽擦发脱处，日可数次。（一法：取凤尾草根，麻油浸外擦）

按：肾藏精，为先天之源，脾藏营，乃后天之本。发乃血之余。若肾精不足，脾营亏虚，发失所荣，偶感风邪，乘虚而客毛窍，则致发脱。如树叶无水滋润，枯萎风摇即落。本方用制何首乌、桑椹子、枸杞子、女贞子、旱莲草补肾精而生发；复用党参、茯苓、炙甘草、当归、补脾益气养营而充化源，使气旺而精血易生；用天麻、羌活以祛游风，合诸药补而不腻，且羌活入督脉，能引诸药上达颠顶。故合用之，能补肾精益脾营，利毛窍，以愈油风。精气不足者，亦可加菟丝子；苔白厚者，加刺蒺藜；油发脂液多者，加侧柏叶；火盛者，加丹皮、桑叶。

病案举例：

例一：汪某，女，20 岁。头发稀疏、脱发已半年，未予介意，近来头部右后方成圆片状脱发 2 处，心颇惶恐。夜寐梦频，精神不振，并泛发皮下小红疹点，不痒，苔白，脉弱。查血常规提示大红细胞贫血。乃予荣发生发汤加生地 10g，连服 10 剂。母来代诉，发已不脱，并新发渐长。原方续取 6 剂以巩固之。

例二：瞿某，男，32 岁。满头毛发不泽，后头部圆形脱发 3 处，大小如钱币，余无所苦，舌淡红，苔薄白夹黄，脉浮弦。此斑秃病，用荣发生发汤加刺蒺藜 10g，外搽毛姜酊，连服 3 周而发渐生。

例三：门人韩又云主任医师验案。刘某，男，6岁。后头部大小如钱币圆形脱发1处。家属诉4个月前患儿因受惊致纳食不佳，夜寐不宁，脾气急躁，家属带其在外院用中药治疗，具体用药不详，药后病愈。1周前偶然发现患儿后头部圆形脱发。现症见后头部圆形脱发1处，如钱币大小，脱发处头皮平滑光亮，纳食正常，睡眠可，二便调。舌淡苔薄白，脉细。诊为斑秃，治宜补精血以生发荣发。处方：荣发生发汤。制何首乌6g，枸杞子6g，桑椹子6g，女贞子6g，旱莲草6g，党参6g，当归4g，茯苓6g，天麻6g，羌活3g，炙甘草6g，麦芽10g。免煎颗粒剂9剂，每日1剂，分2次喝。另取骨碎补50g，以高度白酒150mL浸泡，1周后即以药酒搽脱发处，每日3到5次。9天后复诊，脱发处有稀疏毛发生长。续处方15剂。药后新发生长，疾病痊愈。

十、复容丹治黄褐斑

随着生活水平的提高，今人多注重健身美容。妇女在30岁以后，因工作、生活劳累，情志变化及生育等因素的影响，面部皮肤发生变化，产生黄褐斑，有碍美观，多有求治者。明代外科医家陈实功尝说："女人面生黧黑斑，黧黑斑者，水亏不能制火，血弱不能华肉，以致火燥结成黑斑，色枯不泽。"用玉容丸洗面。或生"雀斑，乃肾水不能荣华于上，火滞结而为斑，当以六味地黄丸以滋化源，外以玉荣丸早晚搽洗渐愈。玉容丸：治男妇雀斑、酒刺及身体皮肤粗糙，并用此洗。甘松、山柰、细辛、白芷、白薇、白及、防风、荆芥、僵蚕、山栀、藁本、天麻、羌活、独活、陀僧、枯矾、檀香、川椒、菊花各一钱，红枣七枚，以上共为细末，用去净弦膜肥皂一斤，同槌作丸。如秋冬加生蜜五钱；如皮肤粗槁，加牛骨髓三钱；早晚洗之，肌肤自然荣洁如玉，温润细腻”（《外科正宗》）。余尝用之，有一定效验。

然患者有嫌其烦琐者，余乃变通一法，制复容丹。方用白及、桃仁、益母草、丹皮、白芍、白芷、藁本，用现今提炼之免煎颗粒冲剂各 1 包，以鸡蛋清调成糊状，每于晚睡前敷于面部，1 个小时左右用温水洗去。盖眉以上属上焦，故额上褐斑明显者，加桑白皮或紫菀以清肺；两颧属中焦，若两颧明显者，加白蒺藜，既散肝经之风，复利脾经之湿；下颏属下焦，若下颏明显者加菟丝子以补肾气。若皮肤干燥者，加黄精；皮肤多油腻者，加贝母；皮肤痒夹油疹者，加僵蚕。10 日为一疗程。用治多人有效。若肝郁者，加服逍遥丸；若阴虚火旺者，加服六味地黄丸；若月经不调者，或黄白带下者，以复容丹调治。内外合治，疗效益著。

十一、消癥圣愈丸

主治：妇人子宫肌瘤。

组成：桂枝 10g，茯苓 10g，桃仁 10g，赤芍 10g，丹皮 10g，三棱 10g，莪术 10g，黄芪 15g，当归 10g，青皮 6g，合欢皮 10g。研末，水泛丸，如绿豆大，每服 6g，餐前温开水送服，日 3 次。

1 个月后 B 超复查，子宫肌瘤多缩小或消失。未愈，可连续服 2 ~3 个月再查。

十二、消痤美容汤

主治：颜面或胸背部发生白头、黑头粉刺，或丘疹、脓疱等多形性皮肤损害。

组成：桑白皮 15g，黄芩 12g，柴胡 12g，赤芍 15g，枳实 10g，天花粉 20g，板蓝根 20g，芙蓉叶 15g，茜草 10g，紫草 10g，甘草 6g。每日用水煎服 1 剂。

若大便秘结者，加大黄。忌食辛辣油腻鸡虾发风之物，一般 1 ~2 周愈。

十三、温痰解凝汤治阴疽

王洪绪《外科证治全生集》论痈疽以阴阳为纲，以色分之，红者属阳为痈，白者属阴为疽。其要言不繁，可为外科医临证之捷径。至于外证阴阳之中复有阴阳，寒热之中有真假之辨，则须医者结合脉证以察之，便无胶柱鼓瑟之失。余弱冠时见家父英航翁治痈疽病殊多。尤其阴疽病，今人每以消炎抗菌之青霉素等药注射治疗，虽数日而肿痛不消；或以凉药清热解毒投之，如雪上加霜，最终形成酿脓之变，徒增患者痛苦。治此病，家父应用阳和汤温化法，屡起沉疴。据其经验所得，家父认为阳和汤滋阴温畅之力有余，而逐痰攻散之力不足。因此，凡治阴疽症见肿痛坚硬、皮色不易者，用阳和汤不如用阳和丸合二陈汤，乃自组一方，名之温痰解凝汤。药用半夏、陈皮、茯苓、白芥子、乳香、没药各10g，炮姜、肉桂各2g，炙甘草5g，水煎温服。此方以二陈合白芥子祛痰散结，炮姜、肉桂温阳祛寒，乳香、没药和血消瘀定痛，合用温散寒痰结之力颇强。若用攻坚，加天丁（皂角刺）、甲珠；若内夹伏热、便秘，加天花粉。

例一：严某，男，18岁。1986年11月27日会诊。左侧头痛1周，病3天后左腮下处微肿痛，张口不便。经住院补液，注射青霉素、链霉素8天，并进活血消瘀或清解散结中药而乏效。现症左下颊明显肿起，皮色微红，按之硬痛，口不能张，舌不能伸，近日以进流汁度日，大便2日未行，不渴，体温在37.5～38.5℃，精神困倦，脉滑数。此乃寒痰瘀阻阳明经络所致，骨槽风是也。法宜温化。前医用苦寒之品，无异雪上加霜，故病进也。处方：半夏15g，陈皮10g，茯苓10g，白芥子10g，川芎10g，炮姜3g，肉桂3g，乳香10g，没药10g，炙甘草6g。1剂水煎服，另以四虎散30g，醋调外敷肿处。

次日二诊：昨晚8点敷药，到夜半局部皮肤发痒而揭去。药服3次，今晨肿痛大消，口能张，舌能伸出一半，嘱其今晚再用四虎散外敷1小时。原方2剂，服完病愈出院。

例二：叶某，男，43岁，司机。1995年10月31日初诊。右胁与上肢臑下臁交界处长一小肿块2日，大如雀卵，隐痛不介意，未治。5天后渐长如鸡蛋大，不甚疼，皮色白，全身阵发恶寒，低热，饮食、二便如平。查血常规：白细胞计数（WBC）$12.4\times10^9/L$，中性粒细胞比例（NEUT%）76%，淋巴细胞比例（LY%）24%。脉弱，舌红，苔薄黄。证属寒痰凝滞少阴，乃胁夹（胁下寒性脓肿）也，法宜温化。乃投温痰解凝汤去乳香、没药，加川芎10g，皂角刺10g，天花粉15g，3剂水煎服，外贴樟脑膏。

11月3日二诊：服第1剂寒热即平，今肿块已消大半。复查血常规：WBC 10.4×10^9/L，NEUT% 70%，LY% 30%。原方续服3剂而愈。

十四、消炎败毒酊治疗疔疮肿毒

清人吴师机善用外治法疗百病，尝说："凡病多从外入，故医有外治法。经文内取外取并列，未尝教人专用内治也。"（《理瀹骈文·略言》）外科之疔疮痈疖主要因外感湿热毒邪，且病多在体表，其用外治，机会尤多。如沿爪疔、蛇头疔，轻者肿痛化脓，重者脱甲伤骨。余初用马齿苋或蒲公英，取鲜草醋捣外敷，热则易之，日夜数敷，有效。然急时难取鲜草，乃精思之，权组一方，以备不时之需。药用：制马钱子6g，大蜈蚣3条，蒲公英15g，丹参10g，生川乌6g，冰片3g。用95%酒精500mL浸泡1周后，过滤取液即成。

例一：柯某，女，33岁，教师。左手食指沿甲沟红肿疼痛2日，此沿爪疔也。服消炎药2日乏效。乃用上液倒入一小瓶内，令其患指直接浸入，颇舒适。半日后肿略消，痛亦松，但颇感不便。乃换一小塑料袋装入药液浸之，用线系好，一日夜即愈，未服何药。

例二：秦牧师之夫人，左鼻门内生疔红肿如黄豆大3天，鼻翼及上唇肿起，微恶寒。此鼻门疔也。处以蒲公英、丹参各15g，3剂水煎服，外以此液徐徐搽之，3日即愈。

后用此酊搽治痈肿，于肿痛处连续搽之，每日 3 ~ 4 次，每次 10 ~ 20 分钟，能收良好效果。

此方马钱子散血热，消肿毒；蜈蚣攻毒活血；蒲公英清热解毒消痈；丹参活血；川乌祛风消肿定痛；冰片走窜散结，合用之有解毒散结之功。用酒精浸液外用，皮肤吸收取效颇速，乃名之曰消炎败毒酊。

十五、冰蛇祛湿散治带下、聤耳

带下乃妇科常见病，西医之宫颈炎、阴道炎、阴道滴虫等病每多见之。按证服药，可收效果，然因其病在局部，若配合局部用药，则疗效更佳。自仲景创用“蛇床子散方，温阴中坐药”，后代沿用，历久不衰。据《脉经》说：“妇人阴寒，温阴中坐药，蛇床子散主之。”说明此方适用于阴中寒冷，阴痒白带之属寒湿证。然据余观察，凡妇女带下，无问属寒属热，使用蛇床子坐药，皆有一定效验。尝考蛇子床，《神农本草经》谓治“妇人阴中肿痛，男子阴痿湿痒”，即治阴痿，则必有温阳之功。如唐明皇患阳痿，服雀肉蛇床子膏有验（《中国宫廷医疗佚事及秘方选评》）。然《名医别录》谓蛇床性辛味甘，《本草纲目》谓其苦平，实皆失察。唯《本草正》载味微苦、气辛、性温，余尝之确认无疑。《神农本草经》又说蛇床主恶疮，《本草正义》说：“外疡湿热痛痒，浸淫诸疮，可作汤洗，可为末敷，收效甚捷。”余常思之，夫外用之药，如同内服之药，以寒治热，以热治寒，乃其常也。今温药何以治热病？是其变乎？观吴师机说，热证而用热药，“一则得热则行也，一则以热能引热，使热外出”（《理瀹骈文·略言》），实乃从治之法。故无问带下之属寒湿，抑或湿热，定一新方，名之冰蛇祛湿散，药用蛇床子30g，枯矾5g，冰片1g。共研为散，装入胶囊，每粒0.5g，用治妇人带下、阴痒，每于夜间纳入阴中1粒，7日为1个疗程，良效。

若患聤耳流脓水者，用末吹耳亦效。

十六、朱氏咳喘膏

余家传咳喘膏外贴，治疗风寒感冒、发热恶寒、流涕、咳喘，小儿尤宜。

麻油1850g，黄丹500g（37∶1）。麻油火熬至滴水成珠，下丹，再加火熬稠，不断扇去烟，即得黑膏。另用麻黄70%、白胡椒25%、朱砂5%，混匀，每取0.3g置膏药中心，趁热合拢备用。临证时取药膏贴于肺俞一侧或双侧。酌情每日或间日一换。

视情不另服药，单用此膏亦效。

十七、皮肤血管瘤外治法

中医称皮肤血管瘤为血瘤，以四肢、面、颈为多见。皮下瘤体呈扁平或半球形癃起，表面呈红色、紫红色，压之肿块可缩小及褪色，放手后又复原状。其症因血热络脉弛张增生，气血瘀滞而形成。方书载有血管瘤外敷法。

药物组成：水银、牙硝、明矾、青矾各150g，砒石、斑蝥各 100g，食盐 75g。

制法：将牙硝、明矾、青矾、砒石、斑蝥研末放入罐内加适量清水拌匀，再入水银加热慢慢熔化，并用竹筷不断搅拌，使水银不见星点。如发现罐内药物鼓起，则将罐移开热源，使温度慢慢下降，如此反复至药物快干时（达到药物滴水成珠的程度），又将罐移开热源，加入 50～70g 米粥调为糊状备用。

用法：先将血瘤局部常规消毒，后用消毒棉签蘸上药膏均匀涂在瘤体表面。待药膏吸干后用冷开水或生理盐水轻轻擦掉药膏。患处皮肤变白 5～10 分钟后，继续进行第二次、第三次涂药。直到患处变黑或有少许渗液时，不再涂药。7～10 天为 1 个疗程。

余亲手依法制作，并应用之，治疗血瘤一二百例，疗效尚好。此药膏对草莓状痣、蔓状血管瘤有效，尤其对海绵状血管瘤，面积 1cm^2左右的一般可在一周内消失，大者需多个疗程。若瘤体面积太大，一次不可涂药太多，应分多次治疗。此药有腐蚀性与刺激性，勿涂在正常皮肤上。涂药后，不宜接触外物及冷水，避免出汗，防止感染。因为本品有毒，皮肤一次吸收太多会引起中毒。在此药炼制过程中，水银的熬制一定要充分，否则应用亦会引起中毒，最典型的是引发肾功能衰竭而死亡，岂可不慎之！

为临床慎重起见，余又配制一简便方，亦验。方用白及、山慈菇、丹皮、紫草研末，香油调如糊状外敷之。每日换药 1 次，直至瘤体消失。尝治疗一位 2 岁小儿，住鄂州市汀祖镇，父母抱来就诊。发育尚可，唯右耳郭长血瘤，初起甚小不介意，渐渐长满耳郭，通红如血鸡冠。余用上方，取现代免煎药粉，各 30 包，如法外敷。无不适，瘤有缩小之势，敷完药再取。用药 4 个月余，瘤体全部消失，耳郭复如常人。

十八、治牙痛（龋齿牙痛、牙根炎）妙方——五灵至圣散

五灵至圣散由五灵脂 10g，白薇 6g，细辛 3g，骨碎补 2g 组成。此方功能补肾活血，清热杀虫止痛。可用治牙齿破损或龋齿所致牙痛。用法：上药研为细末，取温水调如稀糊，含漱齿中，冷则吐出，每日三五次。

本方原系陈远公方，余高祖庆甲公《中医入门》录之，余用之确有实效。其方五灵脂味苦、甘，性温，行血杀虫止痛。白薇味苦、咸，性寒，入血清热。细辛味辛，性温，善治牙痛，如《圣济总录》有细辛汤，用细辛、荜茇等份为末，煎水漱之。骨碎补苦温补肾，能纳浮游之火归宅，《药性论》说其“主骨中毒气，风血疼痛”，《本草汇言》以之配六味地黄丸去山药治肾气耳鸣耳聋、齿牙松动疼痛难忍。四药合用，可补肾活血，清热杀虫止痛。其寒热相因，配伍精妙，能解除痛苦，再录而表彰之。余用此方，直取上药，水煎漱含之，亦可咽下，往往一剂知，两剂已。若阴虚有火者，加生地、玄参各 15g，青盐 1.5g（冲），共煎饮之。

十九、外痔良方

俗语：“十男九痔，十女九带。”可见痔疮乃常见疾病，

严重者影响人体健康。湖北名医、鄂州市中医医院已故老中医汤辅康先生尝有外痔良方，用者多效。其简便廉验，为免遗失，特录以存之，以广流传，服务患者。

处方：木鳖子4个，黄连3g，冰片0.3g。

制法：木鳖子去壳取肉捣烂，与黄连一同置入玻璃瓶中，用100mL温开水浸泡一夜。药液呈现黄色，纱布过滤去渣；再倾入瓶中，入冰片摇匀即成。药液宜淡不宜浓。

用法：跪伏去内衣，现出肛门。先以清水清洗痔疮周围，再用棉签蘸药液涂抹痔疮，患者感觉局部清凉即可。若疼痛，则加温开水10～20mL稀释药液，再加冰片3～5厘。若涂抹后出现红肿，乃肠内温热毒重，暂停外涂，内服牛黄解毒丸2～3天便可。红肿消后再涂抹。每日1次，7日为一疗程，重者用三个疗程，良效。唯大出血者无效。

病例：李某，女，40岁，邮电局职工。1967年生产后，肛门疼痛，原有痔疮复发，肿痛。其外痔2个，1个大如拇指头，1个如小指头大。照方配药外涂，因药液偏浓，引发痔疮周围出现小疱，痒甚、流水。乃取牛黄解毒丸服3天，肿痛消；复取淡药液再涂，两个疗程痊愈，后未再发。

卷下

医　案

第一章

内科杂病医案

一、感冒

邱某，男，23岁。1991年2月7日初诊。自诉感冒旬余，已服“速效感冒丸”“维C银翘片”“康泰克”及中药“杏苏散”等未效。现病头昏，鼻塞，流涕，畏风，遍身酸软，少咳无痰，纳食无味，不渴，舌淡红苔白，左侧略厚，脉弱。此乃阳维脉衰，卫气不足，抗邪无力，邪气留连所致。治宜益气扶卫，以充阳维而祛邪。黄芪建中汤加味，处方：黄芪15g，桂枝10g，白芍15g，葱白4根，生姜10g，大枣5枚。无饴糖，用白糖1大匙，药汁冲服，每日1剂，分2次服。连服3日而愈。

按：轻则伤风，重则感冒，中医治法，当分寒热，夹暑夹湿，外邪致病，祛散即愈。然有迁延数日不愈者，或辨证不确，用药失当；或正气不足无力祛邪。阳维主表主卫，为机体之藩篱。阳维脉衰，则卫外失固，风邪易于乘袭致病。本例服诸感冒药而邪不能散，即阳维脉衰，卫气无力祛邪所致。故取黄芪建中汤，补益中气，充虚起衰，使阳维脉实，卫气复健；复加辛滑之葱白，佐以祛风散寒，病乃得痊。若一味发汗解表，无异再伤阳气，撤其藩篱，必难向愈。

二、风温逆传心包

张某，女，47岁，农民。1967年4月6日初诊。患者发热，病已2日，经医用西药治疗，汗出热退，今晨复热，并昏迷不语，邀余往诊。至其家，满堂亲友惶恐不安。患者仰卧床榻，昏不知人，询问俱不应答。面红肤热，无汗，体温39.4℃，脉数，两寸搏指，舌红苔薄白。不知饥渴，按其腹不硬。此温邪上受，逆传心包所致，非阳明热蒸神昏也。先解散众人，以免喧哗。拟清营透热法。处方：万氏牛黄清心丸5分，取2粒，先用开水化喂服1粒。速取：金银花10g，连翘10g，玄参6g，麦冬6g，薄荷6g，丹参6g，远志5g，1剂煎水，再送服牛黄清心丸1粒。次日，家属来言，昨日服药3次，热退神清，已思进粥而愈。

按：风温初起病卫，治宜辛凉透热，不可大汗。故吴鞠通尝说“温病忌汗”。若汗不当，或伤心液而亡阳，则致神明昏乱。本患者经治汗出而复热并神昏，脉数，两寸搏指，此乃温邪未从卫解，乃上焦热盛，邪热逆传心包。方用加减清营汤清营透热，并用万氏牛黄清心丸直清心包内陷之热邪，方证合拍，乃取速效。若热邪由上焦气分传入中焦，致阳明燥热谵语神昏，其腹必胀满，则治法又不相同。

三、中暑

刘某，男，36 岁，农民。酷暑之际，从事田野。突然呕吐，身热大汗，口渴胸痞，脉浮大有力，舌质红苔薄白。当忆雷丰说："务农田野，烈日下逼得之者，是动而得之阳证也。"此症为勤劳于炎威之下所得，中暑无疑。所谓夏暑发自阳明，胃气反逆，故生呕吐。治暑当治阳明，平其气逆；然暑邪每多夹湿，故治其胸痞，当在清暑之中加以去湿。拟三石汤化裁为用。处方：生石膏 20g，寒水石 15g，滑石 15g，半夏 6g，川黄连 3g，酒黄芩 9g，茯苓 9g，陈枳壳 5g，白豆蔻 1.5g，鲜竹茹 1 团，生姜汁 3 滴（冲）。服 1 剂获愈。

按：时在炎夏，勤劳田野，稍有不慎，伤暑尤易。暑为阳邪，然多夹湿，伤人最速，病势燎原，投以大寒，是为正治；兼施化湿，更属全面。论治有据，是为可法。

四、小儿夏季热

刘某，女，1 岁。1985 年 7 月 1 日初诊。发热已 1 周，经用抗炎解热等药治疗热不退。其体较瘦，神疲，发热上半身较重，有汗，口渴喜饮，尿清而多，夜间发烦，睡不安神，食可，大便行。舌红苔薄黄，指纹红滞，咽部微红。时值夏日，暑气蒸发，素禀不足，肺胃阴虚，故发暑热证候，此小儿夏季热病。治宜益气清暑，养阴泄热。处方：太子参 6g，石斛 10g，玉竹 6g，菊花 5g，生石膏 12g，知母 6g，滑石 10g，山药6g，甘草5g。2剂，煎水代茶，时时与服。药后热退，渴止，尿减而愈。

按：炎夏之时，小儿禀赋不充，感受暑热之气，阴不配阳，每易发为暑热之证。往往延绵数周而难愈。其病在肺胃，气阴不足，热感于上，发热口渴喜饮多尿，虽不传变，但影响健康。由阴虚而转脾肾阳虚者较少。本例即属前者。方用太子参、山药、甘草、石斛、玉竹以养肺胃气阴，石膏、滑石、知母、菊花清暑泄热。饮以代茶而痊。内含人参白虎汤意，以山药代粳米，正所谓金风肃杀，即可去其炎威。

五、伏暑

王某，女，45岁，务农。1988年9月12日初诊。10天前因洗澡受凉而发病，恶寒热，医以感冒治之，予感冒药并注射青霉素等药未效。病已旬日，仍发热39.9℃（腋下），微恶寒，汗出，神疲乏力，四肢酸楚，口渴，喜冷饮，不咳，不欲食，胸脘灼热，小便黄，大便行而量少。舌赤苔白，脉濡数。查血常规：血红蛋白（Hb）85g/L，红细胞计数（RBC）2.97×10^{12}/L，白细胞计数（WBC）19.8×10^{9}/L，中性粒细胞比例（NEUT%）92%，淋巴细胞比例（LY%）8%。胸部X线：右下肺点片状致密影。此病伏暑，时值白露，乃暑邪内伏，新凉外加，邪留气分所致。治宜清透祛湿为法。处方：青蒿10g，蝉蜕10g，金银花20g，连翘10g，栀子10g，生石膏30g，知母10g，黄芩15g，天花粉15g，六一散20g。2剂，每日煎服1剂，分3次温服。

9月14日二诊：体温36.4℃（腋）诸症除释。复查血常规：Hb 95g/L，RBC 3.32×10^{12}/L，WBC 5.4×10^{9}/L，NEUT%72%，LY%28%。

按：吴鞠通说“长夏受暑，过夏而发者，名曰伏暑”，治伏暑有银翘散及白虎汤加减法。本例寒热之初，医以感冒治而热不退，其恶寒表证仍在，且伴口渴喜饮冷、汗出、胸脘灼热。乃暑邪内伏，气分热甚。故用青蒿、蝉蜕、银翘透解表邪；栀子、黄芩、石膏、知母清泄气分伏热；天花粉、六一散清热生津利湿。如是新感伏邪表里两解，获效亦速。其血常规不正常，治不言抗炎，而药后证平，血象亦随之正常，可见辨证治疗之功力。

六、风寒犯肺（支气管肺炎）

朱某，女，1岁半。1991年1月27日初诊。发热、咳嗽、喉中痰鸣，经医用“感冒冲剂”、青霉素针注射已5日。现症：发热38.5℃，无汗，流涕、咳嗽，夜咳尤甚，喉中痰鸣辘辘，胸闭，呼吸气逆不畅，不欲饮食，大便稀绿，哭吵不安。指纹浮红，舌苔薄白。听诊：双肺湿啰音。胸部X线：双肺纹理增粗。血常规：WBC 13×10^{9}/L，NEUT% 80%，LY%20%。此乃风寒犯肺，肺气失宣，津变成痰，内阻肺泡所致。法宜宣肺化饮。处方：炙麻黄3g，桂枝5g，白芍5g，五味子3g，细辛3g，杏仁3g，半夏5g，射干5g，炙甘草5g，生姜5g。服药2剂，热解咳宁向愈。

按：依患儿发热、无汗、咳嗽、痰鸣气逆等症，诊为风寒犯肺，肺气失宣，并津停成痰，痰阻肺泡所致，此伤寒外寒内饮证。故用小青龙汤宣肺化饮，更加杏仁肃降肺气，射干化其饮邪。肺气宣降复常，则气顺津行，发热咳痰亦随之而释。若以为炎症属火而用苦寒，必致误人。张介宾尝说前人谓儿病之难，难在辨证；儿病之易，易在治疗。若能辨清寒热表里虚实，则必转难为易。

七、咳嗽（支气管炎）

吕某，女，65 岁，职工。1996 年 2 月 11 日初诊。患者有咳嗽宿痰，若遇凉不慎，则必加咳，甚者恶寒发热喘气，经用西药数日，逐渐缓解。多年来屡次发病，每诊为支气管炎，若静滴抗生素三五日可效，后必五七日始效，近年渐有失效之感。近因春寒感受，咳嗽复加，咳唾痰涎甚多，并胸闷呼吸不畅，背冷，夜咳不能安寝，纳食大减，口中乏味，精神颇差，面容憔悴，舌淡苔白稍厚，脉弱。查血常规：WBC 12.0×10^9/L，NEUT% 74%，LY% 26%。证属肺脾两虚，外寒触发内饮伏邪。治宜温脾祛寒化饮：党参 10g，白术 10g，干姜 10g，炙麻黄 6g，桂枝 10g，白芍 10g，五味子 6g，半夏 10g，细辛 6g，炙甘草 6g。3 剂水煎服，日服 1 剂。

2 月 14 日二诊：谓服药收效比打针快，竟出意外，咳痰大减，仍不思食，脉舌如前，乃予理中汤合二陈汤加五味子、细辛、焦三仙调治而安。

按：脾为生痰之源，肺为贮痰之器。素有咳疾，伏邪未祛，肺气已伤；风寒外袭，肺失宣肃，故痰咳复发，此手足太阴同病。首以理中汤合小青龙汤，一者入足太阴温中去湿，以杜生痰之源；一者入手太阴肺解表化饮，以祛内外之邪。方证颇合，故收效佳。接方健脾温中，燥湿祛痰，有培土生金之妙，亦为善后良法。唯形寒饮冷，平日当慎之，是为切要。

八、痰饮（慢性支气管炎）

欧阳某，男，62 岁，住城东。吸烟多年，素有咳嗽，痰易咳出。嘱其戒烟，谓必吸数口。其症每日清晨必大咳一阵，咯嗽稠白痰甚多，咳渐缓解。近两年日日如是，并增气喘之势，上楼即觉胸闷。大便秘结难解。诊其脉缓滑，苔白厚罩黄。此病乃脾虚痰壅所致痰饮。治宜健脾化痰止咳。为拟归芍六君合紫菀散方：党参 15g，白术 10g，茯苓 15g，半夏 15g，陈皮 10g，当归 10g，白芍 10g，紫菀 10g，款冬花 10g，杏仁 10g，细辛 6g，炙甘草 6g。水煎服，每日 1 剂。坚决戒烟，连服 3 周，咳痰渐渐平消。又拟资生固本丸：红参 12g，黄芪 15g，茯苓 10g，淫羊藿 10g，巴戟天 6g，五味子 6g，麦冬 6g，当归 10g，蜂房 6g，炙甘草 6g，蛤蚧一对。上研末，水泛丸，每服 3～6g，每日 2～3 服，温开水送服，空腹服。咳喘平后，可每日服 1 次，以巩固疗效。服完 1 剂，咳竟不发。

按：长期咳嗽、咯痰反复发生难愈。如因吸烟、接触有害气体、气候变化受凉或劳累过度则发作，久之则由咳嗽而出现喘息痰鸣气促，是为痰饮，实属伏气为病。如《素问 · 阴阳应象大论》说："秋伤于湿，冬生咳嗽。"即外感伏邪所致咳嗽杂病。本病发生除外感淫邪的诱导作用之外，机体内脏脏气功能不健是重要因素。故《素问·咳论》谓“五脏六腑皆令人咳，非独肺也”，此中医所称之内伤痰饮咳嗽，为内伤伏气所致。咳嗽本为肺病，若脾湿生痰，上注于肺；或肝郁化火，上逆侮肺；或肾虚水泛，肾失摄纳等，皆可以发生咳嗽，甚至喘息。凡此内生之痰火皆可视为伏邪。由他脏病累及肺病咳嗽者，则他脏为本，肺病为标。治疗必辨清病由何脏传来，视其证情，或标而本之，或本而标之，随证立法。此病与西医所称之单纯型慢性支气管炎或喘息型慢性支气管炎相似。

本案多年咳嗽，脾虚痰壅，病邪内伏，久不能除。首诊用归芍六君合紫菀散。方用六君二陈补脾益气并化痰湿，以杜生痰之源而治本。合《圣济总录》之紫菀散，主治咳逆上气、喉中有声、不通利等症。紫菀、款冬花、杏仁、细辛合用，可肃肺化饮祛痰而治标。加当归、白芍入肺脾之络养血和血而止咳。合用之有补脾益气，养血和血祛痰止咳之效。末拟资生固本丸，方以红参、黄芪大补脾肺之气。红参、茯苓、甘草通补阳明以助后天。淫羊藿、巴戟天、五味子补肾温命门之火，温脾益肺。《本草求源》谓巴戟天“化痰止嗽喘”。《神农本草经》云五味子“主益气，咳逆上气。”《本草汇言》云五味子“入肺有生津济源之益，入肾有固精养髓之功”。红参、麦冬、五味子乃生脉散可以益气阴而敛肺强心。蛤蚧味辛，性微温，有补肺温肾强壮之功，凡咳嗽久不愈，以致喘息、肺气肿、支气管哮喘、心源性喘息，伴面浮肢肿者，均可用之。古方有参蛤散，即人参蛤蚧为方。蜂房性平，味苦、咸、微甘，其形疏空如肺，有祛风定痉，兴阳攻毒消肿之效。《本草述》谓其“治积痰久嗽，风惊颤掉”。民间用其末炒蛋服以治慢性支气管炎咳喘，收效颇快，既助肾之阳气，又祛肺脏毒邪，解痉祛痰止咳。当归味辛、甘，性温，入血分，养血和血，温通肺之孙络、微络，使血气顺行而止咳，故《神农本草经》谓其“主咳逆上气。”诸药合用，有益肺健脾补肾之效，可资生生之气而固本；有和血解毒化湿止咳之功，可祛久伏之邪而治标。故此方用于慢性咳嗽缓解期的防治颇多效验。

九、咯血、胁痛、淋证（支气管扩张）

罗某，女，51 岁，医生。1988 年 10 月 25 日初诊。自诉时时咯血已数月，经检查诊断为支气管扩张，用抗炎、止血等西药，屡止屡发，殊以为苦。同时又患有胃炎、胆囊炎、泌尿系感染等多种慢性疾病，频年药不离口。刻诊：形体较瘦，近日咯血量少，一口或数口，神倦，纳食较差，食后脘腹胀，右肋内时发隐痛，肠鸣，大便溏，每日一二次，小便黄，有时淋涩不利。脉弱，舌苔浮白。自以疾病缠身，意气消沉。按此症邪气内伏，上、中、下三焦同病，权取少阳和解之法：柴胡 15g，半夏 10g，黄芩 10g，茯苓 10g，炙甘草 10g，党参 10g，生姜 3 片，大枣 4 枚。3 剂，水煎服，日服 1 剂。

10 月 29 日二诊：服方颇觉舒适，饮食稍增，小便清利，大便转实，肠鸣、腹胀皆减，咯血亦大为减少。方已中鹄，宜守勿更；病程既久，非守方不足以巩固效果。原方去茯苓，服药月余，诸症皆释，精神气色大为改观，喜形于色。

按：仲景六经辨证，柯琴谓胸中为太阳地面，心肺居于内；胁肋内属胆，乃少阳地面；胃肠至腹乃阳明地面。本病在上焦有咯血，在中焦有脘胀纳少便溏，在下焦有小便不利。因少阳木火内寄，郁邪上灼肺金伤络则咯血；横乘则中土失健；郁则胁肋时疼，水道不畅。邪伏三焦，三阳同病，关键在少阳，故取小柴胡汤续服而取效。

十、哮证

张某，女，54 岁，住鄂州市鼓楼街，熟食工。2015 年 5 月 12 日初诊。

起病已经十日，不发热，但咳嗽，先于社区卫生室打“消炎针”3 天，不效。继发喉中如水鸡声。乃至某医院呼吸科治疗，拍肺部 CT，报告肺纹理增粗，两肺散在小结节。复用抗炎并激素，5 天后依然不效。刻诊：身体尚健实，平时并无咳嗽，今咳亦少，胸内满闷，行路不喘气。白日与夜间喉中呼吸如水鸡声，咯出少量白泡沫痰。饮食、二便可，脉浮细，舌尖红，苔少黄白。此病哮证，乃寒水邪气阻碍肺管气道，气逆所致。治宜宣肺化饮。麻黄 10g，射干 10g，紫菀 10g，款冬花 10g，细辛 10g，半夏 10g，五味子 10g，生姜 10g，大枣 5 枚。3 剂，水煎服，日服 1 剂。服药 3 天后，诸症消失而愈。

按：《金匮要略》说“咳而上气，喉中水鸡声，射干麻黄汤主之”。患者咳嗽，咯少量白泡沫痰，喉中鸣如水鸡声，前医用西药抗炎而无效。此是寒水邪气阻碍肺管气道，气逆水激所致。故用宣肺化饮法，取仲景射干麻黄汤原方而愈。今人每以为医药快捷，故首选之。岂知中医经方对证，疗效尤佳！

十一、谵语（急性粟粒性肺结核并发谵妄）

陈某，女，42岁，农民。1987年9月21日。病历摘要：以低热近月入院。2周来午后发热较高，盗汗、自汗，头昏，神疲，消瘦，微咳，口苦，短气，少纳，口干不欲饮，舌红苔黄，脉细数。体温38.3℃（腋下），心率108次/分，呼吸23次/分，血压102/70mmHg，血常规：WBC 10.8×10^9/L，NEUT% 84%，LY% 16%。胸肺X线：两肺可见均匀弥漫细小颗粒状病灶。诊断：急性粟粒性肺结核。经用抗痨西药及秦艽鳖甲汤治疗4日，发热渐渐降至正常，盗汗、自汗亦止。继续抗结核并服养阴润肺中药。至9月28日上午发生神疲心烦，坐卧不安，谵语妄言。住院医师以地西泮10mg肌注，至午后不平静。特邀余会诊。刻诊：患者神志恍惚，语无伦次，不发热，小汗续出，小便自晨起至目前未解，大便昨日至今未解，小腹微胀满，舌淡苔极薄白，脉数。按此谵妄乃少阳三焦不利，肠腑不通，邪热上扰，神明失灵所致。治宜和解少阳，通腑安神。柴胡加龙骨牡蛎汤增减主之。处方：柴胡10g，黄芩6g，桂枝6g，白芍6g，党参10g，大黄6g，半夏6g，茯苓10g，麦冬10g，生龙骨、生牡蛎各15g，甘草6g。取1剂急煎，当晚分2次，每服100mL。

9月29日晨复查：昨服药后，上半夜大便通行，小便亦解，夜寐尚安，今神智已清，答话准确，少汗，思食。舌红右侧有一小块薄黄苔，脉沉。仍用昨日方，减大黄为3g，续服1剂，神志复常。后仍以抗结核治之，再未发生此种症情。

按：肺痨发热伤阴，经治热退，而突发谵语妄言，并伴汗出，大便未行，小腹胀满，诊为三焦水腑不利，肠腑燥热上扰神明所致。方用柴胡加龙骨牡蛎汤加减，既调和少阳以利水腑，又通下阳明以去邪热。方中加白芍配桂枝止汗，加麦冬合党参为参麦饮（《症因脉治》）以养心神，加茯苓利水，甘草调和诸药而缓急。方符病机，收效亦敏。若仅用地西泮镇定神经法，则未能去病。

十二、瘾疹（荨麻疹）

朱某，男，11岁，学生。1985年11月10日乘车前来就诊。诉其患身痒已1个月余，经西医检查化验血液谓正常，诊断为荨麻疹，经用抗过敏等多种西药针剂、片剂，甚至泼尼松等激素药不效，又服中药数剂亦乏效。其症每于下午或入暮以后，发遍身风团疹块，色红痒甚，夜间瘙痒而不能安眠，早饭后则渐渐消失。疲倦影响学习。诊见形体消瘦，面黄乏华，刻下身无疹块，但有搔痕。饮食稍差，二便尚调，腹不痛，不发热，不恶寒，发痒时亦无寒热，无汗。舌苔薄白，脉缓。诊为风邪怫郁于肌腠，卫气不畅，发为瘾疹。拟祛风解肌法：桂枝6g，白芍6g，麻黄5g，杏仁6g，柴胡6g，蝉蜕10g，枳壳6g，炙甘草5g，生姜3片，大枣3枚。3剂，日煎服1剂，避风，禁食生冷发物。服1剂，身不出汗，但风团已少，痒减，服完2剂不再发。

按：伤寒太阳病日久不愈，表邪微而未能透泄者，有面红身痒之症，治以桂枝麻黄各半汤，小发其汗以透邪。本例瘾疹面不红而风团红，发处皆痒，当为风邪与卫气搏结于肌表所致；且其每发于下午或入暮，乃未申时，太阳主气，太阳主皮毛正邪相搏而发痒疹。至次日辰巳之时，阳明主气，胃气来复，以胜寒水之邪，故痒疹渐消，可见病机确在太阳。故借用桂枝麻黄各半汤辛透肌表风邪，更加柴胡、蝉蜕、枳壳以助祛风行气之力，今人研究此三药有抗过敏作用。服之风邪散，卫气行，乃收捷效。

十三、燥热无汗

邱某，女，42岁。1990年6月10日初诊。每至夏热肤无汗出，病已3年。今岁尤觉不适。刻诊：皮肤干燥，燥热无汗，五心烦热，口干不欲饮，神倦乏力，舌淡边有瘀点，薄白苔。此证卫失开合，玄孔密闭所致。治宜行阳发散，养阴化液。处方：麻黄6g，防风10g，细辛5g，黄芪15g，党参10g，天花粉12g，知母10g，茯苓10g，炙甘草6g，3剂。

6月14日二诊：服上药后肌肤汗润，燥热大减，身感清爽。原方加白芍10g，2剂善后。

1991年5月29日来诊：谓去年无汗燥热复诊后，2剂药只服1剂，已无不适，遂停未服。今旧恙有复作之势，热从双腿骨中发起，逐渐全身作燥，肌肤无汗，口不甚饮。仍取去岁方加生地、地骨皮各10g，服3剂病愈。

按：《灵枢·决气》说“卫气者，所以温分肉，充皮肤，肥腠理，司开合者也”。今卫气失其开合之权，玄孔密闭而不开，津液不能润肌肤，故天热腠理不开而无汗，气郁而身燥热。方以麻黄、防风、细辛发散行阳，辛以致津液而通气，使卫气流行；复用党参、黄芪、天花粉、知母益气养阴化液，则气行水行，开阖复常而病解。

十四、泄泻（慢性结肠炎）

任某，男，57岁。患腹泻已二十余年，曾查肠镜诊为慢性结肠炎。经中西药多方治疗，终未能愈。经人介绍前来就诊。刻诊：其人偏瘦，面黄乏华，食纳尚可，唯食后即欲大便，肠鸣，腹稍胀，大便稀溏，每日三四次。若饮食稍过量，或食荤腥生冷稍多，稀便次数尤多。口干不渴，尿时黄，脉细，舌淡暗，苔白。按此病泄泻，乃中州元气不足，脾失运化，邪伏中州，湿气下流所致。治宜益气扶脾，升阳渗湿为法。处方：黄芪10g，党参12g，苍术10g，羌活5g，川芎6g，黄连3g，黄芩6g，干姜6g，茯苓10g，泽泻10g，白豆蔻6g，炙甘草6g，生姜3片，大枣4枚。水煎服，每日1剂。服5剂。

二诊：服完上方，大便次数减少为每日二三次。唯进重荤，胃脘不适，仍守前方加半夏10g，鸡内金6g，续服5剂。

三诊：患者喜形于色。云肠鸣已少，大便每日一二次，溏而不稀。仍用二诊方六倍为末，每服6g，每日3剂，温开水饭前进服。数年后，遇于途，谓服末次药后，病未再发。

按：饮食不洁，肠胃乃伤，脾虚运迟，邪伏中州，水液归于大肠，乃生泄泻。泄泻日久，中州元气渐虚，清阳不升，伏邪未除，湿气下流，故病难愈。方用党参、黄芪、白术、甘草益元气而健脾运，羌活、川芎升阳散湿，干姜、白豆蔻温中化湿，黄芩、黄连清热厚肠，茯苓、泽泻利水以开支河，生姜、大枣和营卫调气血，合方能使元气充，清阳升，脾湿化，膀胱利，多年痼疾乃痊。此非深谙东垣医理者不克为之。

十五、泄泻、液脱（中毒性消化不良、重度脱水）

许某，女，6 个月。1975 年 7 月 21 日初诊。泄泻数日，经西医诊为中毒性消化不良，经治疗泻仍不止。失水严重，脉管收缩，静脉输液困难建议转院，前来就诊。症见面色干燥无华，肌肤干、失泽，弹性丧失，眼眶凹陷，燥渴不安，发热 40.2℃，无汗，水样便，小便短少而黄，舌红干薄白苔，指纹沉紫滞。此证乃暑热入于阳明，脾胃运化失司，上焦燥热，下焦滑泄，水液尽归大肠。亟宜清暑热，开支河，滋阴液，止滑泻，滋阴清燥汤主之。处方：山药 30g，滑石 30g，白芍 12g，甘草 6g，连翘 4.5g。1 剂急煎，频频喂服，以代茶饮。

7 月 22 日二诊：大热已退，泄泻已愈强半，烦渴大减。守前方去连翘，余药皆减半，加鸡内金 3g，扁豆 6g，1 剂煎服。

7 月 23 日三诊：热净泻止思食。续予山药 90g，蒸熟晒干，鸡内金 9g（炒），共研末，分作 20 包，每剂 1 包，每日 3 剂以善后。

按：暑热泄泻日久，以致液脱，证颇重笃。其滑泻愈久，津液愈伤，燥热愈炽，必至阴竭而已。此时欲救上焦燥热，必止下焦滑泄；若以为消化不良，欲固下焦滑泻，而投香燥化食之品，必增上焦邪热，病不能已。方取张锡纯滋阴清燥汤，滑石、甘草清暑热，除烦渴，并渗膀胱以开支河，利小便而实大便；山药、白芍养脾阴实大肠以止泻；复加连翘清透热邪。量大药精，力挽危局。最后，取山药、鸡内金为末服之，乃甘淡扶植后天善后良法。

十六、结胸、黄疸（乙型黄疸肝炎、胰腺炎、不全肠梗阻）

黄某，女，48 岁，住肝病病房，2000 年 12 月 10 会诊。病历摘要：病黄疸 10 余日，经治未减，近周并发左侧胁肋疼痛。至省医院 CT 检查诊断：胰腺炎，胰头癌待查。肝功能：总胆红素 102mmol/L，直接胆红素 65.4mmol/L，碱性磷酸酶（ALP）1042U/L，谷丙转氨酶（ALT）824U/L，谷草转氨酶（AST）656U/L。乙肝表面抗原（HbsAg）（+），乙肝核心抗原（HbcAg）（+）。B 超：胆囊扩张，胆总管扩张，胰头异常回声。已用抗菌消炎、利胆护肝等中西药，近日左胁肋并左上腹疼痛加重，特邀会诊。

刻诊：低热，左侧胸肋痛及左背胛，向左侧卧痛可少轻，目黄如金，肤黄，尿黄如浓茶而短少，大便二三日未行，脘腹痛不欲食，口干不喜饮。其自左胸以下至脘及脐腹皆硬满疼痛，并拒按。舌苔薄白黄，脉左濡右数实。腹部 X 线：不完全性肠梗阻。病为结胸、黄疸。证属湿热邪毒郁阻少阳，并水热互结，阳明腑气不通。治宜和解少阳清泻胆腑，并祛水热。大柴胡汤合大陷胸汤加减主之。处方：柴胡 18g，赤芍 10g，枳实 10g，郁金 15g，虎杖 15g，半夏 10g，甘遂 6g，大黄 15g（后下），滑石 30g，芒硝 15g（化），生姜 3 片。

患者畏惧服药。取上药 1 剂煎水，保留灌肠。术后得矢气数次，并下燥矢数枚。自下午至次日清晨痛势大减。次日查房嘱取上药服 100mL，并再保得留灌肠 1 次。待水粪杂下，其痛遂失。续以黄疸治之。

按：黄疸并发结胸，自胸胁至脘腹皆胀满而痛，大便不通。本《素问·标本病传论》"大小不利治其标"之旨，用大陷胸汤急速攻下水热，然病因少阳而发，况其痛连左胁，病应木气所主，故又合大柴胡汤以和解少阳，清泻胆腑。两方协力，效果极佳。奈何病者畏服药饵，先以灌肠法，乃权变之计，不若服药取效尤速。再用大陷胸汤，原方甘遂为研末服，今用为同煎，亦可取效，盖先贤曹颖甫亦曾如此用之（《经方实验录》），更为便捷。据今人研究，大柴胡汤与大陷胸汤都有泻下、抗菌、利胆、消炎等综合作用。急性胆囊炎、胆结石、急性胰腺炎及肠梗阻等病，据证而选用大柴胡汤或大陷胸汤都有较好疗效。

十七、怔忡（房颤、周期性麻痹）

袁某，男，48 岁。1997 年 10 月 25 日初诊。夜发心慌不适，并四肢发软，头昏眼发黑已 3 周。至医院经心电图检查：心房率 162 次/分，房颤律，电轴 +34°，部分导联 T 波改变。经用西药治疗症未缓解。刻诊：询其旧有左大腿筋痛病史，至今尚未痊愈。平日体力劳动重。现每晚症发如前，并增心烦胸闷，双膝畏冷，精神疲倦，说话短气不足，少纳不渴。舌暗红苔薄白，脉结涩。血压 130/96mmHg。病为怔忡。乃阳虚失煦，心脉痹阻所致。治宜益气温阳强心，和血除湿通痹。处方：黄芪 10g，瓜蒌皮 15g，党参 15g，附片 6g，麦冬 10g，丹参 15g，川芎 10g，苦参 10g，薏苡仁 15g，炙甘草 6g。4 剂，每日煎服 1 剂，并休息，勿饮酒吸烟。

10 月 29 日二诊：服上方自觉诸症如释，精神大振，说话亦觉有力。苔薄黄，脉缓。上方续服 4 剂。

11 月 5 日三诊：夜眠饮食均匀，心慌已平，唯左大腿外侧阵发性疼痛，复查血压 135/80mmHg。心电图：房室率 75 次/分，窦性心律，电轴 +19°，左室高电压，部分导联 T 波改变，V_1R/S >1。予独活寄生丸善后。

按：怔忡一病，证有虚实。本例因劳力过度，心阳虚损，外感湿邪，心脉痹阻所致。其证虚实夹杂。方用党参、黄芪、甘草、附子益气温阳强心；然善补阳者必于阴中求阳，故又配麦冬以滋心阴；丹参、川芎和血；瓜蒌皮、苦参、薏苡仁祛湿通痹。苦参苦寒，似与证不恰，然今人观察其对纠正心律失常有效，且方中有党参、附子以监制之，故能取利避害。方证相恰，收效颇捷。

十八、心悸（风湿性心脏病术后）

朱某，女，35 岁，技工。2013 年 10 月 8 日初诊。患风湿性心脏病二尖瓣缺损，经手术治疗 8 个月后，恢复情况尚好。产后 3 个月，未哺乳。近来时时心慌、心悸动，四肢酸软无力，饮食欠佳，消瘦，夜寐梦多不安。面色乏华，舌淡苔薄白，脉涩，殊不耐按。此病心悸，乃心血不足，神失所养，治宜益气养血，滋阴复脉。处方：炙甘草15g，红参10g，生地黄30g，桂枝10g，阿胶10g（烊化），麦冬10g，麻仁10g，柏子仁10g，生姜3片，大枣大者5枚。7剂，每日煎服1剂。

2014年6月2日二诊：谓去岁因心慌服药1周后颇适，遂连服原方2周而愈。今复发病情如前，故再来治疗。察其舌脉如往，仍疏前方不更，14剂，无不适而停服。

按：本案可资借鉴者有两点，其一为脉象。《伤寒论》说："脉结代，心动悸，炙甘草汤主之。"本案心动悸，而脉不结代，呈涩象，不耐按。涩脉有气滞血瘀者，亦有血气虚弱者。曹颖甫尝说，炙甘草汤"其证以心动悸为主。若见脉结代，则其证为重，宜加重药量……推其所以心动悸之理，血液不足故也，故其脉必细小异常"。其又谓："按本汤证脉象数者居多，甚在百至以上，迟者较少，甚在六十至以下。服本汤之后，其数者将减缓，其缓者将增速，悉渐近于标准之数。盖过犹不及，本汤能削其过而益其不及，药力伟矣。又血亏甚者，其脉极不任按，即初按之下，觉其脉尚明朗可辨，约一分钟后，其脉竟遁去不见，重按以觅之，依然无有。至此，浅识之医未有不疑虑并生者。但当释其脉，稍待再切，于是其脉又至。试问脉何以不任按？曰：血少故也。"可见应用炙甘草汤重点在心动悸。其二，关于药味加减。本案用炙甘草汤原方加柏子仁一味，既能宁心安神，又能芳香悦脾。曹先生又说："按古方之治病，在《伤寒》《金匮》中，仲师原示人加减之法，而加减之药味，要不必出经方之外，如阴亏加人参而去芍药，腹痛加芍药而去黄芩，成例俱在，不可诬也。”（《经方实验录》）若加减药物超越原方病机及立法大旨，则大谬！

十九、失眠

余某，女，38岁，家庭主妇。2009年6月16日初诊。难以入睡，梦多，早醒，已经月余，近周加重，几乎彻夜不寐，辗转反侧，次日头昏头痛，心慌，纳食减少，消瘦，有恶心感。舌淡红，苔薄白，脉缓弱。月经后期而至，量少。胃镜检查报告：慢性浅表性胃窦炎。血常规：WBC 3.6×10^{9}/L，NEUT% 44%，LY% 56%，血小板计数（BPC）63×10^{9}/L。此病失眠，乃心脾两虚，神不归脾所致。治宜补益心脾，和胃安神。处方：党参15g，白术10g，茯神10g，酸枣仁30g，柏子仁10g，当归10g，白芍10g，川芎10g，半夏10g，陈皮10g，炙甘草10g。7剂，每日煎服1剂。

6月25日二诊：夜眠有较大改善，可连续睡五六个小时，饮食增加，其余诸症亦大减。复查血常规：WBC 4.5×10^{9}/L，NEUT% 64%，LY% 36%，BPC 96×10^{9}/L。原方5剂巩固之。

按：心藏神，脾藏意，心脾两虚，则阳跷失涵，卫气不入于阴，导致失眠。方以党参、白术、炙甘草补脾益气；当归、白芍、川芎补血养心；枣仁、柏子仁、茯神、半夏安神；半夏、陈皮和胃。诸药共奏补益心脾、和胃安神之功。方证恰合，病乃痊，微观化验亦随之好转。

二十、恐惧症

汪某，男，28 岁，未婚，乡镇干部。2013 年 8 月 10 日初诊。自诉：近期工作压力大，怕完不成任务，无形之中产生恐惧感，已经 3 周。大学毕业后任村干部已 2 年，为人厚道，诚实肯干，今年调某镇接任纪委工作。近来工作力度加大，夜眠欠安，渐生恐惧感，总感觉好像有什么事情要发生，或领导要追究责任。自觉无亏心之事，努力控制胡思乱想，却控制不住，惶惶不可终日。回家告诉父母，得到劝慰解释，心情稍舒。次日上班恐惧又发如前。刻诊：身材略高，发育颇好，面色红润微黄，症如上述，叙述清楚。饮食一般，便行，尿微黄。舌淡红苔白微黄。脉略弦数。此病恐惧症，乃肝失疏泄，心气抑郁所致。治宜疏肝解郁，化痰泄热，重镇安神。柴胡加龙骨牡蛎汤合礞石滚痰丸增减。柴胡 15g，桂枝 10g，黄芩 10g，生半夏 15g，大黄 5g，党参 10g，茯神 10g，郁金 10g，远志 6g，沉香 3g，生龙骨 20g，生牡蛎 30g，青礞石 15g。7 剂。每日煎服 1 剂。

8 月 17 日二诊：服后情绪勉强可以控制，惧怕感缓解，能上班应酬工作。原方续服 2 周，遂向愈。

按：为人诚实，心理承受力稍差，工作压力加大，遂致情志波动，肝失疏泄，痰热内生，蒙蔽神明，初为恐惧症，重则为癫狂！方用柴胡加龙骨牡蛎汤，可以疏解泄热，重镇安神；合青礞石、黄芩、沉香、大黄为礞石滚痰丸，加大逐痰降火之力；去辛咸寒有毒、味难入口之铅丹，加郁金解郁，远志化痰宁神。生半夏化痰安神力大，煮之即熟，无毒安全。此法治疗精神类疾病屡收良效。

二十一、眉棱骨痛（三叉神经痛）

陈某，男，53岁，成都人。2013年10月23日初诊。自诉患三叉神经痛多年，辗转多地治疗未愈。在网上看到余之作，慕名前来求诊。其人形体中等偏高，其痛在右侧眉棱骨牵及右侧太阳穴，每日阵发数次，呈掣痛状，痛苦莫名。痛发频繁则饮食乏味，不痛则饮食如常，二便亦可。血压135/85mmHg。舌质暗红，舌苔薄干白。脉弦缓。此病眉棱骨痛（三叉神经痛），乃肝脾失调，络脉不畅，形成伏邪瘀阻络脉，经气循行不畅所致。治宜调和肝脾，通络搜风，逐邪止痛。处方：柴胡10g，当归10g，白芍10g，白术10g，茯苓10g，细辛10g，白芷10g，全蝎6g，蜈蚣2条，炙甘草10g，生姜3片。每日1剂，水煎服，每日3次。14剂。

11月8日来电二诊：谓自服上方后，疼痛逐日发作减少，微稍有口干，精神较往日畅快，寻求根治。嘱其守原方去生姜，加天花粉10g，再服两周。多年宿疾乃愈。

按：髭须竖生而属肾，眉毛横生而属肝，眉下骨痛故从肝治。方取逍遥散养血疏肝，用细辛取代薄荷，同为疏肝药，而薄荷不如细辛，祛痛之力强；加白芷定痛；全蝎、蜈蚣入络搜风，祛除伏邪而解痉止痛。合用之既符病机，故能治愈痼疾。

二十二、面齿痛（三叉神经痛）

闵某，女，62岁，住官柳小区。2013年11月21日初诊。形体略胖，头发花白，自谓患三叉神经痛年余，服过去痛片、布洛芬、卡马西平等药治疗未愈。其症左侧鼻孔旁疼痛，有时痛及上齿，有时牵扯左面部，掣痛阵阵发作。咽干饮少，进食一般，睡眠欠安稳，梦频。舌质淡红暗，极少白苔；脉细弦。血压140/90mmHg。此病面齿痛（三叉神经痛），乃阴虚阳浮，络脉不畅所致。治以滋阴潜阳，通络止痉。处方：龟甲15g，白芍15g，玄参10g，生牡蛎25g，全蝎5g，蜈蚣2条，地龙6g，钩藤12g，茯苓10g。7剂。每日1剂水煎服。服此方月余，痛渐平息。

按：齿乃肾之余，面齿掣痛，咽干饮少，脉细弦。是阴虚阳浮，络脉不畅之征。故取龟甲、白芍、玄参、生牡蛎滋阴潜阳；全蝎、蜈蚣、地龙、钩藤通络止痉；茯苓为阳明本药，能引诸药入肾滋阴。中医治病必求其本，如此辨证治疗，与西法单纯止痛有别。

二十三、风痱（脑动脉硬化、脑萎缩）

雷某，男，62岁，黄石市某公司经理。2012年1月20日初诊。头晕反复数月，时轻时重，熬夜或工作紧张则加重。近来偶觉指末发麻，行路稍快有恍惚感，记忆颇差，夜眠多梦。查血糖空腹6.8mol/L，胆固醇6.8mol/L，甘油三酯3.85mol/

L，血压160/95mmHg。颅脑CT：脑裂增宽。诊为脑萎缩。颈动脉B超：右颈动脉粥样硬化斑块形成，管壁欠光滑，走行正常，动脉内两枚强回声光点，大小分别为1.4cm×0.7cm，0.6cm×0.5cm。刻诊神清，形体中等偏胖，腹部稍肥大，面色偏晦，症如上述，舌红衬紫，苔薄白罩黄，脉弦不柔。此病风痱，乃气虚血瘀，脉络不柔所致。治宜益气和血消瘀，补肝柔脉。处方：黄芪30g，党参10g，当归10g，丹参15g，土鳖虫10g，五灵脂10g，豨莶草15g，小蓟20g，制何首乌15g，天麻15g，川牛膝10g，茯苓10g。14剂，每日煎服1剂。

2月5日二诊：服药头颇清爽，行路步稳。血压140/90mmHg。效不更方，续取14剂，服法如前。

2月20日三诊：颈动脉B超复查提示右颈动脉粥样硬化斑块消失。血压140/90mmHg。自觉颇可。守原方加枸杞子20g，白芍20g，10剂为末，水泛丸，每次服5g，空腹服。以资巩固。

按：此病风痱，乃气虚血瘀，脑府脉络不柔，供血不足所致。方以黄芪、党参补气；当归、丹参、土鳖虫、五灵脂养血活血消瘀；制何首乌、天麻、川牛膝补肝柔脉；豨莶草、小蓟祛风和血平肝，有助降压；茯苓祛湿而引诸药入于脑髓至阴。合用能化斑块而软血脉，补脑髓而平诸症。

二十四、重症脑震荡后遗症

余某，女，37岁，农民。1983年5月初诊。因被汽车撞倒，左前额骨折，急送县医院外科抢救。昏迷数日，骨折手术恢复，左目失明，带脑震荡后遗症出院，辗转各地医院中西治疗近年，委为不治。刻诊：神志尚清，面容苦楚，记忆锐减，语言低怯，头重如压，头昏，头痛，浑身震颤，肌肉瞤掣闭目而卧，噩梦频多，寐不安神，胸闭不欲食，生活不能自理。舌质瘀紫而嫩，苔黄白相间，脉弦。此证为脑府因强烈震损，瘀血阻于脑络，髓海失于滋养，元神失其清明之司所致。治宜行气活血，补髓养脑。处方：地榆梢15g，丹参15g，赤芍10g，香附10g，白蒺藜10g，郁金10g，川芎10g，制何首乌15g，女贞子10g，旱莲草10g，当归10g，川牛膝10g，甘草5g。每日煎服1剂。守上法，或加党参补气，或加白术健脾，或加黄连清热，或加枣仁安神，治疗半年，除左眼致残视力不能恢复，偶有头昏外，余症俱释。生活自理，并能从事家务劳动。

按：《本草纲目·卷十九·地榆》载地榆“汁酿酒，治风痹，补脑……其稍则能行血”。故方取地榆活血补脑，与丹参、当归、赤芍、川芎、郁金同用以补血活血疏通血络；配香附、蒺藜行气祛风止晕；合制何首乌、女贞子、旱莲草、川牛膝补肾以生髓养脑；甘草调和诸药。于是脑络通畅，脑髓得养，则脑颅、气街之气血运行复常，脑神所主知觉运动亦随复常态。

二十五、真中风（脑梗死）

余某，男，56岁，木工。1968年5月21日初诊。入睡前尚好，第2日凌晨即发生口歪流涎，右手足不能活动，延余往诊。见其睡卧床榻，神智尚清，唯语言謇涩，口角流涎，口眼左歪，右手足不遂，不知痛痒，微恶风，不发热，无汗不渴，小便自制。舌红苔白润，脉浮缓。血压150/95mmHg，此真中风病（考虑脑梗死），诊为风邪外袭，痰瘀互阻，经络不通所致。拟祛风涤痰和血方：荆芥10g，蝉蜕10g，僵蚕10g，防风10g，白附子10g，远志10g，法半夏10g，陈皮10g，茯苓10g，当归尾10g，川芎10g，甘草5g。3剂，每日1剂，水煎服。

5月25日二诊：流涎减少，口眼歪略正，患肢皮肤微觉痛痒，药已初效，续以此方减荆芥，加丹参、地龙、红花、豨莶草等，服15剂而痊，肢体活动如常，至70余岁以他病卒。

按：《灵枢·九宫八风》有“其有三虚而偏中于邪风，则为击仆偏枯”之文。后世有侯氏黑散、小续命汤等祛外风以治偏枯卒中之法。本例真中风颇似西医之脑梗死。诊其病机为外风乘袭，络脉不通。乃以荆芥、防风、蝉蜕、川芎、附子以祛外风，半夏、陈皮、当归、川芎以祛痰活络，远志祛痰交通心肾而效获。续方加豨莶草、地龙、红花、丹参增强祛风通络之力，方药中的，故病可痊。若初不用祛风药，恐血络愈涩而病难愈。夫风者，气也，气动则风生。《素问·六微旨大论》说：“故气有往复……迟速往复，风所由生。”今气滞，血亦凝涩，故见偏瘫不用之证。治以风药鼓吹之，使气行则血行，故说“治血当治风，风行血自通”，义理精深。

二十六、中风（脑梗死）

胡某，女，76岁。1999年3月11日初诊。其女代诉：右腿瘫痪3天。察其神智尚清，反应较迟钝，语言謇涩，询其头痛，双上肢可活动，右下肢偏瘓不仁，不能站立。纳食少，大小便通。舌暗红苔白厚，脉弦。血压160/90mmHg，颅脑CT检查报告：脑梗死。此病高年元气虚衰，肾气不足，复外感风邪，风中经络，并痰瘀阻络所致。先以解外，处方：桂枝10g，麻黄5g，川芎10g，防风10g，防己10g，赤芍10g，黄芩10g，远志6g，党参10g，茯苓15g，甘草5g。日服1剂，连服3日。

3月15日二诊：神清，头已不痛，余症如前，转拟祛痰活血，益气补肾。处方：制南星10g，半夏10g，陈皮6g，远志10g，茯神10g，党参15g，制何首乌15g，丹参15g，川芎10g，炙甘草6g。5剂，每日1剂。

3月21日三诊：语言较前清楚，右下肢已可屈伸，软而乏力。守上方加黄芪30g，川牛膝15g。6剂，每日1剂。

3月30日，其子来诉，已可下床拄杖行走。续取21日方，加黄芪40g，牛膝15g，川芎15g，取10剂。4月15日其女来信，母已能弃杖外出，语言亦清矣。

按：本例脑梗死中风，高年元气虚衰，肾气不足，风中经络，表现为头痛语謇，右下肢偏瘫，舌暗红苔白厚，首以小续命汤解散风邪，其头痛即止。虽说痰瘀阻络，实则痰重于瘀，阻塞手少阴、足少阴、足太阴之络，盖以心脉系舌本，脾脉连舌本，散舌下，肾脉夹舌本也。故续方以涤痰汤去菖蒲、竹茹、枳实，易远志、制何首乌以祛化三经之痰阻；而党参、首乌益心补肾；王肯堂以南星补肾，沈金鳌、黄宫绣以南星补肾润肾；远志交通心肾；加以丹参、川芎活血通经络，共建消除梗死之功。复因其肢软，乃大气不足，故又加大量黄芪以大补元气，牛膝强筋骨，引药下行，则气充而经络血气畅行，故顺利以痊。

二十七、中风后遗症（脑梗死）

谈某，女，67 岁，农民，住鄂州市长岭镇朱湾村。2013 年 11 月 21 日由女儿搀扶来诊。两个月前突发头昏、左手足不遂，经某医院脑 CT 诊断为右侧脑梗死，住院治疗 2 周，好转出院。刻诊：神清，忘性极大，面色黄晦，口面略向右侧歪斜，语言謇涩，口角时流涎水，走路不稳，需持拐杖慢慢行走。饮食二便尚可，不渴，舌淡衬紫，苔白略厚，脉缓结。此病中风后遗症（脑梗死），乃痰瘀伏气阻塞脑络，脑气流行出入不利所致。法宜化痰破血，逐瘀通络。处方：半夏 10g，橘红 10g，茯苓 10g，枳实 10g，制南星 10g，党参 10g，远志 6g，石菖蒲 10g，桃仁 10g，水蛭 10g，虻虫 6g，大黄 5g，甘草 6g，15 剂。此方复至 1 个月，口面正，语言清，已能弃杖而行。

按：本案中风后遗症（脑梗死）由痰瘀伏气阻塞脑络，脑气流行出入不利所致。立法化痰破血通络，方用涤痰汤祛痰通窍醒脑神；合抵当汤破血逐瘀，祛除邪气。《伤寒论》第 237 条说："阳明病，其人喜忘者，必有蓄血。所以然者，本有久瘀血，故令喜忘，屎虽硬，大便反易，其色必黑者，宜抵当汤下之。"说明喜忘者，必有蓄血。故本病取抵当汤破血逐瘀，较之用桃红四物汤、补阳还五汤之类，其逐瘀通络之力更胜一筹。

二十八、类中风（脑溢血）

叶某，女，62岁，退休工人。1988年3月25日初诊，家属代述：今日上午9时许做饭感觉疲倦，蹲下坐凳即跌倒，经人扶起后口不能言，并右侧上下肢偏瘫不能动作。平常是否有高血压病不详。诊见神智欠清，反应迟钝，问话不答，口眼向左歪斜，舌向右歪，面色苍黄，白珠不赤，舌暗红欠润无苔，脉缓小滑。体温36.4℃，心率64次/分，呼吸16次/分，血压180/110mmHg。血常规：Hb 130g/L，RBC 4.55×10^{12}/L，WBC 9.2×10^{9}/L，NEUT% 78%，LY% 22%，出血时间（BT）30秒，凝血时间（CT）60秒。西医诊断：脑出血。此病为类中风，乃肝阳化风，猝中经络所致。拟滋水涵木，平息风阳，佐以止血法。处方：生地12g，玄参15g，白芍15g，生牡蛎15g，生赭石15g，菊花10g，钩藤12g，桑寄生12g，秦艽10g，炒地榆15g，甘草5g。1剂急煎灌服。

针灸：右侧下关、颊车、地仓、外廉泉、曲池透尺泽、外关、合谷、太冲、三阴交、足三里。

补液：10%葡萄糖溶液1500mL，氨甲环酸750mg，维生素C 3g，静脉滴注。

3月26日二诊：症情平稳，神智欠清，不语，未食，右肢仍无知觉，大便未行，脉舌如前，血压170/105mmHg。中药方转拟滋阴和阳，祛风通腑。前方去玄参、牡蛎、代赭石、甘草，加天麻10g，羌活6g，大黄6g，1剂煎服，针灸及输液药如前。

3 月 27 日三诊：服上药后大便 4 次，今晨血压140/90mmHg，神智稍清，口歪好转，右手足微动有知觉，舌淡苔白黄，脉缓小滑。针药如前不变。

3 月 28 日四诊：神清，舌已能言，不清晰，右手足已能伸缩，手不能握，大便未解，少量进食，脉舌如前。停输液，予 3 月 26 日方两剂，针刺如前。

3 月 30 日五诊：面色乏华。神清醒，语言欠利，语声低怯，右肢能动乏力，指能握物，纳少，大便日行 1 次量少，舌苔黄滑，脉沉缓滑。血压 140/80mmHg。此气虚血弱，络脉通而不畅，宜益气血，强筋骨，和血舒筋。处方：党参 12g，炙甘草 6g，生地 10g，当归 10g，白芍 12g，杜仲 12g，怀牛膝 10g，桑寄生 12g，川芎 10g，地龙 10g，羌活 6g。2 剂，针刺如前。

4 月 1 日六诊：口歪已正，语欠流畅，手能握筷进食，能下床小解，舌苔黄润，脉缓小。血压 140/80mmHg。益气血，强筋骨善后。拟八珍汤加桑寄生、怀牛膝、远志、菖蒲，5 剂，每日 1 剂。针刺：右上肢曲池、合谷，下肢足三里、三阴交。至服完 5 剂药后已恢复如常人。

按：此症乃血压增高突至脑内出血所致类中风。辨证为肝阳化风，卒中经络。首方滋阴和阳，潜镇息风，佐以止血，并配合针刺，血压稍降，症状平平。二诊观其脉不弦劲，腑气未通，乃守上方去潜镇之牡蛎、代赭石，加入天麻、羌活、大黄，仿三化汤意，服后得大便数行，病情迅速好转。后守此法 3 日，神清能语，肢能动作，转拟益气血、强筋骨、和血舒筋方，计10日，病情逐日向愈。此案治疗，转机在二诊，注意通腑，为治疗高血压卒中之关键。其中针刺亦起到协同作用。

二十九、风眩（高血压脑病）

胡某，男，70岁，农民。1988年3月31日初诊。3日前夜间饮酒入睡，半夜起床小解，即感双脚无力而跌倒，经当地治疗症未缓解。刻诊询其时发头昏，但未测血压。神清，头昏，头重如裹如压，胀痛，恶心心烦，口唇发麻，语颤，肢体震颤，四肢软弱无力，口干不欲饮，小便清，今晨大便1次。舌体胖，质红苔白，脉缓滑硬大。血压220/125mmHg，血常规：Hb 110g/L，RBC 3.85 $\times 10^{12}$/L，WBC 4.0 $\times 10^{9}$/L，NEUT%67%，LY%33%，BPC 110 $\times 10^{9}$/L，BT 30秒，CT 2分30秒。此病风眩，乃高年肝肾根本已虚，内风潜伏，夜间饮酒，助其阳化内风所致。治宜平肝息风。处方：生地15g，白芍15g，天冬10g，代赭石15g，生牡蛎18g，怀牛膝30g，天麻10g，菊花10g，钩藤12g，川楝子6g，茵陈蒿6g。1剂急煎服。

针刺：双曲池、双太冲泻法。

4月1日二诊：恶心心烦已止，余症同前。血压180/110mmHg。拟养血潜阳息风法。处方：熟地15g，当归10g，白芍30g，川芎10g，生龙骨15g，生牡蛎30g，龟甲15g，天麻10g，钩藤12g，桑寄生12g，僵蚕10g，茯苓10g。2剂，针法同前。

4月4日三诊：头昏胀痛大减，能下床缓行数步，双膝夜间酸甚，脉缓弦硬。血压 160/110mmHg。守上方去龙骨、牡蛎、龟甲，加木瓜 6g，防风 6g，海桐皮 15g。2 剂。针法同前，并加双膝眼。

4 月 6 日四诊：头稍昏胀，膝酸消失，语颤、震颤已止，肢软无力，舌红苔白，脉缓弦硬，血压 150/100mmHg。带4 月 4 日方 5 剂巩固善后。并劝其勿饮酒，自我调摄。

按：高年平素头昏不察，肝肾根本已虚，内风潜伏，复以饮酒，助其肝阳化风上扰，并旁走四末，故头昏、头重、肢体震颤。此病风眩，乃类中风萌，有击仆之虑。初诊仿镇肝息风法，平其亢阳，有小效。然脉者，血之府。血虚不能滋荣血管，故脉来弦硬不柔，血虚生风也。接方用四物养血充脉，合潜镇和阳诸药，颇符证情，诸症大减。三诊因其膝酸夹湿，乃去潜镇药而加入木瓜、防风、海桐皮化湿祛风药，症遂缓解。守方辨证治疗，虽不云降压，而血压随症状改善亦逐日下降。患此病者唯善自我调摄，乃可延年。

三十、晕厥（脑动脉硬化症）

朱某，男，88 岁。退休教师。2013 年 5 月 10 日初诊。形体稍魁梧，背微驼，行动迟缓，神清。素有高血压病史，长期每日服西药降压片 1 次，尚稳定。近月来，自觉腿脚发软乏力，未外出。晨起小便，突然头昏，随即跌倒，头面撞破出血，立即送医院，移时苏醒。颅脑 CT：无梗阻、无溢血，有轻度脑萎缩。清创包扎，常规治疗 2 天后出院。如此 1 个月内连续晕倒发生 5 次。刻诊症状如前所述，饮食尚可，夜尿多，长期便秘，脉沉弱，舌淡胖，少白苔。此病晕厥，乃风痱之萌。高龄脏气渐衰，气血运行不畅，血脉内之膏脂化浊，是为伏邪也。治宜滋补肝肾，以荣脑府；佐以活血通便，流通血气。处方：生地18g，肉苁蓉20g，菟丝子10g，五味子10g，川牛膝10g，附片5g，当归15g，生白芍15g，桃仁10g，柏子仁10g，丹参10g，黄芪10g，枳壳10g，茯苓10g，远志6g。7剂，每日1剂，水煎饭前服。

5月18日二诊：服上药1周来未曾发病，脚较前有力，便行，脉舌如前。效不更方，用上方12剂量，分炒研末，水泛丸，如绿豆大，每剂5g，餐前日3服。自药服2个月余未再发，精神亦颇好。嘱再用原方为丸，改为每日早晚各服6g，以资巩固。自后数年未复发。

按：脑动脉粥样硬化系西医学病名，此病发展缓慢，以往认为是衰老的必经过程，近代则认为是独立的病变。中医学古籍文献中虽无此名称，但却有相应的病证论述。早在千余年前就认识到是一独立的疾病，并将其归属于风病范畴。头为精明之府，脑动脉粥样硬化演变的过程中，脑府实质受累时，早期出现眩晕、头痛与昏厥。如《素问·至真要大论》曰：“太阳之复，头痛，善悲，时眩仆，食减。”《素问·六元正纪大论》说：“木郁之发，甚则耳鸣眩转，目不识人，善暴僵仆。”

脑为髓之海，藏元神而司神机之职，神机包括主司神智感觉及肢体运动等功能。然而脑髓有赖后天水谷之气血滋养，因而脑府与血脉有着非常密切的关系。然心主脉，故《灵枢·本神》说：“心藏脉，脉舍神。”《灵枢·营卫生会》说：“血者，神气也。”故凡影响脉管内之膏脂变化者，皆可累及脑府髓海神机而产生病变。

年老肾气渐衰，则命门真火虚衰。然五脏之阴气非此不能滋，五脏之阳气非此不能发。命火一衰，或心脉失煦，则血行不畅；或脾阳失温，则运化不健；或肝阳失暖，则疏泄无力，以致血脉失柔而硬化，膏脂化浊积附于脉膜，影响气血循行，脑府髓海失养而发本病。

此病之始在于壮年。病情发展缓慢，病机颇具隐匿性，直至老年才开始出现症状。《素问·阴阳应象大论》说："年四十，而阴气自半也，起居衰矣。年五十，体重，耳目不聪明矣。年六十，阴痿，气大衰，九窍不利，下虚上实，涕泪俱出矣。"因此，称此病为内生伏邪致病。根据《素问·四气调神大论》"圣人不治已病治未病，不治已乱治未乱"之学术观点，必须先期防治。一则从青壮年时起便注意养生；二则今可结合西医学仪器检测，如血脂测定、颅脑血管检查、颅脑 CT 检查等，在无临床症状之前，可参考检测异常结果，结合人体色、脉变化，用中药调节使之归于平衡。本案病变即属于此。防治之方在打老儿丸方基础上化裁通变而成。方用生地、牛膝、菟丝子、五味子、当归、白芍大补肝肾精血以养髓海，使精充血旺而柔脉；肉苁蓉、附片补肾阳命火，以助蒸化；黄芪、当归、白芍益气补血；丹参、桃仁和血，有助血脉流通。枳壳合当归、桃仁、柏子仁，行气润肠通便，有助祛浊；柏子仁、远志、茯神、五味子化浊脂，通心气，强智力以健神明之用。共奏补肝肾，荣血脉，化脂浊，通便滞，益心智之功效。方与证符，故能防治其复发。

三十一、偏瘫（跌伤后脑溢血手足不遂）

陈某，男，2岁半。2002年11月18日初诊。前日清晨起床不慎跌下，头左侧着水泥地面撞伤，左面颊皮下微肿，色青紫。早餐后口流涎水，右手足痿软无力，不知伸缩活动。乃至医院诊疗。颅脑CT报告：颅脑未发现异常。经治2日，症渐加重，院方建议做核磁共振。乃抱来我处就诊。刻诊：患儿神清，发育可，能答短语，烦哭不安，唇口微向左歪，口流涎，右手足不遂。饮食减少。舌红苔白稍厚。病为偏瘫，属头颅跌伤，血溢于外，损伤脑府元气，血络不通，经气阻滞所致。治宜益气和血通络。处方：黄芪10g，当归5g，丹参5g，土鳖虫3g，川牛膝3g，伸筋草3g，桑寄生6g，生南星8g，枳壳3g，茯苓5g。3剂，每日煎服1剂，每次60mL，每日3次。

11月21日二诊：已不烦哭，口流涎已少，足略知伸缩，上方续取7剂。

11月30日三诊：面已正，不流涎，足可站立伸缩，手可动不能摄。原方去丹参、南星、枳壳，加杜仲5g，续服5剂而痊。

按：患儿因头颅跌伤出现口歪偏瘫，诊为血溢于外，为脑府元气损伤，血络不通，经气阻滞所致。拟方黄芪大补元气；当归、丹参、土鳖和血活血，通络理伤；枳壳行气；牛膝、伸筋草、桑寄生强筋；茯苓安神。唯南星一味，颇具巧机。南星配丹参可入脑络以祛风痰。沈金鳌尝谓南星补肾，脑为肾所主，南星有调节阴阳气机之妙，即具调整大脑功能之功。虽

CT未摄见病灶，然中医从宏观辨证，整体把握其病机，随证立方，方药中鹄，亦能愈之。

三十二、颠眩（梅尼埃病）

曹某，女，39岁。头晕目眩，甚则呕吐，2年来已发生3次。今春寒气未退，前日外出感受风寒头痛，旧恙又犯。刻诊：头昏，头胀痛，目眩不欲睁，耳鸣内痛，呕恶，畏寒不发热，舌苔白脉弦。此病颠眩，风寒夹内饮所致。先予小青龙汤2剂，畏寒头痛罢，眩晕亦轻。续拟泽泻定眩汤：泽泻25g，苍术10g，茯苓15g，半夏15g，陈皮10g，刺蒺藜10g，川芎10g，川牛膝6g，每日1剂，水煎，分3次温服。连服2剂而平，随访1年未发。

按：眩晕可见于中医多种疾病中。若眩晕病位在头颅内耳者，是为内耳眩晕。此病主要表现为发作性头晕目眩、恶心、呕吐、耳鸣等症状。最早记述此病证治者是张仲景。其曰："心下有支饮，其人苦冒眩，泽泻汤主之。"仲景又说："假令瘦人，脐下有悸，吐涎沫而癫眩。此水也，五苓散主之。"《医宗金鉴》注："癫眩之癫字，当是巅字；巅者，头也。文义相属，此传写之讹。"说明饮病原有颠眩症，可见支饮之冒眩者，其病位是在上焦头颠，乃饮邪壅积于内耳所致，不在心下。仲景所云"心下"二字，原强调"冒者必呕"，其有剑突下胃脘作呕不适，宜灵活看待。千年以后，西医学称之为梅尼埃病，是为内耳眩晕。即中医之颠眩也。此病当属内伤伏气致病范畴。若素食肥甘，脾运不健，积湿成饮，移邪于耳窍；或情志不遂，肝气失疏，气滞湿阻成饮；饮邪移发于耳窍，壅阻脑络，蒙蔽清阳，目系以急，发为眩晕呕逆诸症。乃水饮湿邪太甚，反兼胜己之化，是为湿邪化风之变证。本方由仲景泽泻汤加味而成。方以苍术苦温健脾燥湿；泽泻、茯苓淡渗利水去饮；半夏、陈皮和胃化痰止呕；刺蒺藜《本草汇言》谓其“去风下气，行水化癥之药也。其性宣通快便，能运能消，行肝脾滞气”，川芎胜湿和血，二药能疏利耳窍血络之气，有益化饮；牛膝味苦、酸，《本经》曰“主寒湿……膝痛……逐血气”，《名医别录》曰“除脑中痛”，可见其上可至头颠，下可达肝肾，故用之引诸药入内耳血络，通气滞血凝饮聚，使之历三焦下行而痊。合用有健脾崇土，和血化饮定眩之效。伏邪既靖，故病不复发。

三十三、头痛（阻塞性脑积水）

周某，男，51岁。鄂州市沼山乡桥柯村人。1999年2月23日初诊。头昏头痛2个月余，经治不能缓解。刻诊头痛入夜尤重，项强不舒，时时耳鸣，行步不稳健，睡眠不安神，食饮一般，二便行，脉弦，舌质暗红，舌苔黄白相间。颅脑CT报告：左侧枕部可见局限性片状密度减低区，CT值35HU，双侧脑室及三脑室均可见扩张，四脑室正常，中线结构居中。诊断：阻塞性脑积水。此病头痛，证属痰饮阻络，脑气不畅。治宜祛痰利水通络。处方：半夏15g，陈皮10g，茯苓20g，泽泻20g，车前子30g，赤芍10g，丹参15g，川牛膝10g，大黄6g，枳壳10g，炙甘草6g。4剂，每日煎服1剂。

1999 年 3 月 3 日二诊：服药 3 剂，项强减轻；至 4 剂服完，头痛缓解。现头昏减，耳鸣，便秘，口不干，脉舌如前。上方加天麻 10g，5 剂。服完诸症如释，未再取药。

按：《素问·脉要精微论》说“头者，精明之府”。此病头痛，乃脑部积水所致。诊为痰饮阻络，脑气不畅。方用二陈汤加茯苓、泽泻、车前子祛痰利水化饮；赤芍、丹参活血通络；川牛膝、大黄、枳壳通气引邪下行。使阻塞于脑络之痰瘀化除，则脑气循行顺畅，元神复常乃愈。

三十四、耳鸣（神经性耳鸣）

朱某，男，31 岁，1993 年 10 月 14 日，初诊：近来劳累过度，足膝酸软，右耳如蝉鸣，终日不停，听力亦觉减退，饮食乏味。舌红苔白，脉缓。查血常规：RBC 4.60 $\times 10^{12}$/L，Hb 137g/L，WBC 4.6 $\times 10^{9}$/L，NEUT% 65%，LY% 35%，BPC 100 $\times 10^{9}$/L，此病耳鸣，乃肝、脾、肾三经气血不足，耳失充养所致。治以益气升阳，补肝益肾充耳。黄芪 10g，党参 10g，升麻 5g，甘草 6g，白术 15g，柴胡 6g，白芍 10g，五味子 10g，枸杞子 10g，木瓜 6g，茯苓 10g，日服 1 剂。服 5 剂而愈。

按：元神气血津液皆通灌于耳，若脾虚气馁，肝肾不足，精气失充，耳失所养，则发耳鸣。方用黄芪、党参、甘草、白术、升麻、柴胡益气升阳；白芍、木瓜、补肝；五味子、枸杞子补肾；茯苓安神，则耳气内充而病愈。此案在李东垣益气升阳基础上加味施治，立法稳妥，可供效法。

三十五、关格

肖某，男，47岁。2001年7月20日初诊。患者于田野被毒蛇咬伤左足背处，随即肿痛，经蛇医治疗1天，症渐重至无尿。遂往本院。经透析并对症治疗，尿素氮、血钾、转氨酶、血常规等多种检查结果均显著增高。肿痛、无尿等症无改善，请求会诊。诊见神清，双眼睑下垂，项强，口张仅两指，左足背伤口肿痛，左膝盖以下肿胀殊甚，皮下瘀紫。能进食，无尿，每日不足60mL，滴下如血。大便未行。舌淡嫩苔少白，脉缓硬。病为关格，乃毒蛇咬伤，蛇毒内攻，血络瘀阻，肾失气化，肝风上扬所致。治宜解毒活血，滋肾通关，搜风解痉。处方：半边莲30g，防己15g，威灵仙15g，川牛膝10g，赤芍10g，水牛角30g，生地15g，黄柏10g，知母10g，肉桂2g，全蝎6g，生牡蛎20g。4剂，每日煎服1剂。

2001年7月25日二诊：神清，眼睑已不下垂，项强口噤大为改善。每日可解尿300mL，足肿稍减，可见皱纹，下肢后侧仍有瘀斑。声不扬，少咳，胸闷，肢软，腹稍胀，大便灌肠乃行，口干不甚饮。脉舌如前。气化初复，是为佳兆。肠腑不畅，肺气失宣，仍守前法，并加清金通腑。上方去威灵仙、生地、水牛角、生牡蛎，加龙胆草10g，益母草20g，太子参18g，麦冬10g，枳壳10g，厚朴10g，大黄6g。3剂，日服1剂。尿渐利渐多，诸症亦渐缓解，以补肾扶元善后。

按：毒蛇咬伤局部肿胀疼痛，迅速发展为项强、口噤、眼睑下垂，无尿，乃毒邪扰动肝风，肾失气化之权所致危重症候。一诊方取半边莲、防己、威灵仙以解蛇毒，水牛角、生地、赤芍凉血活血；全蝎、牡蛎搜风镇肝，知母、黄柏、肉桂滋肾开关，牛膝活血引药下行。服后得尿，风症缓解肿势小消。然腹胀大便未行，声嘶少咳，显然毒邪初挫，而肠腑不通，肺金失宣。二诊仍守前法去苦温之威灵仙，寒凉之水牛角、生地、生牡蛎，而加龙胆草、益母草活血利水，太子参、麦冬益气清金，枳壳、厚朴、大黄行气通腑。药符病证，病渐向愈。若非辨证真切，治疗恐费周折。

三十六、颈项痹

魏某，女，58岁，务农。近年常发项强头晕，自以为劳累过度，休息稍有缓解。上月起，又头昏，手指发冷发麻木，胸闷而痛，心慌，夜寐梦频，饮食减少。医予“消心痛”“心得安”等药不效。刻诊症如前。经查心电图：正常心电图。颈部X线：第5~7椎骨质增生，椎间孔变窄。舌淡红暗，苔白，脉细。此病颈项痹所致，累及心脉，法宜和血舒筋通脉，补脾宁心。方用葛根15g，桂枝10g，赤芍10g，川芎10g，当归15g，制川乌10g，降香10g，骨碎补10g，䗪虫10g，怀牛膝10g，柏子仁10g，党参10g，白术10g，茯神10g，炙甘草10g，每日1剂，连服7日，胸痛及心慌未发，项强减轻。仍觉头晕、手指发冷麻木，食纳欠佳，乃处以黄芪桂枝五物汤加鸡血藤、骨碎补、怀牛膝、䗪虫、干姜、山楂、麦芽、谷芽，7剂善后。

按：颈项痹病多见于中老年人。其致病因素有外因、内因两种。外因多为风寒湿邪客于颈项，或颈部外伤，或长期姿势不当，致颈项经络气血循行失常，瘀血痹阻，津化为湿，湿瘀互结，浸淫骨质，颈椎增生，骨质病变。内因年老体弱，肾气渐衰；或强力伤肾，房劳伤肾，肾精不足，脊髓失养，骨质生变。在内、外因素的共同作用下，其骨质变化，椎缘骨刺生成，进而压迫颈项部肌筋、髓管、经络，经气阻滞，营卫不畅，则颈痛、头痛、颈部僵硬、活动不利，或一侧上肢筋疼、麻木。至其骨质变化，椎缘骨刺生成，已具伏邪性质。本例病颈项痹并累及心脉，故用和血舒筋通脉、补脾宁心之法而治愈。其方中补肝肾如骨碎补、怀牛膝、当归、鸡血藤，可以养骨强筋；健脾如黄芪、白术、干姜、炙甘草，可以补气化湿；舒筋络如葛根、桂枝；和血消瘀如赤芍、山楂、降香、䗪虫；祛寒止痛如川芎、制川乌；安神宁心如党参、茯神、柏子仁等。全方可以复正气，祛伏邪。俾使骨刺软和，经络通畅，经气流行而疾病渐愈。

三十七、痛风

例一：谢某，男，35岁。左足拇指后肿痛3日就诊。患者近年发痛风2次，经治疗缓解。上月查血糖5.1mmol/L，血尿酸485mmol/L。今又于夜间陡发左足拇指后疼痛，微红肿，尿黄而臊，大便行而少。舌红苔白微黄，脉沉濡数。此病痛风，乃湿热下注，痹阻经络所致。乃用威灵仙15g，苍术10g，黄柏10g，青皮6g，丹皮10g，赤芍10g，川牛膝10g，薏苡仁30g，土茯苓25g，胆南星6g，虎杖15g。3剂，每日煎服1剂，

3 次温服。

二诊：局部皮肤红色已退，肿痛大减，效不更方，复取原方 3 剂，药服完诸症已释。并嘱其忌酒、动物内脏、海鲜、豆制品等物，加强锻炼，自后痛风未发。

按：痛风乃脾肾功能失调，湿热邪气内聚，长期潜伏于脉络之中，壅滞经络血气所致。此用灵仙四妙痛风饮（《朱氏中医世家学验秘传》）加减而来。方用威灵仙味辛、咸，性温，消痰涎，散癖积，治痛风痹痛。《药品化义》说："灵仙性猛急，盖走而不守，宣通十二经络，主治风湿痰壅滞经络中，致成痛风走注，骨节疼痛，或肿或麻木。"配四妙散燥湿清热化浊，利关节；土茯苓清热化湿，解毒消肿；青皮行气，有助散结；赤芍、丹皮和血，利湿消肿；胆南星祛风痰而消肿；配虎杖苦寒利湿逐痹，利血脉关节而止痛。合用之有化湿泄浊，祛除伏邪，和血通痹之功。

例二：张某，男，45 岁，住城关。2020 年 5 月 23 日初诊。左足大拇指红、肿、热、痛 2 天，继则夜发左足内踝部关节肿痛，跛行，舌红苔白腻，脉弦紧。此病痛风。治以化湿泄浊，和血通痹。方取灵仙四妙痛风饮：威灵仙 15g，苍术 10g，黄柏 10g，薏苡仁 30g，川牛膝 10g，秦皮 10g，土茯苓 30g，赤芍 10g，络石藤 10g，木通 10g。7 剂，水煎服，日服 3 次。外用方：取如意金黄散 100g，陈醋调，外敷。

服后诸症与日递减，续取 7 剂肿消痛失；最后用苍术泻浊方作茶饮以预防复发。苍术泻浊方：秦皮、土茯苓、赤芍、制何首乌、泽兰、苍术等份为末，每取 6g 泡茶饮。

按：灵仙四妙痛风饮化湿泄浊，和血通痹，原方有光慈菇，含天然秋水仙碱，散结化痰，善治急性痛风之红肿热痛，因缺此药，故未用，仍收效快捷。余倡言内伤伏气致病说，强调消除伏气于萌芽，因再取用苍术泻浊方预防复发。

三十八、双下肢水肿（下肢静脉回流受阻）

吕某，女，58岁。双下肢浮肿已10余年，加重1个月。察其形体稍胖，近年血压、血脂偏高。平素时时足肿，曾治疗不效。检查心肾，无阳性体征，因无明显不适，渐不介意。近来双下肢浮肿，下午尤重。局部按之凹陷不起，夜尿三四次。右侧头痛，双膝上下楼痛。双腿静脉隐现曲张。尿常规红细胞（+），心电图正常，血压170/90mmHg，肝、肾功能正常。舌质红苔薄白边有齿印，脉沉弦右细。此病双下肢水肿，乃血脉瘀滞，血循不利，水湿潴留，邪伏下肢所致。治宜和血化湿，温阳行水。处方：丹参15g，川芎10g，白芍15g，怀牛膝10g，地龙10g，泽泻15g，防己15g，茯苓15g，益母草15g，附片5g，桂枝10g，生牡蛎30g。5剂，每日煎服1剂。

二诊：头痛释，膝痛减，足肿稍减。脉舌如前。血压165/90mmHg。仍守上方加土鳖虫6g，再进5剂。1周后来诊，足肿已消，尿常规（-），血压130/85mmHg。病愈停药。

按：此病双下肢浮肿已10余年，排除心、肝、肾疾患，血压血脂偏高，下肢静脉隐现曲张。诊为血脉瘀滞，血循不利，水湿潴留，邪伏下肢所致。即《金匮》所谓“血不利则为水”。方用丹参、白芍、川芎、牛膝、地龙、益母草活血；泽泻、茯苓、防己、牡蛎利水；桂枝、附子温阳，合诸活血药以助血脉通行，合诸利水药以助化气行水。二诊加入土鳖虫，增强通络活血之功，则脉络畅而水自消。且因下肢血循改善，血压亦随之恢复正常。舌边齿印，为阳气不足之征，血压虽高，用桂枝、附子，亦不忌其温热。若单纯降压，恐未有如此速效。可见整体辨证论治之优越。

三十九、重症水肿（慢性心衰水肿）

朱某，男，91岁。双下肢浮肿数年，某医院诊断为慢性心衰，服洛汀新片、氢氯噻嗪片、螺内酯片等药，时肿时消，若停药则下肢浮肿如故。有高血压病史数十年，服降压片控制尚可。刻诊：身体稍胖，精神不振，胸不闷，纳食一般，面微浮，腹不胀，双下肢浮肿，按之如泥，窅然难起，日暮尤重，尿不多，大便行而难下，舌淡极少白苔，舌下瘀筋，脉缓细。此病重症水肿，乃脾气衰减，心肾阳虚，血液行迟，水湿潴留所致。治宜补脾气，温肾阳，活血行水。黄芪15g，苍术10g，白术15g，白芍10g，当归15g，川芎10g，泽兰10g，泽泻10g，茯苓20g，益母草15g，葶苈子10g，生姜15g，桂枝10g，附片25g，怀牛膝10g。水煎服，每日1剂。嘱停服洛汀新片、氢氯噻嗪片、螺内酯片。先服3日，尿稍增多，浮肿见消。续服至15日，浮肿全消，精神好转而停中药。2个月后，双下肢浮肿又起，自服氢氯噻嗪片、螺内酯片，然浮肿逐日加重，又邀余治。症如前，嘱停服氢氯噻嗪片、螺内酯片，复取上次方连进15剂。药后浮肿渐消，然足背仍微肿。为巩固疗效，嘱其隔一二日，取原方服1剂，自是年余颇平服。

按：本病重症水肿乃慢性心衰所致。然经用西药强心利尿而尿并不增多，足肿逐渐加重，说明西药效果欠佳。中医诊断为脾气衰减，心肾阳虚，血液行迟，水湿潴留。方用黄芪、白术、苍术大补脾元，合附片而有温阳强心胜湿之功。又白术、白芍、茯苓、生姜、附片为真武汤，乃补肾阳化水气之圣剂。当归、川芎、泽兰、泽泻、茯苓、益母草补血活血利水。桂枝、葶苈子温通心阳，强心利水。怀牛膝引水下行。合而为方，能复其心阳，强心通脉，则离照当空，阴霾四散，尿能增多，足肿可消，精神亦稍振。较之西药功效尤著。

四十、水肿（肾小球肾炎）

李某，女，30岁。住洪湖市。2018年6月22日初诊。剖宫产后6个月，断奶5日，浮肿近月，西医诊断为肾小球肾炎，经治疗未愈。刻诊：面目浮肿，目下无卧蚕状，左眼白珠红丝、偶痒，不发热，无咳嗽，无咽痛，食可，不渴，二便如常，四肢不肿。脉沉数，舌质淡红苔稀白。血压120/95mmHg。协和洪湖医院检查结果（2018-6-15）示肾功能：肌酐94.1μmol/L，尿酸465.4μmol/L。尿常规：尿总蛋白993.4mg/L，尿微量白蛋白738.9mg/L。视黄醇结合蛋白2.6mg/L，尿溶酶体酶（NAG）10.38U/L，尿免疫球蛋白G 102.3mg/L，尿β2微球蛋白0.56mg/L，尿肌酐19.6mmol/L，白蛋白肌酐比332.8mg/g，总蛋白肌酐比447.5mg/g。肝功能：天冬氨酸氨基转移酶44U/L，总胆红素31.9μmol/L，直接胆红素5.3μmol/L，间接胆红素26.6μmol/L。血脂：总胆固醇

8.11mmol/L，高密度胆固醇 2.51mmol/L，低密度胆固醇 4.52mmol/L。

此病水肿，乃肺脾气虚，湿蕴热伏所致。治宜益气补脾，清热利水消肿。

处方：黄芪 15g，防己 10g，白术 10g，桑白皮 10g，赤小豆 20g，连翘 10g，泽泻 15g，车前草 30g，茯苓 15g，甘草 10g。18 剂，水煎服，每日 1 剂。

7 月 7 日二诊：服药颇适，面肿消，左眼白珠红丝已退，血压正常。脉右弱，舌淡红稀白苔。

协和洪湖医院复查结果（2018－7－5）示肾功能：肌酐 89.7μmol/L，尿酸 475.4μmol/L。尿常规：视黄醇结合蛋白 3.7mg/L。肝功能：总胆红素 20.7μmol/L，直接胆红素 5.3μmol/L。血脂：总胆固醇 5.4mmol/L，低密度胆固醇 3.37mmol/L。余项指标复查均无异常。

效不更方，仅作微调。上去桑白皮、连翘、茯苓，加萆薢 15g，郁金 10g，杜仲 10g。18 剂，水煎服日 1 剂。

后追访尿常规及肝、肾功能各项指标正常。

按：本案浮肿近月，西医诊断为肾小球肾炎，经治疗未愈，闻名从洪湖前来就诊。就一般而论，产后精血潜伤，肾失作强，气化失司，可引起蛰伏之湿邪泛溢，形成水肿。患者目下无卧蚕状，此非风水。其面目浮肿，脉沉，仲景说：“脉得诸沉，当责有水。”（《金匮要略·水气病脉证并治》）《素问·至真要大论》说：“诸湿肿满，皆属于脾。”故此水肿应是脾湿壅聚所致。患者左眼白珠红丝，白珠系气轮，肺所主，此是肺蕴伏热之征。肺为水之上源，金水相生，上源不洁则下流不清。故其治法必补脾利水以祛湿，泻肺清热以清源。方取防己黄芪汤益气补脾祛湿，并加泽泻、车前草、茯苓，增强利水之功。又因微观检测肝功能亦有所损伤，恐有发黄之变，故联想到治疗伤寒瘀热在里之黄疸的麻黄连轺赤小豆汤，乃取方中之连轺根（连翘代）、梓白皮（桑白皮代）、赤小豆三药（甘草已包含在防己黄芪汤中）。用桑白皮、连翘清泻肺中伏热，赤小豆助防己利水。服此方，湿热伏邪得以下渗，宏观症状已得消除。若按传统诊治，似乎病已愈，不再用药。然而以现在要求，微观检测尚未完全正常，故患者不远数百里前来复诊。二诊去清泻肺热之桑白皮、连翘及利水之茯苓，加杜仲强肾，配合萆薢清利下焦湿热，善降尿酸。《本草正义》说："萆薢性能流通脉络而利筋骨。"尿酸降则可免除筋骨痛风之苦。因其复查总胆红素、直接胆红素尚未完全正常，此必肝胆微络不畅，《本草备要》谓郁金"行气，解郁，泄血……散肝郁"，《圣济总录》郁金散用郁金治疗谷疸，故特加郁金利胆络而降总胆红素等，杜绝发黄之源。此皆先期防治之运用，实为周全之策。

余在《医垒心言》中倡言内伤伏气致病说，认为内伤伏气致病可用传统四诊诊察，亦可借助血液、尿液、影像等西医检查。宏观辨证与微观检测相结合，有利于早期发现伏邪，运用八法，确立治则，消除疾病，使阴阳平秘，恢复健康。本案不为西医病名所限，坚持中医辨证选方用药，不仅宏观症状已释，而且蛋白尿及其他微观指标均改善。可见内伤伏气致病说强调消除伏气于萌芽，注重先期防治的学术观点指导临床思维之重要价值。

四十一、腰痛（双肾结石、右肾盂积水）

江某，男，23岁。外出打工，发腰痛三四日，急忙回家来诊。形体偏瘦，两侧腰内痛而胀，无绞痛，小便欠利，色深黄，无寒热，目珠不黄，食可，大便行。腹不胀痛，腰部叩击痛。脉沉，舌边红，苔白厚。双肾B超：双肾结石，大者0.3cm×0.4cm，钙盐结晶多，右侧上段输尿管扩张，右肾肾盂积水，尿常规示红细胞（+++）。此病腰痛，乃肾失气化，水热浊邪凝聚成石，阻塞肾盂尿道所致。治宜温化行气，化石利水为法。处方：徐长卿15g，桂枝6g，白术10g，茯苓10g，泽泻15g，猪苓10g，金钱草30g，海金沙15g，冬葵子15g，王不留行15g，鸡内金15g，小蓟30g。服7剂，每日煎服1剂。

二诊：腰痛已释，尿清，尿常规化验（-）。守原方去小蓟，加虎杖15g，续服7剂。周后来诊，B超复查，双肾无异常发现，输尿管亦未见扩张。病愈。

按：石淋在隐伏期，患者常无自觉症状，多在体检尿的常规化验中发现血尿或多钙酸盐结晶。肾B超检查提示已有大小不等的结石形成。《灵枢·逆顺》说："上工刺其未生者也，其次刺其未盛者也……故曰上工治未病，不治已病。"此所谓治未病，笔者称之曰治内生伏邪为病，即治萌芽状态之疾病。此时因机体耐受力强而无所知觉，病邪隐匿而不易觉察，唯现代科学仪器检测乃早期预告之；实则疾病已如微风起于青蘋之末，不久变为大风，日久将酿成大病。治发机先，治其未盛，阻断病情，强肾消石为要。本案腰痛，乃肾内结石，输尿道阻塞，肾盂积水所致，其方用五苓散温阳化气行水，余观察，此方对肾盂积水有良好效果。复加徐长卿行气祛痛；金钱草、海金沙、鸡内金解凝化石排石；冬葵子、王不留行通利水道。故合方排石作用颇佳，首诊加小蓟以利湿止血；二诊血止故去之，易以虎杖增强排石之功。用虎杖治石淋，《本草纲目·虎杖》条有载。方证合拍，则疗效显著。

四十二、腰胀（左肾结石、双肾盂积水）

叶某，男，85 岁，住黄石市。有脑梗死、脑萎缩、心绞痛病，急发腰痛 2 日，家属送至黄石市第二医院诊疗。经查双肾 B 超：左肾结石 0.4cm×0.3cm，左侧上段输尿管扩张，双肾肾盂积水，尿常规示红细胞（++）。经输液消炎治疗 5 日，腰胀略缓解。医生建议全麻做微创手术。家属担虑年高，出院来诊，寻求中医治疗。观其形体偏胖，语言稍謇涩，可在室内行走。两侧腰作胀，小便欠利，色微黄，食可，大便行，腰部叩击痛。脉沉弦大硬，舌边暗红，苔白。此病腰胀，乃肾失气化，水浊邪气凝聚成石，阻塞肾盂尿道所致。治宜温化行气，化石利水为法。处方：徐长卿 10g，桂枝 6g，白术 10g，茯苓 10g，泽泻 15g，猪苓 10g，金钱草 20g，鸡骨草 30g，鸡内金 10g，小蓟 20g，甘草 6g。嘱咐先服 7 剂，每日煎服 1 剂。若无不适，继续服 1 周，再 B 超复查。

二周后来电，谓腰已不胀，小便清利，B 超复查，双肾积水消失，无异常发现，输尿管亦未见扩张；尿常规（-）。

病愈。

按：此病腰胀，乃肾内结石潜伏，尿道阻塞不畅，肾盂积水所致。其方用五苓散温阳化气行水，复加徐长卿行气消胀，小蓟利湿止血，鸡骨草、鸡内金合甘草解凝化石，金钱草排石通利水道。合方化石排石利水作用颇佳，因年高药减其量。方证相符，故收显效，而免除手术风险。

四十三、腰痹

余某，男，36岁，务农，鄂城县长岭公社沙湾大队人。1970年5月15日。腰脊疼痛已经数年，迭经省县多家医院治疗未见好转。刻诊：神倦懒言，形体消瘦，目眶晦暗，腰脊酸痛，久坐加重，得按稍舒。腰部喜紧束，睡时喜将腰部垫枕，下肢畏寒，入夜如冰，复被不解其冷。小便频数，口干喜热饮。舌尖红而少苔，脉弦细而迟。第2腰椎稍突起，两侧腰肌板硬。此病腰痹，肾虚而痛，久则入络伤骨，初拟补肾活络舒筋镇痛法，1周未见减轻。考虑再三，此必肾之阴阳两虚，骨络失养所致。转拟滋阴补阳，填精补髓，以荣筋骨。熟地15g，山萸肉10g，怀山药15g，丹皮6g，茯苓5g，泽泻5g，杜仲10g，怀牛膝10g，补骨脂10g，菟丝子10g，胡桃肉10g，沙苑子10g，炙龟甲12g，鹿角胶10g（烊化）。连服1个月，腰椎稍突起如前，而两侧腰肌已变软和，腰痛如释。

按：《素问·脉要精微论》说“腰者肾之府，转摇不能，肾将惫矣”。本例腰痛日久，腰椎突起，两侧腰肌板硬，初拟补肾活络舒筋镇痛法而效果不显。故再三审证，以疼痛喜按，下肢畏寒特甚，脉弦细而迟等症突出，肾生髓荣骨，此精髓亏虚，方书所谓不荣则痛。转方用六味地黄汤合斑龙丸化裁主之坚守 1 个月，滋阴补阳，填精补髓，使筋骨得荣，虽脊骨变形未复，而腰肌柔和，腰痛却愈。

四十四、不育（精虫数少、活力低下）

易某，男，28 岁。结婚 3 年不育，性生活正常，女方无病。饮食、二便调，舌红苔薄白，脉左尺稍弱。检查精液：精虫数少，活力低下。此病不育，乃肾虚精气不强所致。治宜益气补血，补肾育精。为拟五子美髯汤：菟丝子 15g，五味子 15g，枸杞子 15g，覆盆子 15g，补骨脂 10g，制何首乌 10g，当归 10g，党参 15g，淫羊藿 10g，茯苓 10g，每日 1 剂，水煎分 3 次温服。用上方，连服 1 个月。复查精液正常，半年后女方已孕。

按：精虫减少或活力低下多可导致不育。其因乃先天禀赋不足，或后天失养。其病机责于肾气虚，精气弱。故治疗当补肾生精强精。本方乃五子衍宗丸合七宝美髯丹加减而成。方以五子益肾生精，以温养之补骨脂易凉泻之车前子，增强精虫活力。凡子皆重，多能益肾。淫羊藿补肾阳，制何首乌补肾阴，阴阳双补以生肾气而化精。党参补气，当归养血，使后天气血充沛而先天得养。茯苓乃阳明木药，为松之余气所生，能引诸药入于下焦至阴之界。合用之则收益气血，补肾精之效。

临床运用：若体质清瘦，气血不足者，用红参易党参；若无精者，加鹿茸、海狗肾为丸服；若兼下焦湿热者，去补骨脂，仍用车前子，甚者加黄柏。本方亦可制成蜜丸送服。以1个月为一疗程，复查精液。可服两三个疗程。

四十五、风亸曳（格林-巴利综合征）

刘某，女，65岁。1983年5月26日初诊。颈软无力，头不能举，肩臑臂筋疼，手亦抬举无力，病已旬余，经服中西药乏效，前来求治。症见面目微浮，神倦，颈项软弱无力，不能任举头颅，故头前倾，两肩内筋隐隐作痛，自两上肢臑外廉牵扯至两臂，手不但无力抬举，握筷进餐亦乏劲。懒言，少纳，口不渴，便秘，舌红苔白，脉缓弱。血常规、抗链球菌溶血素O（抗"O"）、血沉（ESR）均在正常值。当思《诸病源候论》有胃虚风邪搏结于筋之风亸曳证候。本例乃元气衰，风邪客于太阳经输所致，即彼证也。益气升阳祛风当为治法。处方：黄芪15g，党参10g，白术10g，防风10g，粉葛根15g，桑寄生10g，升麻6g，当归10g，炙甘草6g，生姜3片，大枣3枚。5剂，日1剂。

二诊：其子前来代言，服完上药3剂，患者说有头如撑伞一样的感觉，即抬举有力，精神亦转佳，饮食少增。现唯两肩至臑内筋微酸，隐痛未愈。仍疏原方3剂，嘱加桑枝1尺为引。2个月后，其子因事来市，询之竟康复如常。

按：亸证首见于《灵枢·口问》。《诸病源候论·风亸候》说："胃若衰损，其气不实，经脉虚，则筋肉懈惰，故风邪搏于筋，而使亸也。"颇似西医所称之格林-巴利综合征。李时珍尝谓"人年五十以后，胃气衰减"。此妪年过花甲，胃衰元气不足，清阳不升，故神倦少纳；筋失所养，头为之倾，手抬举无力；复为风邪所乘，故面浮、肩臑及臂筋痛。乃仿东垣法，用党参、黄芪、白术、甘草益元气培后天，佐以羌活、防风、升麻、葛根升阳祛风，当归和血，桑寄生舒筋，生姜、大枣和营卫，共奏益气升阳祛风舒筋之功效。方证合拍，获效亦速。

四十六、血虚寒凝上肢痹

朱某，男，71岁。1987年8月5日初诊。左上肢筋痛，起于大便下血之后，已1周。症见左上肢曲池上下臑臂筋痛，已用黄芪桂枝五物汤、蠲痹汤等内服，并输血、理疗，痛未缓解。面色萎黄不泽，其左上肢外侧臑臂上廉，肌肉筋腱游动间歇痛，手指欠温，步履不稳，肢软乏力。舌尖红苔干薄白，脉两寸浮而较盛，关尺沉，右尺尤虚。查血常规：Hb 5g/L，RBC 1.75 × 10^{12}/L，WBC 7.2 × 10^{9}/L，NEUT% 70%，LY% 30%，ESR 90mm/h，抗“O”400U。血压80/60mmHg。此上肢痹病，乃血虚寒凝阳明经络所致。治宜养血温经通痹。处方：当归10g，桂枝10g，白芍10g，细辛6g，木通10g，乳香6g，没药6g，炙甘草6g，大枣5枚。每日1剂，水煎服，每次送服三七片3片。上方连服7剂而痛释，血压130/70mmHg，以十全大补丸善后。

按：此案病起于大便下血之后，则阳明脉虚，血虚脉络失养，外感寒邪乘虚痹阻，致经气不利，故发上肢痹痛。曲池上下乃手阳明经循行之所。方用当归四逆汤养血温经通脉，复加乳香、没药、三七活血定痛，服一周而痛止。当归四逆汤原本治血虚寒厥，此乃血虚寒痹，病机同，故用之取效。

四十七、血虚受风络阻上肢痹

王某，女，55岁。2002年3月20日初诊。左上肢筋痛已三四月，经服药、推拿按摩等多方治疗不减。其症：面黄乏华，自左肩至上肢臑臂筋疼，上肢上抬、后旋皆痛，左手指握不拢，夜痛阵发尤重，不能入睡，左手指热，右手指凉，全身关节“咔咔”作响，食可。自诉自幼失亲，中年劳苦殊甚。舌淡暗红苔白，脉沉数，此病上肢痹，乃血虚失荣，风邪痹阻，日久筋络瘀滞所致。治以养血活血，祛风舒筋。处方：当归10g，川芎10g，鸡血藤24g，羌活10g，秦艽10g，地龙10g，五灵脂10g，没药10g，香附子10g，炙甘草6g。5剂，每日煎服1剂。

3月26日二诊：服完上方痛大减，左上肢活动范围增大，夜已能入睡。效不更方，原方续服5剂。痛止而愈。

按：上肢痹痛以活动受限说明筋络瘀血痹阻无疑。然其人岁历劳苦，面黄乏华，血气不荣也。故治疗用当归、川芎、鸡血藤养血荣筋，地龙、五灵脂、没药活血消瘀，羌活、秦艽祛风，香附子行气，甘草调和诸药，使血荣络通气行而痛愈。《丹溪心法》原有趁痛散，治痛风走注，筋骨疼痛，药用乳香、没药、桃仁、红花、五灵脂、当归、地龙、牛膝、羌活、香附、甘草11味，王清任以此方去乳香，再加川芎、秦艽，计12味，名身痛逐瘀汤，治瘀血阻络之身痛。本方即师此二方之意化裁而来。用趁痛散减去桃仁、红花、牛膝之破血，而加川芎，鸡血藤、秦艽养血祛风，以恰合此例虚中夹实之病情。

四十八、寒胜痛痹

金某，女，52 岁。2000 年 5 月 29 日初诊。周身关节痛已 2 年多。屡治不愈。刻诊面黄体偏胖，双腕双足踝关节痛，右腕微肿，右臀内、右大腿外侧痛而麻，风市处麻痛尤重，并伴畏寒。舌暗红苔白厚罩黄，脉沉。血压 150/95mmHg，血沉 37mm/h，类风湿因子（-）。病为痛痹，乃寒湿痹阻，经气不通所致。治宜祛寒胜湿，活络通痹。处方：制川乌 10g，麻黄 10g，细辛 10g，桂枝 10g，白芍 10g，羌活 10g，独活 10g，乌梢蛇 10g，威灵仙 15g，制马钱子 3g，炙甘草 6g。5 剂，每日煎服 1 剂。

6 月 8 日二诊：服药诸痛大减，腿已不麻，口不干渴，苔少化薄，脉沉。续服 5 剂。

6 月 18 日三诊：疼痛已微，畏冷已释，苔白。原方续服 5 剂而愈。

按：胖人多湿，寒湿痹阻，体力不虚，以痛为主，直攻其邪。方用川乌、桂枝、麻黄、细辛祛寒止痛；羌活、独活、威灵仙祛风胜湿通痹；川芎、白芍和营止痛；乌梢蛇、制马钱子入筋骨搜风通络；炙甘草调和诸药，以护胃土。合用之祛寒胜湿活络通痹之功力殊雄，故能愈病。

四十九、阳虚寒凝膝痹（右胫骨茎突骨质增生）

周某，女，56岁。1999年4月8日初诊。右膝关节疼痛已数月，加重1周。坐下、站起时膝关节内痛，行路、上楼亦痛。局部微肿不红，按之痛。舌暗苔白，脉沉细。X线提示右胫骨茎突骨质增生。此病膝痹，乃精血不足，骨失所养，寒邪痹着所致。治宜补肾温阳，散寒止痛。处方：熟地30g，鹿角胶10g（化），肉桂2g，川牛膝10g，麻黄3g，炮干姜2g，白芥子10g，乳香10g，没药10g。5剂，每日煎服1剂。

4月15日二诊：服完上药，膝痛大减，活动亦较前方便。原方续服5剂痛止。

按：人过七八，肝肾精血衰减。肾主骨，骨失所养，劳力伤骨，寒邪痹阻，脉络不通，骨刺增生，故发疼痛。方取阳和汤，熟地、鹿胶、牛膝补肾精而强骨，麻黄、干姜、肉桂温阳散寒，白芥子祛痰，乳香、没药活血消骨刺而定痛，炙甘草护胃调和诸药。此病虽非阴疽，但符合阳虚寒凝之病机，故取王洪绪方而获效。可见用前人方不可胶柱鼓瑟。

五十、寒湿下肢痹

高某，男，30岁。2000年7月2日初诊。去年右下肢筋痛，经治愈。上月劳累后又发左侧腰痛，尤以左臀部大转子骨内酸痛为甚，并牵及大小腿外侧筋痛，行动痛加重，已2周，服药痛未减。刻诊痛如上述，舌苔薄白，脉沉缓。查血沉

18mm/h，抗“O”>400U。腰椎X线：椎体无异常发现。此病下肢痹，乃寒湿之邪痹阻足太阳、足少阳及阳跷经脉所致。治宜祛寒胜湿，活血舒筋。处方：细辛15g，独活15g，威灵仙15g，地枫皮10g，伸筋草15g，川牛膝10g，续断10g，乳香10g，没药10g，制马钱子3g。5剂，每日煎服1剂。

7月8日二诊：酸痛大有好转，行路已不痛，守上方去乳香、没药，加黄芪15g，熟地10g，杜仲10g，5剂善后。

按：腰为足太阳经所过，臀及大小腿外侧乃足少阳经循行之所；阳跷脉发于足太阳经，循足腿外侧而上行。患者自腰以下大小腿外侧筋痛，行路牵强不利，为寒湿之邪痹阻太阳、少阳及阳跷经脉，经气不通所致。方用细辛、独活从太阳经以入阳跷脉，温散寒邪而止痛；威灵仙、地枫皮胜湿通经；伸筋草祛风舒筋；牛膝、续断强筋骨；乳香、没药活血定痛；马钱子可引诸药至筋骨深处，散寒湿，通经气。合用之祛寒胜湿，活血通经，收效殊显。二诊痛大缓，去乳香、没药之活血，加黄芪、熟地、杜仲补气滋肾强筋骨善后，以免复发。

五十一、肠伤寒后血虚湿胜下肢痹

黄某，男，21岁。1987年7月24日初诊。病湿温已1个月，西医诊断肠伤寒。高热经治渐退，而入暮仍然低热，38℃左右，并于近日左腿腘窝及小腿筋疼痛，两三天来逐日加重，疼甚不能任地行步。纳食差，大便溏，无汗，不渴，脉稍大，舌赤，苔灰腻。血沉105mm/h，抗“O”1200U。观前所服方乃清热燥湿祛风药，如四妙散合防己、茜草、秦艽、海桐皮之类，效不显。盖思苦寒伤阳，苔色变灰，非温通不除，用养血通脉燥湿法。处方：桂枝 6g，赤芍 10g，木通 10g，细辛 6g，当归 6g，郁金 10g，薏苡仁 30g，茯苓 10g，半夏 10g，陈皮 10g，乳香 5g，没药 5g，山甲珠 6g，甘草 5g。5 剂，每日 1 剂，水煎服。

二诊：筋疼痛渐减，已能下地小步，暮热亦低，37.5℃，苔由灰转黄腻。恐死灰复燃，转拟半温半清以通脉络。桂枝 6g，赤芍 10g，通草 10g，茅根 30g，威灵仙 10g，郁金 10g，苏木 10g，乳香 5g，没药 5g，穿山甲珠 6g，大黄 6g，甘草 5g。连服 10 剂，诸症悉除。实验室检查：血沉 20mm/h，抗“O”<500U。

按：暑湿痹证吴鞠通有辛温辛凉复法，方如加减木防己汤。此例筋痹发于湿温后期，且久服苦寒，舌苔转灰，已有寒中之变。故首用养血温通经脉佐以燥湿法，以伤寒厥阴篇之当归四逆合二陈汤，复加薏苡仁、郁金、穿山甲、乳香、没药除湿通经定痛。药后痛减热低，乃络气初通之象；然苔转黄腻，恐余热复炽，故改方温清并用，祛湿通痹而收功。首用仲景方，后用吴鞠通法。

五十二、湿热下肢痹

万某，男，72 岁。1987 年 2 月 24 日初诊。患腰痛双侧腿痛 2 个月余，经服药、注射麝香针、维生素 B_1、维生素 B_{12} 等始终痛未减。刻诊：腰脊及两侧臀内酸痛，双腿以腘窝为中心上下的大筋行走时牵扯作痛，曲而不能伸。双腿前伏兔穴上下肌肉酸痛。夜发痛剧不能入眠。舌红苔黄腻，脉缓。实验室检查：血沉 68mm/h，抗“O”>600U。此病下肢痹，乃湿热之邪阻于太阳、阳明经络所致。治宜清热燥湿，和血舒筋。处方：豨莶草 15g，苍术 10g，黄柏 10g，薏苡仁 15g，木通 10g，茜草 10g，赤芍 20g，石楠藤 15g，桑寄生 10g，川牛膝 10g，甘草 5g。5 剂，每日煎服 1 剂。

3 月 3 日二诊：服上药痛减，坐卧不痛，行动仍觉牵扯痛。舌红苔黄，脉数。守上方去石楠藤、苍术，加大黄 6g，地龙 6g，连服 1 周而痊。查血沉已复正常。

按：腰痛并腘上下筋痛属太阳经病，腿前伏兔穴上下痛属阳明经病。舌苔黄腻，行动牵强，显系湿热伤筋所致。方用四妙散清热燥湿，并加豨莶草、木通、茜草、石楠藤、桑寄生祛风湿舒筋，赤芍和血，合甘草以缓解经脉牵强之患。服药后痛减，而脉转数，乃热邪内伏之征。故二诊方去温之苍术、石楠藤，而加大黄苦寒清热，地龙咸寒通经络。且豨莶草合地龙降血沉有良效。故再服而病痊。

五十三、阴虚湿热下肢痹（坐骨神经痛）

胡某，男，34 岁。发生右侧腰腿筋疼，经治获愈。自此每遇寒受累常发疼痛，莫能根治，病已 8 年。近因贪凉复发右侧腰骶部酸痛，并从大腿外侧向下放射，直至腿及内外踝上跟腱处，不能坐立、行走，转侧维艰，剧痛汗出，痛难入寐。食减便秘，小便微黄，舌红，苔白厚、脉弦数。检查：第四腰椎右侧旁明显压痛，腰骶至腿部坐骨神经分布区明显压痛，右侧直腿高举征（+），踝反射减弱。诊为腰腿痹痛（右侧坐骨神经痛）。湿热内阻，阴伤筋挛。治宜清热燥湿，酸甘缓急。处方：黄柏 10g，牛膝 10g，苍术 10g，秦艽 10g，薏苡仁 20g，白芍 40g，老鹳草 15g，豨莶草 15g，大黄 6g，甘草 6g。2 剂，日服 1 剂，另以麝香注射液 2mL 肌注，每日 2 次。

二诊：服药后大便溏，每日 3 次，疼痛大减，已能下床活动，脉弦数，苔白厚。原方去大黄，用甘草 10g。服 3 剂，痛除，再以调理方巩固。此后未再复发。

按：腰腿痹痛屡止屡发，缠绵不得根除，病久化热伤阴，筋伤不复，遇寒遇劳即发。症见关节或红或不红，筋急疼痛，甚则汗出，难以屈伸，舌红苔黄，脉弦数等。予常用四妙散合芍药甘草汤加味取效。此证不宜用羌活、独活、细辛、防风等辛温药，当选秦艽、茜草、老鹳草、豨莶草等性寒祛风除湿之品配方。本例腰腿痹痛反复发作，因伏热伤筋，筋挛作痛，重剂芍药甘草汤能缓其急。大便秘结者，加大黄以通经隧，或与穿山甲、木通相伍，能去筋中瘀热痹着之邪。

五十四、气血失荣腰腿痹

赵某，女，52 岁。右侧腰腿筋疼已多年，经服中西药，并穴位注射维生素 B_1、维生素 B_{12}、麝香注射液等，终未根除。其人面色乏华，神疲少纳，右侧腰臀部至下肢筋疼，休息不活动痛轻，活动劳力痛甚，因此碍于步履。经期已断。舌红，苔薄白。脉沉弱。此乃久痹不已，三阴气血俱衰，风邪未尽，治宜益气养血荣筋，佐以祛风。三痹汤去秦艽，易鸡血藤：党参10g，黄芪10g，茯苓10g，当归10g，川芎10g，生地黄10g，白芍10g，杜仲10g，怀牛膝10g，续断10g，桂心5g，细辛10g，独活10g，防风10g，鸡血藤20g，甘草6g，姜3片，大枣3枚。服完5剂，疼痛大减，唯活动时觉筋牵扯作疼。原方续服7剂，自是乃复常。并嘱以牛筋、猪骨做羹，不时服之，以资巩固。

按：素禀虚弱，或久病脏腑气血潜虚，而外邪未除，肢体麻木，拘挛作痛，此时邪少虚多，必须扶助正气，佐以祛邪。而脏阴之中，脾藏营主肉，肝藏血主筋，肾藏精主骨，久痹者肌削、筋挛、骨重，必从此三脏求治。故予独崇喻嘉言三痹汤。汪讱庵谓："此方专以补养为主，而以治三气之药从之，散药得补药以行其势，辅正驱邪，尤易于见功。"（《医方集解·祛风之剂》）本例以益气血、强肝肾为主，佐以祛风舒筋，去苦辛之秦艽，易以鸡血藤养血荣筋，方证合拍，乃收全功。

第二章

外科及其他杂病医案

一、肠痈（阑尾脓肿）

朱某，女，45岁。2000年6月28日初诊。中午脐周腹痛，伴恶心，自服藿香正气丸。至晚上9时痛渐加重并转移至右下腹。乃至医院急诊，右下腹明显按压痛，大便今日未行。查血常规：WBC 16×10^9/L，NEUT% 78%，LY% 22%。B超检查：右下腹肠气不连续，回盲部肿大，可见4.6cm×2.6cm不规则低回声团，边界清晰。诊断为阑尾炎性包块。当即滴注环丙沙星、甲硝唑，滴后恶心尤甚，未完而拔除。转用中药治疗。症如上，询其去岁有类似发作史。舌红苔中白黄，脉稍数。此肠痈也，乃湿热毒邪蛰伏瘀阻肠络所致，其脓未成。治以泄热解毒，活血消肿。处方：大黄10g，芒硝10g（化），丹皮10g，桃仁10g，冬瓜仁15g，青皮6g，蒲公英15g，红藤15g。2剂，日服1剂。

6月30日二诊：腹痛已除，唯右下腹仍胀，大便日一行。首方去青皮、芒硝，加厚朴10g，续服5剂而愈。

按：仲景说“肠痈者，少腹肿痞，按之即痛……其脉迟紧者，脓未成，可下之，当有血。脉洪数者，脓成，不可下也。大黄牡丹汤主之”。本例病起1日，其脉虽不迟，然分析其脓未成，故仍用大黄牡丹汤下之，并加青皮理气，蒲公英、红藤解毒消瘀，守方治疗而痊。若拘泥于脉数脓成不可下，舍此方不用，恐无此速效。

二、右侧肠痈

汪某，女，19岁，学生，住城关。2012年2月20日初诊。今晨起脐腹痛，恶心欲呕，不泻，自服藿香正气液未缓。下午至医院检查，腹痛已转移至右下腹，医生诊断阑尾炎。B超：右下阑尾5cm×19cm，低回声团，边界清楚。乃给予抗炎、输液治疗。至晚8时许，腹痛加重。转请余用中药治疗。症如上述，不发热，右下腹压痛、反跳痛明显。舌红少黄苔，脉微数。此病右侧肠痈，乃湿热毒邪蛰伏与气血搏结壅阻所致。治宜泄热化湿，活血消肿。处方：赤芍10g，丹皮10g，桃仁10g，冬瓜仁15g，大黄6g，红藤15g，川楝子10g，薏苡仁18g，败酱草15g，附片5g，3剂。今晚即开始服药，停用西药。

2月23日二诊：右下腹疼痛明显减轻，大便行通，原方续3剂。

2月26日三诊：服已无压痛。B超复查：右下腹低回声团已经消失，无异常发现。病愈停药。

按：此病肠痈，用仲景大黄牡丹汤合薏苡附子败酱散减芒硝，加红藤、川楝子而成。红藤与川楝子对消除阑尾脓肿疼痛有良好作用。

三、肉瘤（血管平滑肌瘤）

廖某，男 44 岁，干部。2001 年 3 月 9 日初诊。去年 11 月右手虎口处生一小瘤，大如黄豆，至省肿瘤医院诊为血管平滑肌瘤，今年 1 月 10 日手术切除。经 2 个月，又复发，前来就诊。观其虎口处有手术疤痕，皮色略红，边生瘤体如蚕豆大，瘤周边界不甚清晰，稍硬，皮色白，按之痛，右拇指、食指活动牵扯虎口亦痛。余无所苦。舌红苔白中裂，脉细。此病肌瘤，乃痰瘀伏气结聚所致。治宜化痰消瘀散结。处方：半夏 15g，陈皮 10g，茯苓 10g，白芥子 10g，莪术 10g，三棱 10g，穿山甲 10g，鸡血藤 20g，甘草 10g。5 剂，日服 1 剂。

3 月 14 日二诊：服上方痛减，瘤体边界较前清晰，舌脉如前，原方加没药 10g。续服 15 剂，瘤渐变软缩小，以至消失。至今未再发生。

按：本例肉瘤乃血管平滑肌瘤，为良性瘤，因有痛感，影响工作，已经切除一次，复又生长，乃求中医根治。诊为痰瘀伏气结聚成形，方用半夏、陈皮加白芥子化痰；三棱、莪术破瘀散结；鸡血藤养血舒筋；穿山甲珠攻坚引药直达病所。药证相符，方能取效。且治其病源，故远期疗效亦可，并未复发。

四、气瘿（甲状腺肿）

刘某，女，36 岁，农民。1989 年 4 月 22 日初诊。自觉颈部增粗已月余。近来夜间时发盗汗，饮食可，吞咽喉中有物压感，心不慌，手不颤，二便调。察其颈部瘿大如鹅卵，稍硬，两侧对称，舌红苔薄白，脉稍数。查血三碘甲状腺原氨酸（T_3）、甲状腺素（T_4）正常值。此病气瘿，乃情志不遂，肝气失调，痰气郁结所致。治宜疏肝解郁，化痰散结。处方：柴胡10g，白芍10g，当归10g，白术10g，茯苓10g，白芥子10g，浙贝母10g，生牡蛎20g，甘草6g。5剂，每日煎服1剂。另用大黄研末，晚上用醋调如稠糊状敷于肿大之瘿部，次晨揭去。

4月29日二诊：服药尚平，盗汗减少，原方加夏枯草15g，10剂，外敷如前。

5月10日三诊：盗汗止，瘿体明显缩小，遗留如雀卵大。舌红少白苔，脉稍数。颈部敷药处红痒，嘱停二三日，换以香油调敷。二诊方续取7剂，服完瘤消，至今不发。

按：任脉循颈前，督脉之支者亦循于此，任督隶于肝肾，肝肾之经脉亦循于咽喉，故瘿病与肝经失调有密切关系。肝司气机之条达，若情志不遂，肝郁则气滞，痰凝内生伏邪，结聚于颈部，发为瘿气肿大。方用逍遥散疏肝健脾，调肝气并杜生痰之源，复加白芥子除痰散结；贝母解郁化痰；生牡蛎补肾水软坚化结。二诊更加夏枯草清热散结。合用之有疏肝化痰散结之效。大黄外敷，有助清热消肿。所幸甲状腺体功能正常，冲任尚调，无阴虚阳亢之症，故收效尚速。

五、瘿瘤（甲状腺肿、甲状腺功能亢进）

王某，女，27岁，已婚。1994年9月24日初诊。患甲状腺功能亢进已七八个月，经用甲巯咪唑等药治疗，症无明显改善，查血白细胞减少，改求中药治疗。刻诊：颈部增粗，身体消瘦，面部潮红，头昏，心慌，汗出，急躁，多食易饥，月经超前而至。舌红无苔，脉数。血常规：Hb 123g/L，RBC 4.6×10^{12}/L，WBC 3.7×10^{9}/L，NEUT% 61%，LY% 38%，单核细胞比例（M）1%，BPC 100×10^{9}/L。总 T_3 4.1ng/mL，T_4 204ng/mL。此病瘿瘤，乃调护失宜，肝肾阴虚，冲任失调，痰火内生，伏邪郁结所致。治宜滋阴凉血，清热化痰散结。处方：生地 15g，玄参 12g，丹皮 10g，赤芍 10g，夏枯草 18g，川楝子 10g，浙贝母 10g，昆布 20g，海藻 20g，海螵蛸 10g，生牡蛎 20g，山慈菇 15g。7 剂，每日煎服 1 剂。另用大黄 200g，重楼 120g，研末，白醋调为稠糊状，外敷颈部，夜敷次晨揭去。

10 月 3 日二诊：服上药颇适，头昏、汗出、面潮红、发躁等症减轻，脉舌如前。唯局部敷起红疹发痒，嘱停 3 日，换以香油调敷如前。复取上方 20 剂，服如前。

10 月 25 日三诊：诸症消失，颈部稍肿，按之质软，体重增加。舌红极薄白苔，脉稍弦。复查血常规正常。总 T_3 2.1ug/mL（正常值 0.8 ~ 2.2ug/mL）、总 T_4 120ug/mL（正常值42 ~ 135ug/mL）。仍用首方去玄参、丹皮、海螵蛸、浙贝母，续服 15 剂。外敷如前，至今尚未复发。

按：肝肾阴虚，相火偏亢，灼津成痰，痰火内生，伏邪郁结于任脉循行之所，发为瘿气肿大。且阴虚阳浮，脉中伏火，上扰清空则头昏面红汗出；凌心则悸；壮火消食耗气，多食而不为肌肤乃瘦。方用生地、玄参、牡蛎滋阴潜阳，养任平冲；

赤芍、丹皮凉血降火；夏枯草、川楝子凉肝泻肝；昆布、海藻、海螵蛸、浙贝母、山慈菇化痰消肿。外用大黄、重楼泻火平肝散结。共奏滋阴降火，化痰清热散结之功。方符病机，症状渐平，而甲状腺摄碘测定亦随之正常。

六、肺积、悬饮（肺癌、肺炎、渗出性胸膜炎）

刘某，女，49岁。2000年8月1日初诊。病史摘要：因劳累而病发烧畏寒咳嗽，住某院诊为肺炎，经治20余日病不减，反增胸痛，复查血象增高，胸部X线：肺炎、胸腔积液、右下肺癌。复查胸肺CT诊断同上。建议支气造影术。确诊右下肺肿瘤5cm×4cm，肺癌待定（惜未切片检查），乃转市中心医院手术治疗。邀省肿瘤外科专家会诊。意见：体质消瘦(43kg)，目前不宜手术，建议保守治疗。经治10余天，发热渐退，而咳嗽、胸痛不减，医生建议化疗。患家不同意，遂转我处诊疗。

刻诊神清神疲，消瘦，面黄乏泽，右胸下肋内痛不已，夜痛不能入睡，咳嗽，咯白稠痰，口干乏味，不欲饮食，大便二三日不行，腹不胀，尿黄。舌质瘀红苔白黄，脉细数。病为肺积、悬饮。证属肺阴损伤，痰热水毒蛰伏结聚，瘀阻胸肺，肺失宣肃所致。治宜养阴清热化痰，解毒行水消瘀。处方：沙参15g，天冬10g，杏仁10g，薏苡仁30g，川贝母10g，百部10g，紫菀10g，昆布15g，海藻15g，蒲公英15g，地丁15g，旋覆花15g，白花蛇舌草50g。3剂，每日煎服1剂。

8月5日二诊：咳痰，右肋疼痛缓解，夜可入睡，口味思食，大便亦行。舌苔少退，脉细数。仍守上方加灵芝 30g，续 3 剂。

8 月 8 日三诊：服上方颇平，逐日症减。乃用上方随症加减，如恶心则加半夏 10g，砂仁 6g；脘胀加枳壳 6g，厚朴 6g；气短加党参 30g，百合 20g。服药至 9 月 29 日，诸症已失，复查胸肺 CT：肺炎、胸腔积液、肿瘤俱已消失。患者饮食增加，精神好转，体重增至 48kg。乃用六神散加百合、灵芝、当归、紫菀等增减善后。1 个月后复查胸肺 CT，报告无异常发现。1 年后再复查胸肺 CT 亦正常。至今健康。

按：体质清癯，邪毒内伏，复因劳累而发病。其症先以寒热咳嗽为主，经西医治疗，寒热虽退而胸痛反增。X 线提示肺炎、胸水、肺肿瘤如鸡卵大，机体消瘦不宜手术，证颇重笃。中医辨证为肺阴虚损，痰热水毒蛰伏互结，瘀阻胸肺。乃用沙参、天冬滋养肺阴；薏苡仁、旋覆花化湿消水；杏仁、川贝母、百部、紫菀宣降肺气，化痰止咳；昆布、海藻消症散结；蒲公英、地丁、白花蛇舌草清热解毒消瘤。且薏苡仁合白花蛇舌草有抗癌消肿之功。方能中鹄，覆杯辄效。后以此方随症增减而大法不变，服药两月，终获治愈，免除手术之苦。若中途采用化疗，其结果如何，实难预料。

七、肺积（肺癌）

朱某，男，57 岁，工人。2002 年 3 月 14 日初诊。病程摘要，咳嗽二三月，住职工医院，经治未减，近周并发右侧胸痛，咯血。经胸肺 X 线诊断：右上肺占位病变，建议 CT 检查。转某医院。胸肺 CT 报告：右肺上叶后段内见 3.8cm × 3.5cm 高密度灶，CT 值 48HU，其内密度尚均，周边可见短毛刺征。余肺未见异常，诊断：右肺上叶后段周围型肺癌。建议手术、化疗。患者不愿接受，转请中医诊治。

刻诊：面白无华，消瘦，干咳少痰，咯血丝，右胸肋疼痛，语音短气乏力，头昏，咽干夜尤明显，少饮，少纳，尿不利。舌暗红苔白，脉弦稍数。查血常规：Hb 122g/L，RBC 3.93×10^{12}/L，WBC 11.5×10^{9}/L，NEUT% 69%，LY% 31%，尿常规：蛋白（+），血细胞（+）。此病肺积、咯血。邪毒伏藏于肺，未能及早祛除，日久伤肺，以致气阴两虚，热毒蛰伏结聚于肺金成瘤，进而损伤肺络所致。治宜益气养阴宁络，清热解毒散结。处方：党参 20g，沙参 20g，薏苡仁 30g，百部 10g，茜草 10g，炒地榆 15g，仙鹤草 20g，夏枯草 15g，蒲公英 18g，地丁 18g，白花蛇舌草 60g。每剂煎水 3 次，取液混合，加蜂蜜 100g，熬浓，分 3 次服，每日 1 剂。

3 月 22 日二诊：服方尚平，胸痛减轻，上方加僵蚕 10g，地龙 10g，取 7 剂。

4 月 4 日三诊：胸已不痛，仍咳少痰带红，盗汗，夜寐欠安神。舌暗红苔白，脉弦。守首方加百合 20g，每日 1 剂，煎服法如前。另疏：僵蚕 100g，地龙 60g，穿山甲 60g，蜂房 100g，冰片 2g。共研末，每服 2g，日服 3 次。

4 月 22 日四诊：咯血已止，纳食增加，面色好转，语气增强。舌暗红苔白，脉缓，左稍弦右小。自 4 月 4 日方续服至 5 月 9 日，胸肺 CT 复查报告：原右上肺叶后段块影明显吸收，现为 2.9cm ×1.7cm 小结节影及条索影，部分境界清晰。目前时咯绿痰。用首诊方去茜草、地榆，加紫菀、贝母各10g，每日1剂水煎服，三诊药续服如前。后水剂增减连服至8月9日，复查胸肺CT扫描报告：本片与5月9日片比较，原右上肺后段块影基本吸收，现仅见少许条索状影，境界清晰。余肺未见异常。双肺各叶段支气管开口走行通畅，双肺门影无增大，纵隔内未见肿大淋巴结。患者体重增加，无不适而停药，并参加体力劳动。12月复查，胸肺无异常发现。

按：本例肺积咳痰咯血胸痛，经CT报告为右上肺后叶周围型肺癌（惜未切片病理检查），按中医诊为肺积。断为邪毒伏藏于肺，未能及早发现祛除，日久伤肺，以致气阴两虚，热毒蛰伏结聚于肺金成瘤，进而损伤肺络所致。据证用党参、沙参益肺气养肺阴；百部、仙鹤草、茜草、地榆清肺热止咳止血；夏枯草、蒲公英、地丁清热解毒散结；薏苡仁、白花蛇舌草抗癌消肿。诸药合用扶正化瘤。后加用末药方，僵蚕味咸、辛，性平，化痰消坚；地龙味咸，性寒，化痰解毒通络；穿山甲味咸，性凉，攻消肿散积；蜂房味苦、咸、微甘，性平，善治恶核癌肿；冰片芳香透达走窜，可引诸药直达病所，共奏解毒化痰、攻坚消瘤之效。两方合用，经治疗5个月获愈，且疗效巩固，足见中医药治疗肿瘤有其特长，亟待发扬。而早期发现，先期治疗，尤为重要。

八、肺结节

刘某，男，42岁，教师，住鄂州市第五中学。2019年8月25日初诊。

平时食欲精神尚可，二便亦调。偶尔咽喉不适而咳，极少白痰，亦不在意。舌苔白黄相兼，脉稍沉缓。上周胸肺 CT 体检报告：左肺上页见小结节灶，直径 15mm，边界清，两肺纹理增强紊乱，毛糙模糊，周边见磨玻璃样淡薄影，右肺上页可见囊状无肺纹理影，余未见明显异常密度影。意见：左上肺结节，支气管伴肺感染性病灶，右肺上页肺大泡。患者有长期抽烟史，喜熬夜，嗜食辛辣食物。此病肺结节并支气管伴肺感染性病灶，乃饮食不洁，痰热内生，瘀阻肺络所致。治宜化痰清热散结。用仲景泽漆汤加减：半夏 10g，泽漆 15g，丹参 12g，白前 10g，甘草 10g，黄芩 10g，人参 10g，桂枝 10g，蒲公英 15g，夏枯草 20g，川贝母 6g。15 剂。每日 1 剂，水煎分 3 次空腹服，每服 120mL。

2019 年 9 月 12 日二诊：服上方前两日欲呕不适，后渐平服。嘱原方 15 剂后，复查肺部 X 线。

2019 年 9 月 28 日三诊：服用上方 1 个月，复查肺结节消失，余如前。肺结节已消除，患者有感染及右上肺大泡，再拟清化痰热。告知绝不能再抽烟。

处方：沙参 15g，半夏 10g，黄芩 10g，夏枯草 15g，紫菀 10g，鱼腥草 25g，川贝母 10g，桔梗 10g，乌梅 6g，当归 10g，甘草 6g，14 剂。每天 1 剂煎服。

服完复查肺部 X 线，报告胸肺未见异常发现。

按：随着现代影像学技术的发展，肺结节的检出率越来越高。本病临床早期缺乏特异性的表现，多在体检中被发现。目前西医以定期复查观察为主，早期干预治疗手段欠缺，往往待结节有恶变趋向再予以手术治疗，对于患者难以达到消除结节及预防其变化的效果。肺结节早期症状不明显，实为内伤伏邪。《素问·阴阳应象大论》曰“阳化气，阴成形”，患者长期熬夜抽烟，导致脾肺阳气不足，痰浊瘀血积聚肺络而形成。

泽漆汤出自仲景《金匮要略·肺痿肺痈咳嗽上气病脉证治》，具有宣肺涤痰之功效，原文：“咳而脉沉者，泽漆汤主之。”泽漆汤原方含半夏泻心汤，可见仲景治肺而顾脾胃。方中泽漆为君，泻肺降气行水，消痰止咳；党参健脾益气；丹参活血化瘀，通络散结；半夏、白前祛痰止咳；黄芩清肺；蒲公英、夏枯草、川贝母散结；去生姜之温，保留桂枝入络通阳。全方健脾祛痰，通络散结，肺结节得以消除。续方清化痰热，对完全化解伏邪亦起到良好作用。

九、噎膈（食管癌）

王某，女，58岁，菜农，住长岭菜队，1973年5月12日初诊。胃痛已经反复数年，乏味纳少，精神萎靡。近半年来饮食梗噎，渐渐加重。至武汉某医院检查，诊断为食道癌，经治疗无效归来。刻诊：证候如前，肌肉消瘦，体力不支，起坐需人扶持；只能饮食流汁，时时口流涎水，胸闷心悸，大便干结，数日一行，尿黄赤，足胫微肿；舌红暗根腻，脉细数无力。此病噎膈，乃胃阴不足，痰瘀毒邪阻塞食道膜络，腑气不通所致。权拟养胃阴、化痰活血、解毒散结通腑为法。桑叶10g，沙参15g，枇杷叶12g，瓜蒌皮30g，薤白10g，红花10g，赤芍10g，白重楼10g，夏枯草15g，半枝莲18g，白花蛇舌草30g，大黄10g，3剂。每日1剂，水煎分3次空腹服，每服100mL。

二诊：服药大便通行，解出许多黑色黏液样粪便，胸口开泰，口流涎减少，饮食少增，舌后根化薄。原方去瓜蒌皮、薤白，加党参10g，附片6g，3剂，服法如前。

三诊：能食稀粥，精神好转，足胫肿消，体力稍强，能自行下床活动。二诊方大黄减为5g，7剂。两个月后，其村人来诊，谓其已痊愈，并在外活动。

按：此病胃痛在先，未能及时治愈。日久演变为胃阴不足，痰瘀毒邪阻塞食道膜络，腑气不通而成噎膈重病。方以桑叶、沙参、枇杷叶养胃阴匡扶正气；瓜蒌皮、薤白化痰；红花、赤芍活血；白重楼、夏枯草、半枝莲、白花蛇舌草解毒散结；大黄通腑。服药后大便解出许多黑色黏液样粪便，说明痰瘀邪毒陆续外排。续加党参、附片增强机体阳气，扶正祛邪，病情得以进一步缓解。如是治疗，可见坚守中医辨证的重要性。

十、噎膈重症（晚期食管癌）

黄某，男，73岁，2013年10月28日初诊。进食梗阻已经数月，至医院检查诊为食管中下段癌晚期。患者及家属拒绝行放化疗，转请中医治疗。其人神清消瘦，短气乏力，食入梗阻，仅能进流质饮食，涎痰多，大便秘结，舌紫暗，苔厚腻，脉缓。此病或因情志不遂，肝气抑郁，气机不利，气不化水，津反成痰；气滞血行不畅，瘀而化火；痰瘀火气，互结于食管，以至膜络瘀阻，管道狭窄，吞咽困难，日积月累而成膈，乃伏邪为患。治宜疏肝理气，化痰消瘀，解毒散结。予会厌逐瘀汤加减：桃仁 10g，红花 10g，甘草 9g，桔梗 10g，生地 12g，当归 6g，玄参 6g，柴胡 3g，枳壳 6g，赤芍 6g，大黄 10g，厚朴 10g，壁虎 5g，石见穿 15g，急性子 10g，黄芪 30g。7 剂，每日 1 剂，水煎分 3 次服，每服 120mL。另予海藻 60g，水蛭 16g，研末，每服 3g，每日 3 次。

服药至 3 天后，诉进食梗阻症状明显减轻，并能进荤汤。守原方略作增减，服药 1 个月余，患者病情稳定，纳食正常。后间断服药至年余，仍无明显进食梗阻症状，体质改善。

按：患者年龄较大，进食梗阻已经数月，至医院检查时即为晚期，患者及家属拒绝行放、化疗。余诊为痰瘀火气，互结于食管，以至膜络瘀阻，管道狭窄，吞咽困难，日积月累而成噎膈，乃伏邪为患。予王清任会厌逐瘀汤化裁。桃仁、红花、赤芍、当归活血化瘀；生地、玄参滋阴润燥；柴胡、枳壳疏肝理气解郁；桔梗引药上行；加厚朴、大黄下气通腑；海藻、水蛭、石见穿、急性子、壁虎化痰消瘀散结，清热解毒抗癌；黄芪扶正大补元气。共奏疏肝理气，化痰消瘀，解毒散结，扶正气祛伏邪之功。若阴虚明显加沙参、麦冬养阴润燥；若呕吐涎痰，加生姜、半夏化痰止呕。守方治疗，改善生存质量，祛病延长生命，颇具实效。并有重复应用的临证效果。

十一、噎膈（食管炎）

熊某，男，50 岁。自觉吞咽胸柄骨内梗噎灼热痛已四五日，初不以为然，今有加重之势，乃求诊。症如上，舌红苔薄白黄，脉弦。食道吞钡透视报告：无异常发现，此病噎膈，乃胃火内生，上灼食管所致。治以清热散火凉膈。权拟加减凉膈散：连翘10g，栀子10g，黄芩10g，竹叶6g，甘草6g，虎杖15g，瓜蒌皮10g，半夏6g，黄连5g，薄荷5g。每日1剂，水煎分3次温服。予上方服4剂，诸症若失。

杨某，男，48岁。食入梗阻感已半个月，尤以进干饭为明显。经食道钡餐检查尚无异常发现。近两日晨起恶心，尿黄，口干不欲饮。舌质红暗，苔黄白相间。此病噎膈，乃予上方去瓜蒌皮、黄连、薄荷，加藿香、牛膝、赤芍，7剂乃愈。

按：嗜食辛辣肥甘，久之胃火内生，即为伏邪。邪火上灼食管，上焦热甚，灼液成痰，阻碍食道，故发为胸闷、食入梗噎热痛等症。方用连翘、栀子、黄芩，竹叶、薄荷清膈热，散郁火；合瓜蒌皮、半夏、黄连祛痰热，散结滞。虎杖味甘、苦，性微寒，功能行血清热利湿，方书用以治淋有效，是火热在尿道；余尝重用单味以治噎，亦有效，是火热在食道。病不同而理同。故特取之配合诸药以共建功。生甘草泻火并和诸药。临床运用：若大便秘结者，加芒硝、大黄；若口干舌燥者，加玄参。

十二、肌痿（肌萎缩）

徐某，男，27岁，农民。2000年10月20日初诊。左手背至腕肌肉萎缩已经数月，未经治疗。近来左臂肌有明显萎缩之征，并又发生右手背肌肉逐渐萎缩，双手发软无力，左侧小腿麻木。饮食可，二便调，舌红暗苔薄白，脉弦。此病肌痿，乃脾肾气虚，肌肉失充所致。治宜益气健脾，补精活络。处方：黄芪 20g，党参 20g，白术 15g，当归 10g，桑寄生 15g，菟丝子 15g，枸杞子 10g，全蝎 3g，制马钱子 3g，炙甘草 10g。每日 1 剂，水煎服。连服 3 周。

11 月 17 日二诊：手背肌肉较前丰满，力气亦增。左腿已不麻木。唯因家事不顺，情绪低落，夜寐不安。脉细数。守前方去菟丝子、桑寄生，加酸枣仁 15g，茯神 15g，麦冬、知母各 10g，黄芪加至 30g。上药连服 6 周，肌肉已复元。乃去全蝎，加黄精 20g，续服 10 剂，巩固疗效，3 年来再未复发。

按：脾主肌肉，肌肉萎软无力，责之脾虚，理固宜然。故方用党参、黄芪、白术、甘草大补脾气。《素问·阴阳应象大论》说："少火之气壮。"肾为先天，复用菟丝子、枸杞子以补肾而助少火，则脾虚易复。又气血原相偕行，血能载气。故加当归养血。然肌痿软弱者，久之必有络脉不畅，故配全蝎、桑寄生、制马钱子以活络舒筋而瞤动之。药后气充络荣而肌肉得长。二诊脉见细数，夜寐欠佳，有虚热内生之状，乃去菟丝子、桑寄生，加枣仁、茯神安神，麦冬宁心，用知母制约党参、黄芪之热。守方使脾健气充，肌肉得养，病得以痊愈。

十三、赤眼云翳遮睛（角膜炎）

朱某，女，53 岁。1985 年 9 月 21 日初诊。以炊事为业，日日早起，颇为劳顿。一日左眼暴起红肿，涩痛畏光，经某医院五官科用红、氯、青、链等多种抗生素肌注，静滴，点

“病毒灵”眼药水，及对症治疗，如此月余，症情终未减退。其症面黄少华，左眼白珠红赤，少眼眵，畏光流泪，干涩而痛，云翳渐连片遮睛视物不清。口干不甚饮，少纳，尿微黄，舌边尖红，苔薄黄白，脉弦。因老年劳累，脾元不足，时气毒邪外袭，阴火上乘，心火暴胜，刑肺金而灼肾水，是以白睛红肿涩痛，云翳遮睛。虽选用消炎诸药，而不能益脾清心保肾，邪毒久羁而不除，故终不得效。拟益气升阳泻火养阴法，东垣当归龙胆汤加减：黄芪 10g，甘草 6g，升麻 3g，防风 5g，柴胡 5g，羌活 5g，黄芩 10g，龙胆草 10g，赤芍 10g，生地 15g。3 剂，每日 1 剂，仍滴“病毒灵”眼药水。

二诊：左眼红肿、涩痛见减，白翳如前。守原方或减少升阳风药，泻火药味数；或加入木贼、密蒙花、菊花等明目退翳之品，续服 10 余剂。红肿涩痛渐除，而云翳未消，乃疏消翳方：密蒙花 10g，谷精草 10g，木贼 10g，石决明 15g（生打），决明子 10g，蝉蜕 10g，菊花 10g，生地 15g，当归 10g，黄芪 15g，甘草 5g。连服 10 数剂。2 个月后，残留极薄云翳，已能视物，仅不甚清晰而已。

按：李东垣说“夫五脏六腑之精气皆禀受于脾，上贯于目”，若“因心事繁冗，饮食失节，劳役过度，致脾胃虚弱，心火大盛，则百脉沸腾，血脉逆行，邪害空窍，天明则日月不明矣”（《兰室秘藏》）。本例因劳倦伤脾，虚火逆行，邪害于目所致。方用当归龙胆汤去当归、石膏，而以黄芪、甘草扶脾益气，升麻、柴胡、羌活、防风药升阳以通于肝经之窍，黄芩、龙胆泻心火，赤芍凉血，并加生地黄滋肾水涵肝木济心火。于是元气充，清阳升，阴火降，心血得养，肺不受刑，故白珠还白，云翳渐退，复其日月之明。

十四、骨槽风

朱某，男，44岁。1964年4月13日初诊。患者前3日恶寒发热，遍身酸楚，左下腮颊微肿疼痛，经医用复方氨基比林、青霉素等药治疗，寒热略减，肿痛未减。转医投仙方活命饮，肿痛益增。刻诊：发热，微恶寒，左下腮颊漫肿无头，皮色白，颇硬，张口困难，痛入夜尤甚，饮食剧减。舌淡苔白，脉弦紧。此乃骨槽风，为风寒与痰气搏结所致。表邪未解，仍宜辛散。予荆防败毒散1剂。煎服得微汗，寒热解，而肿痛依然。寒痰附骨，结于阴分，故疼痛夜甚，皮色不变。转拟温阳祛痰法：半夏10g，陈皮10g，茯苓10g，白芥子10g，乳香10g，没药10g，炮姜2g，肉桂2g，炙甘草5g。外以肉桂末薄撒樟脑膏贴患处。7剂而愈。

按：骨槽风又称牙槽风、穿腮毒、附骨、穿珠。《重楼玉钥》说："凡骨槽风者，初起牙骨及腮内疼痛，不红不肿，惟连及脸骨者，是骨槽风也。"相当于西医所称之颌骨骨髓炎。临床上，以发于下颌骨为多见。本例骨槽风肿痛皮色不变，属疡科阴分症。其轻者初起有表证，服荆防败毒散一二剂，得汗而解。若表证去，肿不消者，即可应用温阳祛痰法。方以二陈汤加白芥子祛痰散结，炮姜、肉桂温阳散寒，乳香、没药和血定痛。此乃阳和汤变法，其温化散结之功较阳和汤尤为力大。此症若误认为炎症而以寒凉泻火之方，则如寒得冰，固结愈益不解，久之则有成脓穿腮之变。

十五、穿腮毒

杜某，女，28岁，住武汉。2011年3月22日初诊。妊娠5个月，左后智齿龋齿周围发炎而疼痛已经1周，因妊娠不敢治疗，牙龈肿痛加重，不得已医用青霉素钠注射液合孕妇漱口液含漱治疗2天，病不减。复找某中医予清热解毒药2剂，不效。刻诊：不发热，口不能大张开，牙痛夜不能寐，乏味纳少，左侧腮处漫肿皮色不红，左后智齿牙龈周围肿、淡红色，有少许脓液。舌淡少黄苔，脉滑。此病穿腮毒，乃龋齿感染毒邪与痰互阻所致。治宜化痰解毒，消肿定痛。处方：半夏10g，陈皮10g，茯苓10g，没药10g，天花粉10g，赤芍10g，川芎10g，甘草6g。2剂，每日煎服1剂。同时，局部外用新订耆婆万病丸，醋调成稠糊状敷之。

3月24日二诊：夜用外敷药后1小时许，即觉局部发热，乃洗去，热亦随退。次日再敷，仍发热，洗去。服药无不良反应，肿痛大减，口张亦大。仍守前法，2日乃痊，胎亦无恙。

按：此症穿腮毒，牙龈肿痛，医予清热解毒药不效。察其患处漫肿皮色不红，左后智齿牙龈周围肿、淡红色，此非阳热之邪，诊为毒邪与痰互阻所致。方用二陈汤加川芎、没药、赤芍、天花粉而成。二陈化痰，合川芎、没药、赤芍和血消肿定痛，花粉解毒。外敷新订耆婆万病丸为余仿《备急千金要方》而得，有解毒散结之功。内外合治，收效明显。此病虽为炎症，但须辨别阴阳寒热，而不可大用寒凉之药，否则结聚凝而不散，往往加重病情。再虽为孕妇，有是病则用是药。《素问·六元正纪大论》说："有故无殒，亦无殒也。"

十六、便秘（小儿乙状结肠冗长症）

任某，男，4岁零8个月，住黄石市。2013年3月2日初诊。父亲代诉：从2周岁左右开始大便较硬，难解，用劲就冒汗。至3岁发展到三四天排便，偶尔喊肚子痛，解一点点，让继续解，患儿说没有便。大便软，比较硬的少。医师给润肠药有效有不效。今年夏天开始要用开塞露塞入肛门才能排便，比较用力，头冒汗，排得多。时有腹胀，矢气后经常不愿意拉，大多要塞开塞露才排便。又至医院检查，经X线（数字DDR）检测，诊断为"乙状结肠冗长症"，建议手术切除治疗。家长拒绝，前来就诊。刻诊：发育尚好，饮食如常，唯大便难解如前所述，腹部很少胀气，余无所苦。舌淡红，苔薄白，脉缓弱。按此病便秘，当属气虚，肠腑传导无力所致。权拟补气通滞法。处方：黄芪10g，党参10g，白术10g，升麻6g，柴胡6g，当归10g，陈皮6g，枳壳10g，莱菔子10g，槟榔10g，炙甘草6g。服7剂。

3月10日二诊：服后大便可二三日一行，不冒汗，便条细，不硬结，量少。仍取原方去槟榔，续服2周。后告每日大便行，唯条略细。

按：此病便秘，虽三五日一行，但不硬结，如羊矢，纳化亦可，故诊为肠腑传导无力所致。方取补中益气汤补益中州之气；复加枳壳、莱菔子、槟榔行气通滞，则补而不壅，以助送达之功。不用下药，能收塞因塞用之效，免除针刀之苦。

十七、乳蛾（慢性扁桃体炎）

何某，男，6岁半，住鄂州市城关。父亲代诉：经常咽喉痛，西医诊为扁桃体炎，建议手术摘除。前几日咳嗽治疗好转，咽喉还有些干咯。刻诊：发育偏瘦，面色萎黄，双侧乳蛾Ⅱ度肿大，色白润暗，舌质淡苔薄白，脉缓小。此病慢性乳蛾未消，乃肾虚邪毒潜伏，客于喉，与痰瘀互结，久而不除所致。治宜滋肾化痰，和血，解毒散结。权拟决胜消蛾汤：熟地10g，山萸肉6g，山药10g，茯苓6g，当归5g，蜂房6g，僵蚕6g，山豆根6g，半夏6g，陈皮6g，炙甘草6g。15剂，每日1剂。服完来诊，乳蛾已回缩正常。唯饮食欠佳，乃以健脾化食善后。

按：此病乳蛾，小儿极常见，西医往往建议手术摘除，然常遗留诸多后遗症。自拟决胜消蛾汤，方取《华佗神医秘传》之“治虚火喉蛾神方”（原方：熟地、玄参、山萸肉、山药、茯苓、白芥子、肉桂、五味子）化裁而来。因足少阴循喉咙抵舌本，故药用熟地、山萸肉、山药、茯苓滋肾；半夏、陈皮、茯苓、炙甘草化痰；当归养血和血；蜂房、僵蚕、山豆根解毒散结，以彻底消除伏邪；而蜂房又有益肾助阳之力。合用之有补肾消蛾之功效，亦免除小儿针刀之苦。

十八、喉痹

黄某，男，46岁，2013年8月28日。刻诊：咽喉肿痛，夜痛不能入睡，曾服消炎等药，持续3天，未缓解。影响进食，痰多黏稠色白，尿黄赤，大便尚可。察苔黄，脉数。此病喉痹。时值暑热，每日下班分发一瓶啤酒，喝完后骑车回家。炎阳汗出，啤酒之湿随阳气蒸发于上焦咽喉致如此。治以清暑化湿，凉血解毒，祛痰利咽。处方：牛蒡子10g，僵蚕10g，马勃6g，射干10g，山豆根10g，滑石20g，赤芍10g，桔梗10g，甘草6g。3剂，水煎，日服3次。

第1剂见效，第2剂症再减，3剂愈。

按：此方以牛蒡子、僵蚕辛凉清热利咽；马勃味辛，性平，利咽解毒；《袖珍方》以射干、山豆根两味为末吹喉，清热解毒，散血消瘀，治疗咽喉肿痛；《金匮要略》有桔梗汤，桔梗与甘草合用祛痰利咽；赤芍和血消肿；滑石甘草为六一散，消除夏日暑热湿邪；合用甚捷神效。按证处方，药仅9味，量少而精，服后暑清，痰化，肿消，痛止，若非先有成竹，如何临证疏方。

十九、蛇头疔（急性指甲沟炎）

柯某，女，48岁，2019年6月20日。症状：左手大拇指红肿热痛，入夜为甚，连续3天，曾服消炎药不效。用五味消毒饮方加土茯苓，苦参等药，加外洗药未效，反而痛甚。此证蛇头疔。西医之急性指甲沟炎。治则：清热解毒，凉血消肿。

处方：野菊花10g，金银花10g，紫花地丁10g，黄芩10g，黄柏6g，甘草6g，蒲公英15g，玄参10g，防风5g，重楼10g。3剂，水煎温服，每日3次。

是夜服 1 剂，患者醒来，手指不痛。连服 3 日，红肿痛痊释。

按：处方为《朱氏中医世家学验秘传》附篇载第二十九“治疗方”。方以五味消毒饮去天葵子加黄芩清上焦肺胃之热，黄柏泻下焦肾膀胱之热，玄参凉血清热解毒。防风为风中之润药，可祛外风。《朱氏中医世家学验秘传》关于风药的临证运用研究记载：“防风‘治一切风疮疥癣’（《圣济总录》）。鲜关防风榨出液对绿脓杆菌和金黄色葡萄球菌有一定的抗菌作用。”故防风可以作为解毒药使用。如真人活命饮治一切痈疽肿毒初起未消者，就将防风与金银花、赤芍等解毒活血药同用。原方有人中黄，解大毒，惜无售，故代之以重楼。此药有清热解毒、消肿止痛、凉肝定惊作用，可以增强疗效。